［英］
托妮·芒特
Toni Mount
著

吴彤
译

中世纪医学奥秘与科学

Medieval Medicine: Its Mysteries and Science

U0394992

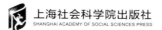

上海社会科学院出版社
SHANGHAI ACADEMY OF SOCIAL SCIENCES PRESS

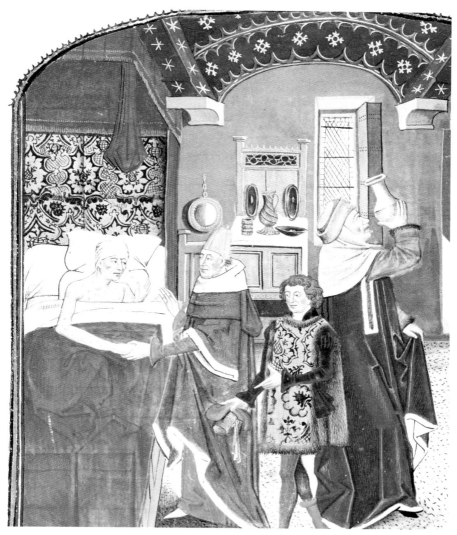

图 1　维斯帕先（Vespasian）罹患麻风病，正卧在床上接受两位医生的检查。British Library, Add 890661, f. 61v. Eustache Marcadé, *Mystère de la Vengeance de Nostre Seigneur Ihesu Crist*. Burgundy France, 1465. (Courtesy of the British Library)

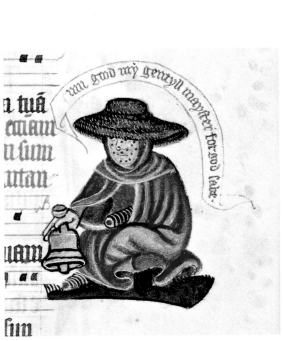

图 2 携带着铃铛的麻风病人。BL Lansdowne 451. Pontifical Tabular, England, early fifteenth century. (Courtesy of the British Library)

图 3 病人与圣科斯马斯和圣达米安。BL Royal 15 E II f.77v. Bartholomaeus Anglicus, *De proprietatibus rerum*, Bruges, 1482. (Courtesy of the British Library)

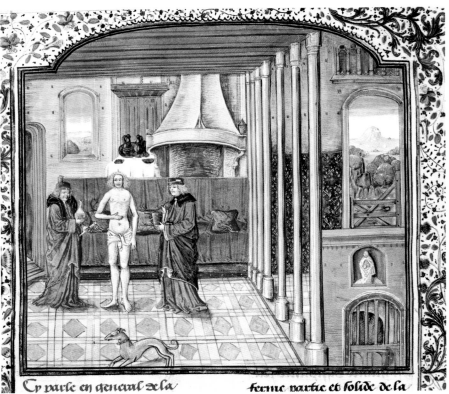

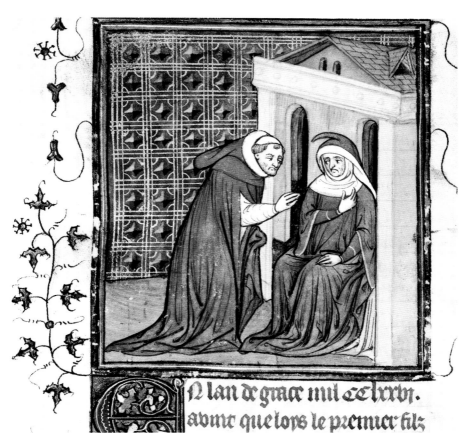

N lan de grace mil cc lxxvi.
avint que lors le premier filz

图 4 圣丹尼斯（Saint Denis）
修道院院长正在咨询一位神婆。BL
Royal 20 C VII f.12 Philip Ⅲ Chroniques
de France ou de St Denis. France, about
1300. (Courtesy of the British Library)

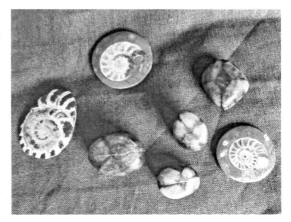

图 5 "罗德岛的石头"和蛇纹
石。(Courtesy of Glenn Mount)

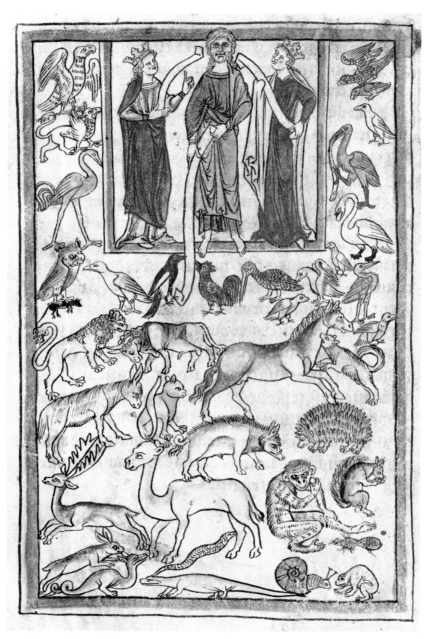

图 6　亚当为动物命名。Northumberland Bestiary, England, about 1250. (Courtesy of Getty Open Content)

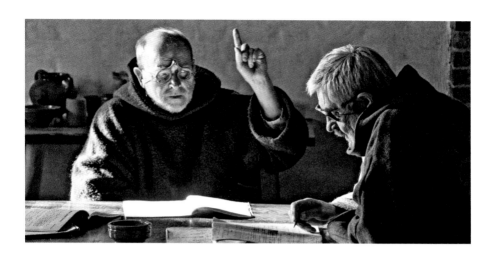

图7 戴着眼镜的修士们。Archeon Living History Museum, Netherlands. (Courtesy Hans Splinter)

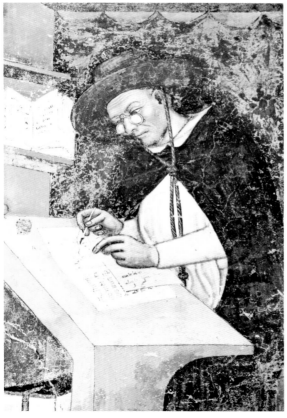

图7a 第一张关于眼镜的彩色图像，图中是枢机主教圣克莱尔的休（Hugh of Saint Claire，又称普罗旺斯的休）。Fresco by Tomaso of Modena, Italy, 1352. (Author's collection)

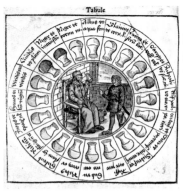

图 8　尿液比色卡。Wellcome Library, London, M0007286. *Epiphaniae medicorum* by Ulrich Pinder, Nuremberg Germany, about 1510. (Courtesy of the Wellcome Library)

图 9　四大体液。BL Egerton 2572 f. 51v. Calendar, diagrams; medical texts Guild Book of the Barber Surgeons of York, England, about 1486. (Courtesy of the British Library)

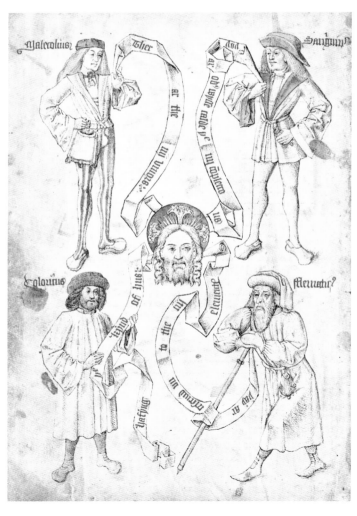

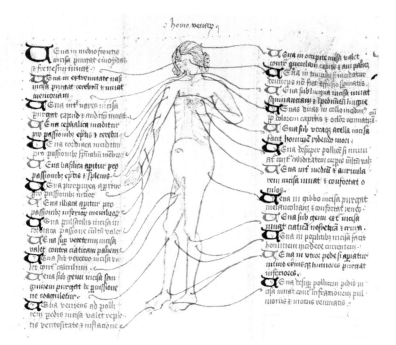

图 10 "血管人像"。Wellcome Library, London MS. 40 L0020781. Folding Almanac, England, late fifteenth century. (Courtesy of the Wellcome Library)

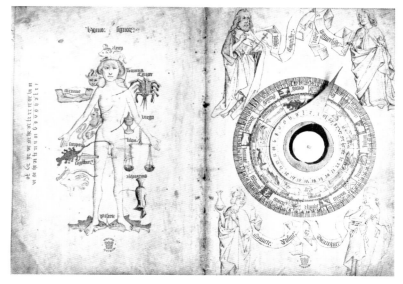

图 11 "黄道人像"和"拔星盘"（不完整）。BL Egerton 2572 ff. 50v-51. Calendar, diagrams; medical texts. Guild Book of the Barber Surgeons of York, England about 1486. (Courtesy of the British Library)

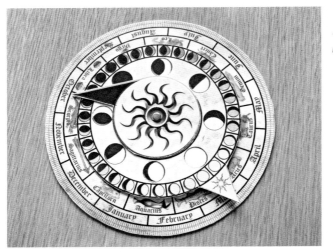

图 11a "拔星盘"复原件。(Courtesy of Glenn Mount)

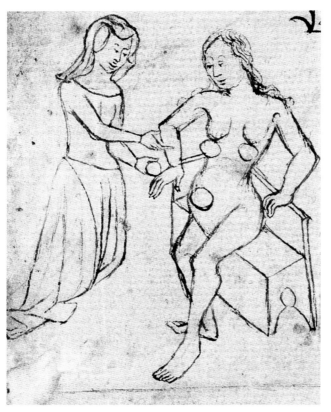

图 12 女手术师给女病人拔罐。BL Sloane 6 f.177v. Medical Treatise by John of Arderne, England, mid-fifteenth century. (Courtesy of the British Library)

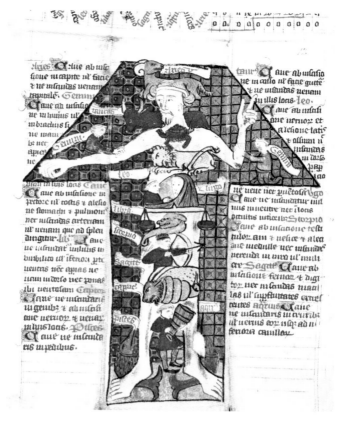

图13 "黄道人像"(人像的手指用来警示占星术中行星的强大力量)。BL Sloane 2250, f12. Physician's folding calendar, England, early fifteenth century. (Courtesy of the British Library)

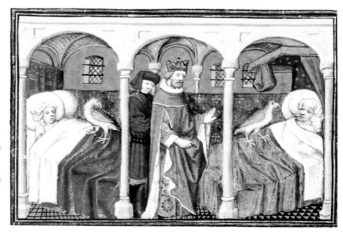

图14 活动中的鸽鸟。BL Royal 15 E VI, f.21v. The Talbot Shrewsbury Book, France, 1145. (Courtesy of the British Library)

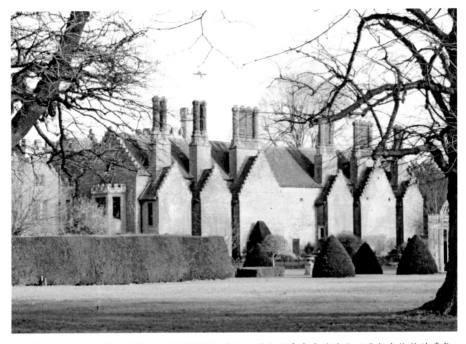

图 15 切尼庄园，位于白金汉郡的阿默舍姆。图上没有窗户的墙体正面朝向伦敦的瘴气。
(Author's collection)

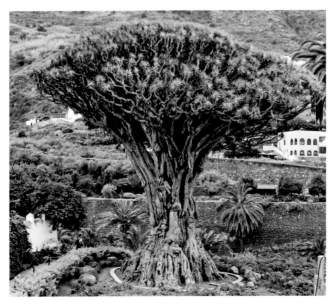

图 16 特内里费岛
（Tenerife）的龙血树（学
名为"*Dracaena draco*"）。
(Courtesy of Esculapio)

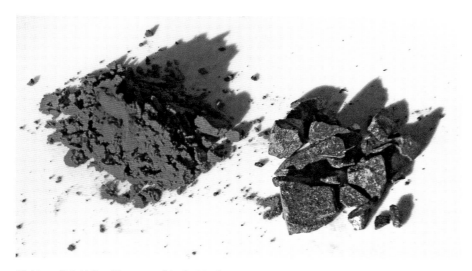

图 16a　龙血树脂。(Courtesy of Andy Dingley)

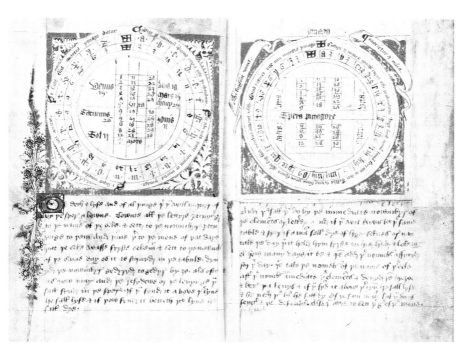

图 17　毕达哥拉斯的天体图。Wellcome Library, London, MS8004 pp. 33, 34. A Physician's Handbook, England, about 1454. (Courtesy of the Wellcome Library)

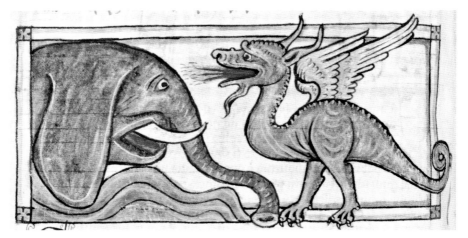

图 18　象与龙。BL Harley 3244, f.39v. A bestiary, England, about 1250. (Courtesy of the British Library)

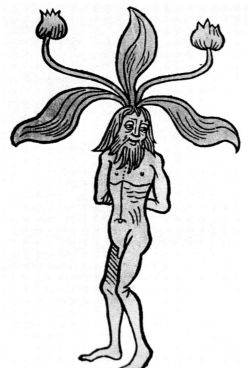

图 19　曼德拉草。US National Library of Medicine, Jacob Meydenbach's *Hortus Sanitatis* (Garden of Health) Germany, 1491. (Courtesy of the US National Library of Medicine)

图 20　特罗图拉女士，助产士中的女皇。
Wellcome Library, London WMS 544 f.65r.
France, early fourteenth century. (Courtesy of
the Wellcome Library)

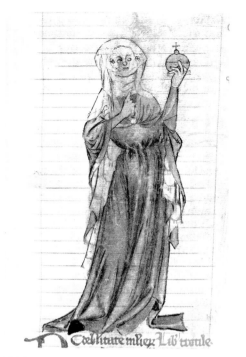

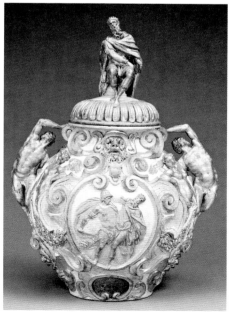

图 21　盛放"米特拉达梯"和底野迦
的罐子。Getty Open Content, Italian, about
1580. (Courtesy of Getty Open Content)

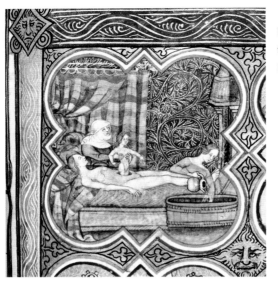

图 22　经剖腹产出生的恺撒。BL Royal 16 G VII f. 219, France late fourteenth century. (Courtesy of the British Library)

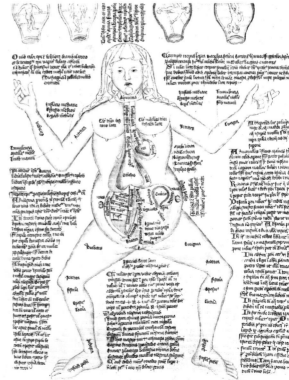

图 23　各种胎儿体位的孕妇。Wellcome Library, London WMS 49 f. 38r. The Apocalypse of St John, Germany, 1420. (Courtesy of the Wellcome Library)

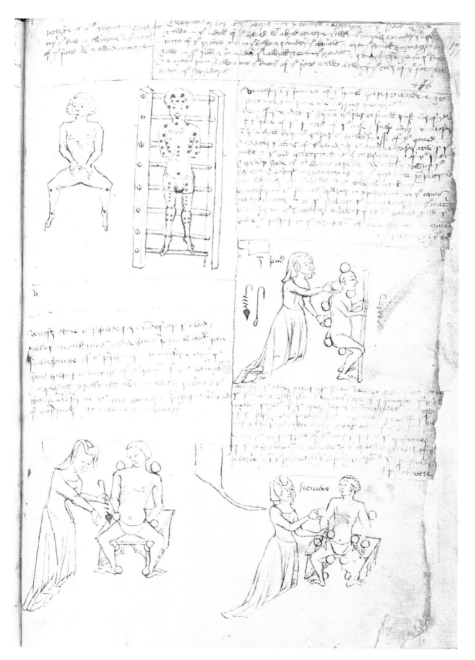

图 24　女手术师。BL Sloane 6 f.177v. John Arderne's treatise, England, c. 1425. (Courtesy of the British Library)

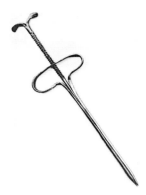

图 25 约翰·布拉德莫的手术器械（现代复制品）。
(Courtesy of Dr S. J. Lang)

图 26 "伤员人像"，约 1450 年。Wellcome Library, London. WMS 290 f. 53v. Anathomia, England mid-fifteenth century. (Courtesy of the Wellcome Library)

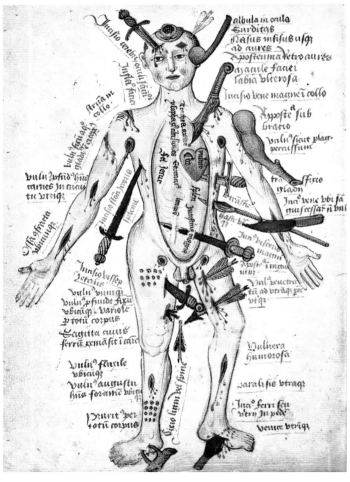

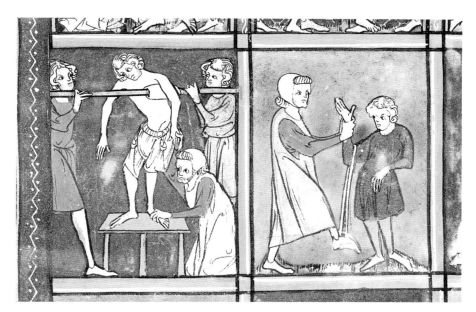

图 27　手术师治疗骨折或骨错位的病人。BL Sloane 1977 f. 6. Roger Frugard of Parma, France, early fourteenth century. (Courtesy of the British Library)

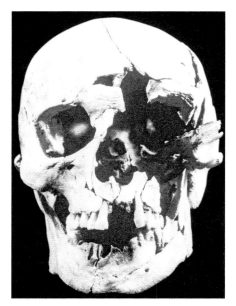

图 28　陶顿 16 号的头骨。(Courtesy of Malin Holst, Granada Television)

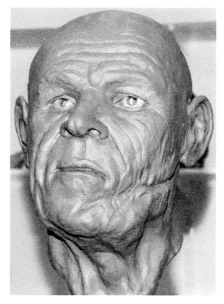

图 28a　陶顿 16 号的面部重建。(Courtesy of Malin Holst, Granada Television)

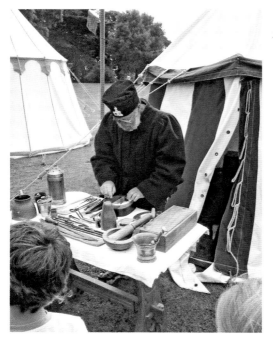

图 29　罗切斯特城堡的中世纪理发手术师。(Courtesy of Glenn Mount)

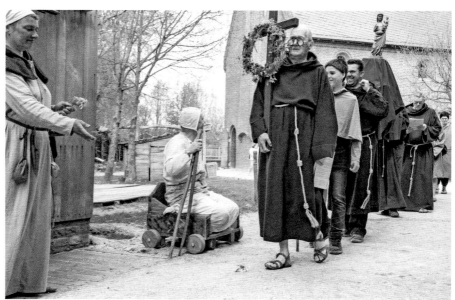

图 29a　小板车上的残疾乞丐。Archeon Living History Museum, Netherlands. (Courtesy of Hans Splinter)

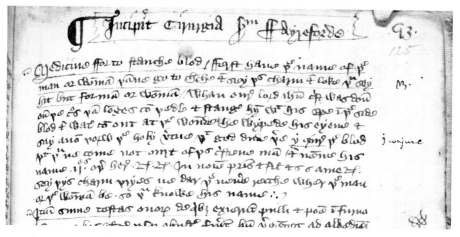

图 30 托马斯·费利福德治疗凝血的咒语。BL Harley 2558, Thomas Fayreford's commonplace book, England, early fifteenth century. (Courtesy of the British Library)

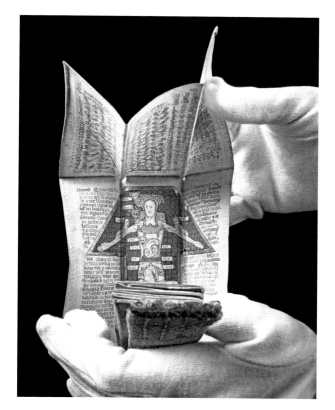

图 31 英格兰的折叠星象书。Wellcome Library, London WMS 8932. England, 1415. (Courtesy of the Wellcome Library)

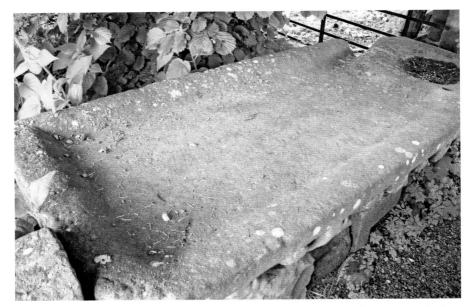

图 32　放样台，来自北约克郡的杰沃克斯修道院（Jervaulx Abbey）。(Courtesy of Glenn Mount)

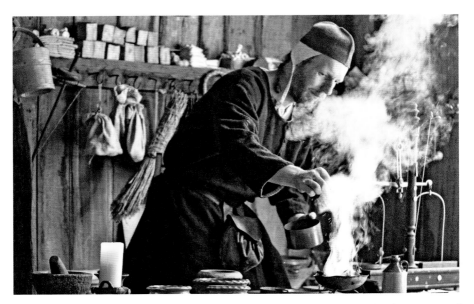

图 33　一位工作中的炼金术士。Archeon Living History Museum, Netherlands. (Courtesy of Hans Splinter)

图 34 维萨里的《论人体构造》中的一页。Getty Open Content, Andreas Vesalius, 1514—1564. (Courtesy of Getty Open Content)

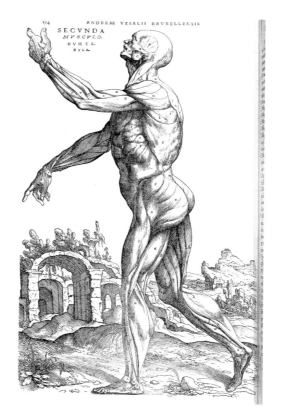

图 35 长春花（*Catharanthus roseus*）。(Courtesy of Lorenzarius)

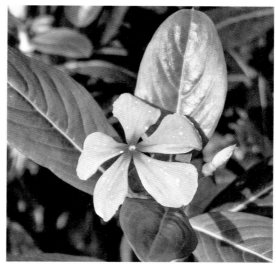

献给格伦（Glenn），还有我们家族的四代人

——无论疾病还是健康。

目录

Contents

序　言

很高兴收到安伯利出版社（Amberley）的邀请撰书，谈论我钟爱的主题之一，也是我的硕士论题——中世纪医学。我也意识到，将故事框定在一些具体的日期范围内很难。某些中世纪疗法可以追溯到史前时期，迄今也仍在发展。在对健康的无尽追寻中，我的职责是摘取出中段的篇章，并将它娓娓道来。

最早的药物可能是人出于本能而使用的，就像猫偶尔会吃草，但草对猫来说毫无营养价值——草是催吐剂（emetic）或泻药（laxative），用来洗掉胃里的东西：猎物中不可食用的部分、毛、羽毛和骨头，乃至梳毛时簇集的毛球。[1] 大象会主动寻找矿物来舔舐，这些土壤中含有它们的食物中缺乏的关键化学元素。[2] 史前时期的人类很可能也有类似的行为，通过进食某些植物来帮助自己改善身体、缓解头痛或者安缓反胃。柳树皮（willow bark）在伊拉克一处早至公元前 60000 年的尼安德特墓葬点（Neanderthal burial site）中被发现。[3] 我们知道，"冰人"奥兹（Ötzi the Iceman）——这个 5000 年前的干尸，于 1991 年被两位德国游客在奥地利西部的山中发现——的行囊里有一个用作泻药的可食用蘑菇。[4] 那么，这个故事应该始于何时，又止于何处呢？

我决定着眼于疾病自身的起源，并由此开始讲述。大多数疾病都是从其他兽类和鸟类的疫病演化而来，随着埃博拉（Ebola）的出现，这一进程仍在延续中。人们从前认为埃博拉的自然宿主是灵长类动物，但最近的研究显示可能是蝙蝠。[5] 狩猎—采集民（the hunter-gatherer）普遍比农民健康，原因有三：首先，狩猎民与动物的交集局限于追逐、杀死和吃掉它们，而农民与家畜比邻而居，使得疾病跨越物种的机会多出许多；其次，由于四处漫游，狩猎民始终能在废弃物过度污染当地环境之前迁走，而农民落地生根，导致处理污物成了一个难题，他们的用水被畜群污染的可能性增加了；最后，随着人口增长和社群扩张，疾病会发展、传播，既在当地驱之不去，有时又会泛滥到其他地方，而这在狩猎—采集民的小规模、流动性的家庭单位中不可能发生。对于以居家为主的农民来说，医学变得愈发重要和必需。

在早期社会，宗教与医学的实践通常合而为一，两者的分离也缓慢且藕断丝连。直到中世纪时期，无论是在实践还是理论中，教会依然与医学训练和实施息息相关；不过，基督教究竟对治疗的理念和手段产生了怎样的影响？

此外，还有诊断和预后（prognosis）的诸多奥秘，其中一些可以上溯至古希腊时期，另一些至今仍用于医生的手术。在探索的道路上，本书会关注一些奇怪且奇妙的药物——说它们奇怪，是因为其中包括了魔法符咒和奇怪的原料，例如半只老鼠或是龙血（dragon's blood）；说它们奇妙，是因为当中有些真的有用，从防腐的蜘蛛网到镇痛的柳树皮和绣线菊（meadowsweet）皆是如此。中世纪的医生还使用其他草药乃至动物的产物，例如蜗牛黏液，其所宣称的功效直到最近才被查明。

中世纪医学还包含了其他"科学"：天文术、占星术、炼金术和预言术。它们都至关重要，以确保用正确的手段治疗病人。本书考察了这些知识为何如此重要，还考察了处理和照料战场上的伤口是如何推动医疗和解剖学发展的，以及进步为何往往是进两步、退一步的情况。

书中还探索了女性的角色，无论作为医生还是病人：她们如何应对怀孕、避孕和分娩？中世纪的法医学中，助产士的作用又是什么？当时医学的法律纠纷和如今一样多如牛毛，医疗事故、医疗过失和追讨未付薪酬的案件纷纷闹上法庭。人们期待行医者成为当地社群中正直的道德支柱，但却往往事与愿违。

有时，进步看似并未发生——对古旧教科书的依赖一直延续到了19世纪初期，当时，人们仍在教授和实践一些中世纪的医学观念。正因如此，弄清楚本书应该止于何时，难度不亚于弄清楚本书应该始于何处。医学是一片知识之野，满含异常、疑难和谜团；现代研究虽然成功解开了部分奥秘，但每解决一个谜题，新的谜题似乎就会取而代之。

我希望这些引人入胜的问题当中，有一部分能通过本书呈现给现代读者。不过，许多医学上的侦探故事尚待破解。现代科学并未掌握所有答案。虽然黑死病已被确定是腺鼠疫（bubonic plague），但这场中世纪流行病的某些特性仍然无法解释，它们依然需要答案。有的时候，我们就是无法查明罪魁祸首。汗热病（sweating sickness）便是一例，它于1485年都铎王朝第一位君主统治伊始席卷英格兰，到16世纪中期神秘消失。最近的研究可能锁定了真凶，但距离盖棺定论还有待时日。

　　本书讲述了医学未竟的故事，值此之际，一些中世纪的实践也重获新生，以满足人类对征服疾病的不断追寻。水蛭（leeches）卷土重来，被应用到微观手术当中；人们"重新发现"蜂蜜是一种有效的抗生素和愈合机制（healing mechanisms）的促进剂。随着中世纪医学的奥秘不断得到重新审视，谁能知道，还有什么奇怪的疗法或是听上去不太可能的药方，会被证明是下一个医学奇迹呢？

托妮·芒特

2014 年 12 月

注　释

1.　http://www.catbehaviorassociates.com/why-do-cats-eat-grass/［于 2014 年 12 月 1 日访问］。

2.　http://scienceblog.com/983/elephants-eat-dirt-to-supplement-sodium/#2xxeSrsHsH15MZel.97［于 2014 年 12 月 1 日访问］。

3.　Gerald, M. C., *The Drug Book* (Toronto, Canada: Sterling, 2013), p. 16.

4.　Ibid., p. 16.

5.　http://www.bbc.co.uk/news/health-29604204［于 2014 年 12 月 1 日访问］。

第 1 章

污物、疾病和危险

> 这条被称作埃贝盖特（Ebbegate）的街道曾经通行便利，直
> 到……怀特的托马斯（Thomas at Wytte）和威廉·德·霍克勒
> （William de Hockele）① 建的厕所从屋墙凸出来，排泄物直接落到行
> 人头上。
>
> ——来自伦敦法庭案件的证词，1321

想象一下，日常工作的路上竟遍布着粪便，这对倒霉的行人来说有
多么恶心。更重要的是，想一想这对他们健康的危害。然而惊人的是，
上述法庭案件讲述的竟是一起非法妨害诉讼——人们途经埃贝盖特街
时，厕所秽物迎头浇下，给他们带来了不便。即使生活在 14 世纪的伦
敦拥挤的街道上，在如此不卫生的条件下，几乎也没有人认为这是一个

---

① 中世纪——尤其是 14 世纪之前的西欧人还没有完全建立起"姓氏"的概念。
他们在出生时由父母取名或教堂洗礼时得名，在此基础上，部分人会以出生
地、长居地、执业地等作为自己的"添名"（surname），并以"某地之某某"的
形式留存于文献记载中。久而久之，随着代代相传，这一"添名"也就演变
成"姓氏"。英语中的"somebody of someplace"、法语中的"somebody de
someplace"、意大利语中的"somebody di someplace"均为这一情况。译文根
据原文不同会直译为"某地的某某""某某·德·某地""某某·迪·某地"，但
其含义是相通的。——译者注（如无特别说明，本书脚注皆为译者注）

严重的健康隐患，除非恶臭变得实在难以忍受。

　　中世纪的人，包括医师①和学者，普遍认同疾病来源于糟糕的气味、肮脏的空气，或是更晚的都铎时期的说法——瘴气（miasmas）。通常来说，他们是对的：厕所排出的污水、街道上堆积的动物粪便、屠夫或鱼贩废弃的残渣以及死水，都会发臭并引发疾病。迈尔斯·罗宾逊（Miles Robinson）是一位约克城的屠夫，戴维盖特区（Davygate）当局要求他移除掉自家院子里"那座硕大的粪山"，因为它"危险至极，会把秽物传播到空气中"。¹市镇当局时不时会发起一波清理街巷的整肃运动，但它往往发生在人们已经饱受疾病折磨的时候，或是像国王一类的重要访客即将驾临的时候。然而，如果气味还不算太糟，或是盛行风将恶臭吹散，这些废弃物将被搁置、堆积，直到它们成了阻碍，值得当局花钱请人移除，或是通过一项新的法令迫使当地居民清理掉。

　　就目前来看，瘴气理论似乎与事实相符——肮脏的气味引发了疾病，而病人那讨厌的呼吸中带着传染源，可能会传染给其他人。早期的医书把"高烧、疫病和中毒"归为一类，认为它们都由污秽的空气散布而来。如今，我们对细菌和病毒如何传播和繁殖有了更深的理解，就能轻易看出上述观念在当时的合理之处。例如，法律规定麻风病人与健康人说话时不能站在他的上风处，因为担心风会载着他那致病的气息，从

---

① 本书中将"physician"统一翻译为"医师"，指的是经过大学教育，通过诊断、开药来行医的专业人员，到了近现代演化为"内科医生"。从下文可知，中世纪的"医生"（doctor）其实包含了医师（physician）、手术师（surgeon）、药剂师（apothecary）、理发手术师（barber-surgeon）、理发师（barber）、神婆（wise woman）等，因此与"行医者"（medical practitioner）这个词更接近。同理，本书中将"surgeon"翻译为"手术师"，后来演化为"外科医生"。

而传播疾病。当时没有人意识到，其实麻风病很难患上，就算患上了也不是通过空气传播感染的。但是，就咳嗽、感冒和其他许多疾病来说，瘴气理论似乎得到了证明。

疾病如何源起？

为了存活，疾病需要一定规模和密度的宿主人群，否则，一旦每个人都感染了疾病，最后要么死了、要么免疫了、要么痊愈了，疾病将没有新的人群感染，最终走向自我消亡。正因如此，如小规模游牧群居的狩猎—采集民这样的早期人类，就很少患上传染性疾病。他们的饮食混杂着肉类、蔬菜和水果；他们在追捕和采集食物中还进行了大量的运动。然而，生活在大型群落里的野生动物则会遭受地方性传染病的侵袭。只有当人类与其饲养的牲畜在长期聚落中定居时，某些疾病才会实现“种间跨越”（species jump）突变以感染人类。现代研究已经表明，大多数折磨人类的传染性疾病都源于某种兽类或鸟类。例如，1918—1919 年肆虐的大流感（其杀死的人数超过第一次世界大战）便被认为源于作为军队食物的猪。新的传染病在农民之间演化，除此以外，人类的新饮食包含大量谷物，但其他种类却很少，因此不太营养，缺乏铁元素，这导致这些长期不动的人群中有很大一部分人会贫血。这种血液中缺铁的情况会使人嗜睡、伤愈更慢，并对其他病原体的抵抗力更低。[2]

回到历史资料上看，人类过去经历过哪些疾病？在 2000 多年前的古巴比伦的记载中，有一种疾病的描述与水痘（chicken pox，又称“varicella”）类似。历史学家认为，盎格鲁-撒克逊的“水精”病

（"watery-elf" disease）① 其实就是水痘。³ 当时的治疗方式包括把"英格兰草"与圣水混合，并在病人喝下草药时反复吟唱如下字句："愿大地用她的伟力摧毁你。"盎格鲁–撒克逊的医生（当时的人们称之为"leech"）试图驱逐那个让病人不适的恶灵。在这个例子中，他们融合了草药学知识、魔法符咒，以及神话和宗教的观念，只为了让病人拥有一切有利条件。在公元 9 世纪晚期和 10 世纪早期，波斯哲学家穆罕默德·伊本·扎卡里亚·拉齐（Muhammad ibn Zakariya Razi）［他在西方以"拉齐兹"（Rhazes）之名为人所熟知］写下了首则关于水痘的确切信息，但直到 16 世纪之前，水痘都被认为是一种温和的天花（smallpox）。

公元 910 年，拉齐兹还写了《论天花与麻疹》（*A Treatise on the Smallpox and Measles*），这部作品之后从阿拉伯语译成了拉丁语，供西方学者使用。在论著中，他辨别了这两种高传染性的疾病，它们在发病早期常常与水痘和风疹（rubella，又称"German measles"）混淆，因为都会引发皮疹。中世纪术语"斑疹热"（spotted fever）涵盖了以上这几种疾病，还包括了猩红热（scarlet fever）、荨麻疹（hives）以及其他会引发皮疹和体温升高的病症。如果说当时的医师辨别它们都有困难，那么我们要单从他们对症状的描述中予以区分则更是难上加难了。拉齐兹指出，麻疹（rubeola）"比天花（又称'variola'）更可怕"。他认为，基本体质决定了一个人是否能从天花或麻疹中幸存：

身材消瘦、脾气暴躁、体质燥热的人更容易患上麻疹而非天花。

---

① "水精"病人的常见症状有皮肤溃疡并发红发痒、指甲发黑、高烧、虚弱无力、双眼水汪。10 世纪盎格鲁–撒克逊时期的英格兰就记载了对"水精"病的疗法，通常包括草药治疗和魔法符咒。现代医学一般认为"水精"病是水痘或麻疹。

麻疹病毒的早期起源目前是一个有趣的学术争议点。在 2007 年，玛丽·道布森博士（Dr. Mary Dobson）写道："（麻疹）可能是从几千年前的犬瘟热（canine distemper）或牛瘟（bovine rinderpest）演化而来，并且很可能源起于公元前 3000 年左右美索不达米亚城市的炉灶之中。"[4] 很显然，拉齐兹也很熟悉他称之为"麻疹"的疾病，但最新的研究开始质疑他所描述的疾病究竟是什么。在 2010 年，日本学者报道了他们对麻疹病毒的遗传学研究，发现它是迟至 12 世纪或 13 世纪才从牛身上出现的一种病原体——牛瘟病毒演化而来。[5] 因此，拉齐兹在他的论著中指的究竟是什么疾病？麻疹成为人类的疾病是否经历过多次演化？一个有趣的问题向我们抛来：阿尔弗雷德大帝（King Alfred the Great，公元 849—899 年）和他的同时代人是否可能患过麻疹？

公元前约 400 年的希波克拉底[①]的著作中描述了腮腺炎（mumps，又称"parotitis"），还记载了可能是猩红热的疾病，后者提到了病人喉咙发痛、皮肤发疹。白喉（diphtheria）是另一个历史悠久的疾病，在古叙利亚和古埃及都有提及。对白喉的首例临床描述同样来自希波克拉底的著作。

有一个疾病似乎并无久远的历史，那便是百日咳（whooping cough 或 pertussis）。这个可怕的疾病在 1414 年巴黎的一场大暴发中被第一次明确提到，不过其出处——摩尔顿（Moulton）的《健康之镜》（*The Mirror of Health*）直到 1640 年才得以出版。在对细菌有任何医学上的认识之前，人们认为，百日咳可能是和凋零的花朵（尤其是百合花）有

---

① 希波克拉底（Hippocrates，公元前约 460—前 370），古希腊著名的医师，被誉为"医学之父"。希波克拉底提出了著名的"体液学说"，认为人体包含四种体液：血液、黄胆汁、黑胆汁和痰液，当这些体液失衡时，就会导致疾病。

物理接触或受其瘴气传染导致的。它们的花瓣发黑，被看作一个征兆：其周围的任何小孩都将要开始"100 天的咳嗽"。无论这一疾病是从何时开始折磨人类的，许多奇怪的疗法和"药物"都很快就被发明出来了，尽管它们听上去更像巫师的咒语，而非医学的治疗手段：

> 取一只毛毛虫，把它裹在一小袋细布里，再把袋子挂在染病的小孩脖子上。毛毛虫会死，小孩也会被治愈。或者倒一碗牛奶，再让雪貂从碗里舔舐。等小孩喝完剩下的牛奶后，她就会康复了。

混合着母乳的鼠妇（woodlice），蜗牛做的汤，猫头鹰的枭声，在牛、羊或马的臭味里呼吸，甚至让小孩从驴（最好正在号叫）身边和身下经过——直到都铎时期，这些都是其他治疗百日咳的方法。[6]

瘟　疫

"瘟疫"或"黑死病"这些词直到现在都让人脊背发寒。尽管患上瘟疫的概率在西方社会微乎其微（美国每年至多有 20 例[7]），现代医学能够用抗生素对其进行有效的治疗，并且其致死率已经非常低，但我们就好像继承了对这一疾病的恐惧和厌恶，毕竟它曾让我们中世纪的祖先如此胆寒。在当时，这一疾病有着许多名字：大死亡（Great Mortality）、疫病（pestilence）、大瘟疫（Great Plague）乃至梅毒（pox）。尽管非常贴切，但流行的叫法"黑死病"在当时并不存在，它于 1823 年由英国历史学家伊丽莎白·彭罗斯（Elisabeth Penrose）首次使用。威尔士诗人茹安·格辛（Jeuan Gethin）是这一疾病的受害者，他在 1349 年死前这样描述道：

> 我们看到死亡飘入我们中间，像一团黑烟，一场收割年轻人的瘟疫，一个毫不怜香惜玉的无根幽灵。灾祸源于我腋窝下的钱币状肿块（淋巴结）；它不管现身何处都那么滚烫、恐怖，是带来痛苦和高声哭嚎的脓头，是臂下的重负，是令人痛苦而愤怒的结节，是白色的肿块。

尽管在 14 世纪中期开始收割人命时，这个中世纪的天灾被看作一种全新的疾病，但是《圣经·出埃及记》10∶15[①]中就提到，上帝将"疫病"降在埃及人的头上。这有可能是瘟疫最早的例证吗？又及，在《撒母耳记上》中，公元前约 1320 年，非利士人（the Philistines）从以色列人那里偷了约柜（the Ark of Covenant）并带回了家：

> 耶和华的手重重加在亚实突[②]及其四境的人身上，败坏他们，使他们生疮。[③]老鼠在他们的土地上出没，死亡和毁灭在城市里横行……祂使城里的人受苦，无论老幼，让他们腹股生疮。[④]

---

① 原文即如此，疑有误。《出埃及记》10∶1—20 讲述的是蝗灾（Locust），《出埃及记》9 讲述的才是疫病（Pestilence）。

② 原文为"Ashod"，疑为笔误。《撒母耳记上》原文作"Ashdod"。

③ 作者原文引用 NIV 版本（New International Version）圣经，中文和合本圣经译自 ESV 版本（English Standard Version）圣经。译文在和合本《圣经》基础上有所润饰。

④ 末句原文来自希腊文译本和拉丁文武加大（Latin Vulgate）《圣经》，未见于 ESV 版本圣经和 NIV 版本圣经。

　　盎格鲁-撒克逊修士"可敬的"比德（the Venerable Bede）写下了他所谓的"查士丁尼瘟疫"（the Plague of Justinian），这场瘟疫在公元6世纪和7世纪席卷欧洲。他在《英吉利教会史》（*De gestis Anglorum*）中记载道，在布列吞国王沃蒂格恩（Vortigern, King of the Britons）①的年代，已经没有足够的活人能把死者带到他们的坟墓了。瘟疫从君士坦丁堡向西蔓延，当时，该城正受到新兴宗教伊斯兰教——从阿拉伯地区通过埃及传来——信徒们的攻击，一同到来的还有先知穆罕默德的教义。在疫病高峰期，据说君士坦丁堡一天就有多达10000人丧生。疾病蹂躏着查士丁尼的罗马帝国，乃至可能致命地削弱了它，随后，疾病穿过欧洲来到英格兰，在那里也被称作"卡德瓦拉德②年代的瘟疫"（the Plague of Cadwalader's Time），然后又越海来到爱尔兰，在664年将当地彻底摧毁。人们描述的脖颈、腋窝或腹股沟的肿胀等症状被称作淋巴结，是腺鼠疫的特征。[8]这些淋巴结（来自希腊语"*boubon*"，意为"肿胀的腹股沟"）是由最邻近受感染部位的淋巴腺充满白细胞引起的，此时身体想要击退传染源。而"*bubo*"在拉丁语中意为"夜鸮"，是一种出没于黑暗中的生物，而夜鸮也曾经常常被用来装饰中世纪瘟疫论著的页边。

　　黑死病是一种由受感染的鼠蚤叮咬导致的腺鼠疫，这一认知多年来一直被普遍接受，但是最近受到了一些质疑。腺鼠疫在世界某些地区流行，已明确知晓的有乌干达、阿拉伯西部、库尔德斯坦、印度北部、

---

① 在吉尔达斯的《不列颠的毁灭》及"可敬的"比德的《英吉利教会史》中，沃蒂格恩是5世纪上半叶不列颠的布列吞统治者，其最主要的事迹乃是为了抵抗皮克特人和苏格兰人的进攻，邀请了撒克逊人前来不列颠支援——这被认为是不列颠盎格鲁-撒克逊时代的开端。

② 卡德瓦拉德（Cadwalader），约公元7世纪时期的传说中的不列颠国王。

中国和戈壁沙漠（Gobi Desert）[①]，以及美国西部各州。鼠疫杆菌（学名为"*Yersinia pestis*"）可以在黑鼠、草原犬鼠（prairie dog）、土拨鼠（marmot）、花栗鼠（chipmunk）、地松鼠和兔子等啮齿动物宿主群中存活多年；它可以在兽类洞穴的土壤里存活而不感染它们。然后，它不时以小规模的形式引发局部流行病，并可能传入人类群体，其媒介是受感染的跳蚤，它们会抛弃死去的啮齿动物宿主而寻找新的血液。人们常常发现，啮齿动物通常以相当规模死在一起，跳蚤因而无法找到另一个活着的啮齿动物宿主。

与黑死病和西班牙大流感不同，现代腺鼠疫传播很慢。它不会在人与人之间传播，除非以肺炎形式存在，此时它可以感染肺部，并通过咳嗽在空气飞沫中传播。这几乎不符合对中世纪大流行病的描述——像野火在干草堆之间蔓延，可以肯定是在人与人之间迅速传播的。成堆的死老鼠也没有出现在当时的描述中；如果它们存在的话，肯定不会被忽视掉。基于上述原因，一些学者最近论证道，臭名昭著的黑死病可能并非由腺鼠疫，而是由炭疽病（anthrax）或高传染性的出血热（haemorrhagic fever，类似埃博拉病毒）导致的。

自 20 世纪 90 年代以来，欧洲各地的考古学家一直在挖掘可追溯到瘟疫时期的墓葬点和墓地。这个过程存在危害，因为致病的病原体可能仍然存活，因此必须采取预防措施，保护那些在挖掘、储存和实验室分析过程中与任何收集到的样本有关的人员，同时，如果病原体逃脱，还要保护其他可能面临风险的人群。牛津大学古生物分子学中心的一组研

---

① 戈壁沙漠，从中亚的阿尔泰山、天山山脉向东贯穿中国北部，迄止大兴安岭以西的戈壁地区。

究人员对来自欧洲各地的 61 名瘟疫的受害者遗骸进行了 DNA 分析，并没有发现鼠疫杆菌 DNA 的痕迹。

法医古病理学（forensic paleopathology，对古代疾病的研究）发展迅速，凭借能从数百年历史的来源上获取 DNA 的最新技术，以及对样本更新、更准确的分析，似乎解开了这个谜团。从伦敦的东史密斯菲尔德（East Smithfield）的瘟疫墓地等挖掘出来的骨头中，专家已经能够从其齿内的牙髓提取和分析 DNA 了。一旦疾病的病原体（无论是细菌还是病毒）进入受害者的血液，其 DNA 会在整个身体组织中被发现，直到病人康复；在那之后，受害者的身体组织也可能含有对这种疾病的抗体。鉴于这些受害者从未康复，病原体的 DNA 如果在几个世纪的埋葬中幸存下来，就可能依然存在。2010—2011 年对欧洲 5 个国家、27 个墓葬点的样本分析表明，鼠疫杆菌的确是疾病的罪魁祸首。[9] 预防措施同样证明是有必要的，因为我们知道这种细菌可以在土壤中存活很多年。2012 年，一个法国团队对威尼斯的一个瘟疫墓地发现的其他病原体证据进行了分析，发现其中涉及的疫病包括炭疽（anthrax）、斑疹伤寒（typhus）、伤寒（typhoid fever）、天花、虱子传播的战壕热（trench fever）和复发热（relapsing fever），以及腺鼠疫。[10]

关于瘟疫起因的问题得到解答之后，新的发现又提出了更多问题。在证明黑死病确实是腺鼠疫之后，人们依然需要新的解释：与现在相比，它在中世纪时期为何如此具有传染性和致命性？它当时是一种特别致命的菌株么？进一步的研究表明，它与现代菌株相比并没有太大差异，也并无更强的传染性。因此科学家们转向研究这种疾病的载体，即它在受害者之间转移的手段。自从鼠类被证明是瘟疫最常见的来源以来，鼠蚤一直被认为是罪魁祸首。但只有在没有啮齿动物的情况下，鼠蚤才会叮咬人类。如我们所见，死老鼠似乎并非中世纪的瘟疫流行病的特征。这些威尼斯的受害者身上的虱子传播的战壕热和复发热可能是一个线索。一个新的理论亟待证明：一旦瘟疫从老鼠进入人类群体后，人蚤和虱子将成为携带者。[11] 如果这一理论得到证实，鼠类和鼠蚤无须继续存在于传播链条中，疾病就可以单凭这些人类寄生虫，从一个受害者传递到另一个受害者，所需的仅仅是跳蚤一跃或是虱子转移的时间——而如今，头虱侵扰一整个班的小学生需要多长时间？

然而，仍有问题悬而未决，尤其是关于疾病的潜伏期。此时受害者已经受到感染，体内的细菌正在繁殖，但他尚未出现症状，也感觉良好。他继续工作，将传染病散布给他遇到的人，直到最后他病倒了，不得不卧病在床。腺鼠疫的潜伏期只有几天，没给人多少时间去远游或把传染病散布给许多人。这便是另一群人的论点，他们倾向于认为黑死病是某种出血热，这种疾病的潜伏期通常有约 30 天，足够船只把传染病从一个港口带到另一个港口，或旅行者进行长途旅行和遇见无数可能的新受害者。

这个更长的潜伏期似乎在历史记载中得到了证实。据编年史家皮亚扎的迈克尔（Michael of Piazza）记载，黑死病于 1347 年 10 月初抵达西西里，它搭乘着一支热那亚（Genoese）船队，把感染从克里米亚（Crimea）带到了墨西拿（Messina）。奇怪的是，这位意大利编年史家提及船员们"被疾病紧紧攥住骨头"，但又说这些人没有表现出任何症状。他们只是不幸抵达，正巧碰上瘟疫在城市里首次冒头吗？无论如何，在短短几天之中，瘟疫就攫取了这座城市的生命。这些热那亚水手对于确定黑死病的起因可能很重要：如果疾病潜伏期很长，它立刻出现在墨西拿就不能归咎于这些人的抵达；如果疾病潜伏期很短，这些人可能在到达港口时就已经生病了。另外，当局制定了隔离（quarantine，意大利语意为"四十"）措施；如果瘟疫的症状在短短几天之中就会显现，那么将新来者隔离 40 天就没什么必要了。

自救为时已晚，于是墨西拿的市民将怒火转向了海员，认为是他们带来了可怕的货物，并将他们赶出了港口，任由他们把疾病带到了地中海各处。随着每天都有数百人罹难，而且与病人最轻微的接触似乎都确定会快速感染，人们纷纷惊慌失措。少数官员可能采取了一些措施来减缓危险，但他们自己就是最早丧生的那一批人。城市注定要走向毁灭，于是人们逃到西西里南部的田野和葡萄园，寻求孤立状态下的安全，并带着瘟疫穿过乡村。

到了 1348 年 6 月，瘟疫已经降临巴黎，但对它的恐惧和惊悚故事传播得更快。尚未感染的城镇和村庄只能等待和祈祷，深疑每一个陌生人（无论他们看上去多么健康）都是致命传染病可能的携带者。这又一次表明疾病的潜伏期很长。然而，并非所有城市都像墨西拿一样被蹂躏。米兰幸免于难，列日（Liege，现位于比利时）、比利牛斯山脉（the Pyrenees）的贝阿恩地区（the Bearn region）和德意志邦国的东部大部分地区也都如此。但是，至少三分之一甚至一半的西欧人死于"疫病"。这意味着在 1347 年至 1350 年间，约 6000 万的人口中约有 2000 万至 3000 万人死于瘟疫。1918 年的西班牙大流感可能导致全球 5000 万人死亡，但与中世纪时的瘟疫相比，其总人口死亡率显然相对较小。

1348—1349 年，这场社会性和医学上的巨大灾难对英格兰的打击丝毫不小于其他国家，由于丰富的 14 世纪英格兰文献证据留存了下来，我们才能够研究这种疾病对个人和社会的影响。至 1300 年时，英格兰和威尔士的人口急剧增加到约 600 万人。异常温暖的气候和柔和的雨水年复一年地创造丰收，而人也和庄稼一样蓬勃生长。但在 14 世纪 20 年代，欧洲各地出现恶劣气候、歉收和饥荒，无法为膨胀的人口提供足够的粮食。因此，当疫病降临时，人们因营养不良，很容易就成了目标。这是疾病如此致命、夺走受害者生命的比例如此之高的原因吗？

14 世纪的医学取得了一些伟大的成就：可以成功实施截肢，可以烧灼创伤、缝合并进行抗菌处理，草药可以治愈头痛和胃部不适等小病；然而面对疫病，它无计可施。英格兰当时的医学文献和编年史淡化了对瘟疫及其特定症状的描述，而欧洲大陆的文本不同，后者将瘟疫和其他流行病区分开来，并强调了瘟疫快速传播、症状严重和散布广泛的特点。英格兰的《布鲁特编年史》（*Brut Chronicle*）①绝望地写道："在这些日子里，没有活人为死者悲伤，没有朋友为婚礼庆贺，悔罪横行，物资匮乏却无人哄抢，逃难者得不到庇护和帮助。"

英格兰编年史家杰弗里·勒·贝克（Geoffrey le Baker）注意到，与遍布全身，特别是在胸口的褪色红斑（被看作上帝的象征，标志着末世将临）相比，淋巴结发育的康复可能性更高。淋巴结可能会发黑、化脓并发出恶臭。它们通常在两三天内开始出现，但并不总是一眼可见的。英格兰医师阿德恩的约翰（John of Arderne）在他所写的关于瘟疫的著作中解释道，就像夜鸮喜欢黑暗、隐蔽的地方一样，淋巴结也出现在身体上的这类区域，如腋窝或腹股沟。在手术师约翰·布拉德莫

---

① 该书又被称为 *Prose Brut*，基于 12 世纪蒙茅斯的杰弗里的《不列颠诸王史》而成，该书从特洛伊的布鲁特或布鲁图斯（他是罗马人的始祖埃涅阿斯的后代）的故事说起，直到亚瑟王和罗马人的时代。《布鲁特编年史》由此得名。《布鲁特编年史》于 13 世纪开始形成，用中古英语讲述了从特洛伊陷落到英王亨利三世的故事，是英格兰中世纪后期最受欢迎的民间方言文本，也是流传广泛的亚瑟王传奇作品之一。

（John Bradmore）的《菲洛梅娜》（*Philomena*）① 中，页边那好斗的夜鸮标志着对应的关于瘟疫的文本部分。布拉德莫的作品写于 15 世纪，与许多其他英格兰作品一样，依赖于欧洲大陆的作者所写的关于疾病起因、预防和治疗方面的著作。居伊·德·肖里亚克（Guy de Chauliac）的作品尤其受到欢迎，他是身处阿维尼翁的教皇克雷芒六世（Pope Clement VI）的手术师，于 1348 年目睹了瘟疫对那里的毁灭。同样受欢迎的还有勃艮第的约翰（John of Burgundy）的作品，他的关于瘟疫的小册子写于 1365 年，很快就被译成英语，在英格兰广为流传。到了布拉德莫的年代，瘟疫不断地卷土重来已经屡见不鲜——英格兰在 1361 年、1368—1369 年、1371 年、1375 年、1390 年、1400 年和 1405 年都遭到了重创。1348 年的瘟疫已经成了地方性的流行病，并在当地一直持续到 17 世纪晚期。

我们有一份被称作《罗切斯特史》（*Historia Roffensis*）的同时代文献，它是肯特郡（Kent）罗切斯特大教堂修道院的编年史，年代早至 1314—1350 年，据说是由威廉·迪恩（William Dene）所作，现存于大英图书馆：

"大死亡"导致仆人、工匠和工人短缺，农业工人和劳动者也

---

① 这本书的标题可能与圣菲洛梅娜（St. Philomena）有关。据传，圣菲洛梅娜是 3 世纪末一名科孚岛的女孩，她的名字在希腊语中意为"爱光者"（lover of light）。她在 13 岁时随父母来到罗马，皇帝想要迎娶她却被她拒绝，于是皇帝派人对她严刑拷打，甚至尝试在河中溺死她和用箭射死她，但她都奇迹般地伤愈生还了。最终，皇帝于 304 年将她斩首。她后来成了病人、囚犯和不能生育的母亲的主保圣人。圣菲洛梅娜从箭伤中生还一事，与《菲洛梅娜》一书中布拉德莫对哈尔王子脸部箭伤的手术治疗形成微妙的映照。

短缺……唉，这个死亡吞噬了如此多的男男女女，以至于找不到人殓葬死尸，而男男女女将自家孩子的尸体扛在肩上，带到教堂，扔进乱葬坑中……罗切斯特主教〔希思的哈莫（Hamo de Hythe）〕在他本就不多的仆从中失去了 4 名教士、5 名侍从、10 名家佣、7 名年轻的书记员和 6 名听差，导致麾下无人侍奉。在（肯特的）马林（Malling），他任命了两位女修道院院长，但她们旋即辞世。除 4 名自封的修女和 4 名见习修女以外，就没有其他人了；鉴于找不到足够的人员充任女修道院院长，主教将世俗事务托付给了一名修女，将精神事务托付给了另一名修女。

这意味着哈莫主教让一位修女履行女修道院院长的精神职责，让另一位修女负责世俗职责。顺便说一句，哈莫又老又虚弱，却在黑死病的天罚中幸存了下来。

当时，大多数的欧洲大陆学者认为这场瘟疫起源于空气中普遍存在的浊物，并源于水瓶座的火星、土星和木星的致命相合。行星相合导致腐烂的蒸气从土壤中释放出来，四处散布毒空气或瘴气。这解释了疾病何以通过三种形式的接触——感染者的皮肤毛孔、呼吸和凝视——大范围地传播和污染。逃跑被认为是最好的行动方案，但瘟疫小册子的作者们还提出了预防措施，例如隔离所有的外来者及其货物；最后，他们才略微提到了治疗。就避免引起瘟疫的空气来说，人们应当住在"纠正过或净化过的空气中，避免与感染者进行接触"。使用带有甜味的芳香剂是另一种对抗腐烂味的预防措施——穷人可以使用马郁兰（marjoram）、香薄荷（savoury）和薄荷，富人可以使用琥珀（amber）和麝香（musk）；这些不仅可以个人在家中使用，还可以用来撒在街道上。在瘟疫暴发后的几年里，许多英格兰市政当局都颁布了新的卫生法令，从改善排水、勒令禁止在街道上丢弃残渣和粪便，到试图将整个社群从城镇中心迁走。像制革商、染色商和鱼贩这样会产生臭味（与那些有毒的瘴气别无二致）的行业被鼓励，有时是被勒令离开城镇，或至少暂时离开。然而，一些人持有另一种观点：从事这些臭行业的人对瘟疫具有免疫力。所以这些人花了很多时间，通过吸入公厕的恶臭或坐在下水道旁来试图获得同样的免疫力。人们已经绝望到了会去尝试任何事情。

饮食被认为是避免瘟疫的重要因素：应当清淡，但不含水果或任何用蜂蜜烹调的食物。醋可以和任何食物混合食用，而大蒜则效果显著。人们应当适量运动但不能洗热水澡，因为热水澡会让皮肤毛孔张开，吸收传染源的瘴气。保持身体洁净至关重要，定期放血也得到推荐。亚美尼亚黏土（Armenian bolus）、利姆诺斯土（Lemnian earth）和伞菌（agaric）等药物，以及含有底野迦①、绿宝石（emerald）、芦荟丸、番红花（saffron）和没药（myrrh）的复合物都被推荐使用，因其具有清洁和醒神的特性，或是用作毒药的解毒剂。最终，每个人都理应思虑他们的灵魂，尽其所能地平息上帝对人类罪孽的神怒。

这些医疗措施、社会措施和心理措施显示出，当市政和社区为减轻瘟疫的可怕影响而努力时，医生的观点是如何被纳入考量的。很难评估

———

① 底野迦（theriac）源于希腊语"theriaca"，意为"对抗毒蛇咬伤的药物"。最初作为解毒剂使用，后来逐渐演变成一种万能药，被认为能治疗包括瘟疫在内的多种疾病。其配方包含多种成分，如罂粟、毒蛇肉、蜂蜜以及各种草药和香料，见第6章。它在中世纪和文艺复兴时期被广泛使用，也通过丝绸之路传播到了中国，唐代的史籍中称之为"底野迦"或"底也伽"，见《旧唐书》卷一九八《拂林传》："乾封二年，遣使献底也伽也"，张仲景《五藏论》："底野迦善除百病。"

这些医学观念有多有效。正如当时一首英格兰诗歌所说，许多人想必认为"任何药都抵挡不了死亡"。

及至 15 世纪瘟疫复发时，人们采用了与 1348 年和 14 世纪 60 年代相同的基本措施。瘟疫开始时被认为是英格兰生活中一部分流行病的致命组合，包括斑疹伤寒、天花、流行性痢疾、疟疾［在东盎格利亚（East Anglia）、泰晤士河畔的肯特和埃塞克斯（Essex）湿地］和后来神秘的汗热病。在英格兰，一份 1480 年左右流传的关于瘟疫的抄本受到了极大的重视，成为英格兰出版业最早印刷的一批书。它在 1536 年得以重印，成了当时避免、预防和治疗疫病的标准教科书。作者自称是丹麦的奥胡斯主教（Bishop of Aarhus），并声称曾在专门培训医生的蒙彼利埃大学（University of Montpellier）从事过医疗事业。他如此描述他的预防措施：

> （在疫病期间）我不太能回绝与他人接触，因为出于贫穷，我得挨家挨户治疗病人。因此，我随身携带浸醋的面包或湿布，将其捂在口鼻上，因为一切酸物都能阻止体液传播，阻止有毒物质进入人体。我由此逃脱了疫病，而我的同胞们都认为我活不了了。上述方式我都已亲身证明。

这里有一点很有趣：对于预防通过空气飞沫传播的疾病，浸醋的湿布可能的确是一种有效的方法。不过，作者还提出了另一个尚待解答的问题：

> 为何有的人死了，有的人没死；在城里，有的屋子里的人死

了，而有的屋子里的人没死。

看来，关于几个世纪前摧毁了欧洲的瘟疫，还有许多东西需要了解。探寻仍在持续之中⋯⋯

麻风病

麻风病在 20 世纪更名为汉森氏病（Hanson's disease），它既是一种生理疾病，也是一种社会问题，从中世纪以来便始终如此。人们重新命名这一慢性细菌感染是为了消除附着其上的污名。它是一种《圣经》中提到过的古老疾病，但中世纪人相信，它是由淫欲和不道德的性交引起的，是腐败灵魂外显的肉体证据。因此，人们之所以对麻风病人避而不及，不只因为他们有传染性，还因为他们有罪。人们相信，淫男淫女——尤其是那些自负美貌的人——都很可能患上麻风病，以显神罚。诗人罗伯特·亨利森（Robert Henryson）在 15 世纪为其他作家讲述的特罗勒斯（Troilus）和克丽西德（Cressida）的故事——例如杰弗里·乔叟（Geoffrey Chaucer）的《特罗勒斯和克丽西德》——写过一部后传。在亨利森的版本中，美丽但不完美的女主角克丽西德最终沦落到一个麻风病院里，身染"无人可医的恶疾"，甚至连她那美妙的歌声也枯萎成刺耳的呱叫；一切只因她淫乱放荡——尽管向特洛伊的特罗勒斯宣告了永恒的爱，却还对希腊的迪奥梅德（Diomede）倾心——还有虚荣和傲慢。[12] 人们甚至相信，母亲如果在经期受孕（根据教会法，她在此期间应当远离性交），孩童生来便会有麻风病。[13]

　　显然，人们对麻风病的真正起因一无所知，但他们认为这种疾病极具传染性。这是另一个医学上的谜团，因为麻风病是传染性最小的细菌感染之一。人们会这样认为的原因之一，可能是把其他皮肤疾病误当作了麻风病的早期症状。不幸的寡妇乔安娜·南丁格尔（Joanna Nightingale）似乎就是一例，住在伦敦布伦特伍德①的她被家人和邻居视为麻风病人，最终却证明不曾染上过这种疾病（见第 4 章）。

　　中世纪墓地的考古学证据证明，在不列颠，麻风病至少可以追溯到公元 4 世纪。已经发现的骨骼遗物显示出这种疾病会在骨骼中（对现代科学来说）造成确凿无疑的损坏。其症状可能需要数年才会显现；最终会对骨骼造成永久性内部损伤的皮肤结节是其中之一，尤其是在四肢，神经损伤可能导致组织麻木，因此病人意识不到损伤。眼睛、鼻子、嘴唇和耳朵周围还可能发生进一步的畸形。

　　人们认为，建立麻风病院、向其赠予金钱或慈善捐款是一个减少炼狱时长的好法子。教会裁定，麻风病人必须被隔离起来，以免腐蚀健康的、道德正直的人。从公元 1100 年到亨利八世摧毁修道院的 1540 年左右，英格兰建立了 300 到 500 个"拉撒路之家"（lazar houses），并由修士或修女运营。其中许多并未维持太长时间，因为在欧洲，麻风病从 1300 年左右开始式微；这也是另一个有待解开的谜团。一些"拉撒路之家"变得更像综合医院了，也收治其他病人；一些被改造成供瘟疫病人或隔离使用的"疫病之家"（pest houses）；其余的则衰败了。然而，麻风病人本身就是一个悖反。虽然他们罪孽缠身、道

---

①　原文即为"Brentford, London"，疑有误。乔安娜·南丁格尔应来自埃塞克斯的布伦特伍德（Brentwood），但她在被亲戚、邻居以及当地执法官错断为麻风病后，的确来到伦敦的大法官法院上诉，见第 4 章。

德不彰，但教会认为他们已经因罪受苦，并在此世偿还罪孽了，而其他人则要等到死后，在神秘之地——炼狱再去受苦偿罪。这意味着麻风病人已然踏上了救赎之道，因此他们的祈祷比大多数人的更具有神圣权威的重量。所以，救助麻风病人、向他施舍并请他为你祈祷以作为回报，对于造福你自己的灵魂来说是一件极好的、合乎基督教教义的事。

汗热病

这是另一种自身就有许多谜团的疾病，与瘟疫一样，现代研究对它的起因提出了诸多问题。在 20 世纪，人们普遍认为"汗热病"或"英格兰汗病"（*sudor Anglicus*）很可能又是一种急性病毒感染，或流感的一种致命株。然而，其部分症状和疾病特征又与流感不相符。流感发生在寒冷时节，在老年人中死亡率最高，而汗热病发生在夏季和初秋，收割的往往是健康年轻人的性命。亨利八世的第二任妻子安妮·博林（Anne Boleyn）就被认为感染了汗热病并幸存了下来，而几乎与她同时代的萨福克公爵（Duke of Suffolk）亨利·布兰登（Henry Brandon）就未能幸免，死于 1551 年的大流行。

汗热病共暴发过 6 次，分别在 1485 年、1506 年、1517 年、1528年、1551 年和 1578 年。除 1528—1529 年蔓延到欧洲以外，它们都局限在英格兰。只有 1506 年那次暴发非常温和，其余 5 次的致死率都非常高。都铎时期的医师约翰·凯乌斯（John Caius）在 1551 年汗热病暴发时正在什鲁斯伯里（Shrewsbury）行医，他将这种疾病归咎于"粪便和秽物"。他在 1552 年出版了《对通常称作汗病或汗热病的治疗书或治疗建议》（*A Boke or Counseill Against the Disease Commonly Called the Sweate, or Sweatyng Sicknesse*）一书。根据凯乌斯的说法，疾病始于头痛、头晕和昏昏欲睡。数个小时后，大汗不止，同时伴有严重的头痛、神志不清、呼吸困难和脉搏加速。死亡可能发生在首次出现症状的 2 到 18 个小时之间。凯乌斯告诉我们，"有的人在 2 小时内（死了）；有的人在午餐时还好好的，晚餐时就死了。"

如果病人撑过 24 小时，则通常会完全康复。不幸的是，和流感一样，康复了的病人未来也可能再次感染。每次大流行的时间都很短，只持续数周时间。

最近，伦敦圣托马斯医院（St Thomas' Hospital）的万尼亚·甘特（Vanya Gant）博士和居伊·斯韦茨（Guy Thwaites）博士认为，也许可以将"英格兰汗病"确定为汉坦病毒肺综合征（hantavirus pulmonary syndrome）的一种早期版本，这一疾病于 1993 年夏天在美国西南部登上头条。根据甘特的说法，"两者之间的相似性令人震惊"：

> 首先是汉坦（病毒）的快速病程：你会早上开始头痛，下午呼吸短促，茶歇时得上床躺着，半夜就得上呼吸机。其次，汗热病让病人呼吸困难。汉坦（病毒）也让人气喘吁吁，肺部积水。[14]

汉坦病毒盛行于某些快速繁殖的啮齿类动物种群（在美国是鹿鼠），并在啮齿动物数量达到顶点的夏末时开始活跃。和汗热病一样，汉坦病毒也会杀死强壮的成年人。甘特和斯韦茨认为，如果能从萨福克公爵的坟墓中掘出遗骸，他们也许能够确定汗热病的 DNA 特性，不过目前尚无计划扰乱他的安息。或许，一个中世纪的谜团已经解开。

尖碎片何以致命

在发现抗生素之前，尖碎片划破手指（在今天是个微不足道的问题）可能会是致命的。纵使再小的伤口也会感染破伤风杆菌（*Clostridium tetani*）。在今天，这种情况很少发生，因为西方的大多数婴儿都接种了疫苗，但在中世纪时期，如果伤口接触到土壤、粪肥甚至房屋灰尘，都非常有可能导致破伤风。农业劳动者以及那些与动物打交道的人尤其容易受到影响，而他们占了人口的大多数。如果伤口的确感染，症状会是肌肉僵硬，随后发展成锁紧下颚的肌肉痉挛（因而别名"牙关紧闭症"），使得吞咽变得愈发困难。破伤风杆菌会释放神经毒素，最终导致瘫痪，病人无法呼吸从而死亡。如今，如果病人真的感染了破伤风，可以用抗生素和肌肉松弛剂进行治疗，必要时还可以戴上呼吸机维持呼吸，直到感染消退，但在过去，这些疗法简直是天方夜谭。

血液中毒或败血症（septicaemia/sepsis）很常见——事实上，它们如此普遍，以至于被称作"创伤热"（wound fever），任何遭受皮肤破裂伤害的倒霉蛋，几乎都理所当然地预料到自己会受到感染。即使在今天，英国国民保健系统（National Health Service，简称NHS）估计，尽管有现代医疗干预手段和抗生素，每年仍有10万人因败血症住院，并且多达3.7万人死于其并发症。若是没有卫生环境或是抗菌的相关知识，可以想象死亡并不罕见：

> 败血症导致身体的免疫系统加速运转，引发大范围的炎症、肿胀和凝血。这会导致血压显著下降，意味着大脑、心脏和肾脏等重要器官的血液供给减少。如果得不到迅速治疗，败血症最终会导致

多器官衰竭和死亡。[15]

败血症的早期症状通常发展迅速，包括高烧、颤抖和发冷，同时伴随脉搏和呼吸加速。正如我们将在第 9 章所看到的，在战场上受伤通常可能导致这些严重感染；不过，还有许多因意外而突然死亡的情况。

王室意外

苏格兰王室似乎惊人地容易发生事故：1286 年 3 月 18 日夜晚，苏格兰国王亚历山大三世（Alexander Ⅲ）骑马前往法夫（Fife）的金霍恩（Kinghorn）去找王后时（次日是她的生日），在黑暗中坠马而亡。他傍晚时在爱丁堡城堡宴庆，旁人建议他不要骑马前往法夫，因为天气恶劣，夜色已深。但亚历山大还是去了，并和他的向导们分道而行。据推测，他的马在黑暗中失足。次日上午，这位 44 岁的国王脖颈断裂的尸体在岸边被发现，有的记载说他跌下了悬崖，但发现尸体的地点并无悬崖，只有陡峭的岩石海岸，不过，若是在黑暗中坠落，这也足以致命了。

另一位苏格兰王室的牺牲者是詹姆斯二世（James Ⅱ），1460 年，他为了围攻罗克斯堡（Roxburgh），从佛兰德斯（Flanders）进口了大量加农炮。詹姆斯被这些新的战争武器迷住了，当他试图发射一门加农炮时，加农炮爆炸了，炸死了他。一份当时的记载告诉我们："国王正站在一队炮手附近，一门结构错位的大炮突然制动喷射，将他的大腿骨剜成两截，他被击倒在地，很快就死了。"[16]

第三遭不合时宜的王室意外以奥尔巴尼公爵（Duke of Albany）、下一任苏格兰国王詹姆斯三世的兄弟——亚历山大·斯图亚特（Alexander Stewart）的去世而告终。1485年8月7日，这位不幸的公爵在巴黎举行的一场比武竞技中身亡，据一位"观众"的记载称，一名参赛者崩坏的长矛上飞出的尖碎片刺穿公爵的眼睛、插进他的脑子里。如果亚历山大是参加比赛的竞技者之一，他就该戴着面罩来保护他的脸了，因此，看起来他很可能是一位非常不幸的观众，或是一位非常粗心的参赛者。这又是一枚致命的尖碎片，不过至少死亡转瞬即至——面对这种意外，医疗看护无力回天。在这种情况下，应该传唤的是神父而非医生。那么，教会又是如何看待医学的呢？

注　释

1. Hartshorne, P., "Mooke, fylthe and other vyle things", BBC History (August 2014).

2. Kiple, K. F., *Plague, Pox & Pestilence: Disease in History* (London: George Weidenfeld & Nicolson, 1997 [pbk edition; Orion Publishing, 1999]), p. 8.

3. Pollington, S., *Leechcraft: Early English Charms, Plantlore and Healing* (Ely, Cambs: Anglo-Saxon Books, 2000 [2011 edition]), p. 389.

4. Dobson, M., *Disease—The Extraordinary Stories Behind History's Deadliest Killers* (Oxford: Quercus, BCS Publishing Ltd., 2007), p. 140.

5. Furuse, Y., Suzuki, A. & H. Oshitani, "Origin of the measles virus: divergence from rinderpest virus between the 11th and 12th centuries", *Virology Journal* 7(52) (2010), Online: www.virologyj.com/content/7/1/52 [于2014年6月25日访问]。

6. Moses, B., *A Tudor Medicine Chest* (Hodder Wayland, 1997), p. 17.

7. Dobson, M., *Disease—The Extraordinary Stories Behind History's Deadliest Killers* (Oxford: Quercus, BCS Publishing Ltd., 2007), p. 19.

8.　Kelly, J., "A Curse on all Our Houses", BBC History (October 2004).

9.　Bolton, J. L., "Looking for *Yersinia pestis*", in Clark, L. & Rawcliffe, C. (eds), *The Fifteenth Century XII* (Woodbridge, Suffolk: Boydell and Brewer, 2013), p. 25.

10. Ibid., p. 24.

11. Ibid., p. 31.

12. Robert Henryson, *The Testament of Cresseid* (fifteenth century).

13. Rawcliffe, C., *Medicine & Society in Later Medieval England* (Stroud: Alan Sutton Publishing Ltd, 1995), p. 15.

14. Gant, V. & Thwaites G., "The Sweating Sickness Returns", *Discover Magazine* (June 1997).

15. www.nhs.uk [于 2014 年 7 月 7 日访问]。

16. Robert Lindsay of Pitscottie, *The Historie and Chronicles of Scotland, 1436—1565* (c. 1532—1580).

第 2 章

医学与教会

上帝回应呼唤，前来襄助，祂将抚慰他，并说这一痛苦或疾病，乃是对灵魂的救赎……

——《手术》(*The Cyrurgie*)，居伊·德·肖里亚克 (Guy de Chauliac)，14 世纪中期

中世纪时，疾病往往被认为是对于罪恶的惩罚，上帝被看作"神圣的医师"，随其意愿给予疾病或康复。正因如此，医学手段更关注照料病人（尤其是他们的灵魂）而非治愈他们。一些神职人员甚至相信，尝试让病人康复乃是违逆上帝的意愿，会将病人的灵魂置于危险当中——毕竟，一个人必须为他所犯下的罪付出代价。救治者本人的灵魂也会因否认上帝的期许而陷入危机。所幸的是，其他人认为，如果存在一种治疗方式，那它便是上帝提供的，而不充分利用它也是违背了上帝的意愿。你可以一眼看出，医学是如何变得充满争议、错综复杂的。任何与罗马天主教会不同的看法，都面临着被指控为异端的风险，随后可能导致悲惨的惩罚。因此，面对教会的申明——疾病是上帝的惩罚，而患病的人乃是有罪的人——少有人敢提出异议。

在盎格鲁-撒克逊那个年代，医生们大多是修士。在 9 世纪晚期，

国王阿尔弗雷德（King Alfred）的医生伯德（Bald）就是一位修士，他的《医书》（*Leechbook*）是一部汇编了医学疗法和医学建议的遗珠，其诸多处方中，包含了折磨倒霉国王的痔疮和其他疼痛的对症疗法。伯德看上去拥有对付病人的实际经验，他或许是从一位精通治疗技艺的修士兄弟那里学习到基础知识的。他还曾做过学徒，学习制作药剂和实施手术。从戳疮、拔牙、灌肠到白内障针拨，这位修士都能手到擒来。

在伯德的年代里，欧洲西部还没有大学可以让他得到训练；埃及的亚历山大里亚（Alexandria）和意大利的萨勒诺（Salerno）虽然有医学院，但那里的课程是用希腊语而非拉丁语教学的。伯德可能上过一门这样的课程。若真如此，那么他应该知晓基于以下理念的医学理论——"医学与哲学是孪生姐妹：医学是身体的哲学，而哲学是灵魂的医学。"[1] 课程内容会要求他学习像希波克拉底和盖伦① 之类的人写于好几个世纪之前的希腊文本。如果这听上去已经很复杂了，那罗马天主教会还会使这一切雪上加霜。

教皇英诺森三世（Innocent Ⅲ）于 1215 年召集的第四次拉特兰公会议（the Fourth Lateran Council）提出，不允许神职人员杀人、伤人。于是，事情变得更加复杂了。第 18 条教规原本是想禁止在法庭上坐在审判席的神职人员给出死刑判决，或是阻止他们"统率雇佣兵、弩手或者类似的嗜血之徒"。这看上去理所应当，然而这条教规同样写道："助

---

① 盖伦（Galen），全名克劳狄乌斯·盖伦（Claudius Galenus，129—199），被认为是仅次于希波克拉底的古代医学权威。他完善了希波克拉底的体液说，同时还结合临床观察（他是马库斯·奥勒留皇帝的医师，因此有机会接触到各种病例），建立了一整套自成体系的医学理论，影响了整个中世纪的医学。他对解剖学和生理学的认识，直到 16 世纪才开始得到更新。

理执事、执事和司铎 ① 均不可实施手术，因其需要烧灼和切开身体。"[2]
这对医学来说至关重要，它导致伯德这样的修士以及教士（他们曾是最好的医生）都无法再担当手术师了。此后，手术师必须是平信徒或（在某些时候）是女人。神职人员可能还会努力成为合格的医师，从旧教科书中了解各种关于医学的理念，但他们将不再进行实操训练。由于教会不允许剖开人体，研习人体解剖学的可能性几近于无，因此，解剖动物成了临时的替代手段。猪被认为在形体和结构上与人最为相似，而且随处可得，因此最常被用来进行解剖学研究。这也是为何屠夫比学校训练出的医师更了解所谓的解剖学。

　　不过，猪毕竟不是人，对猪的解剖也带来了新的谜团，例如"右腹病"便无法得到解释。如今我们称它为"阑尾炎"，但猪没有阑尾，谜团也由此而生。

大学教育

　　迟至 13 世纪早期，整个欧洲都开始兴办大学。博洛尼亚（Bologna）和巴黎一马当先。当国王亨利二世（Henry II）禁止英格兰学生前往巴黎之后，牛津大学也于 1167 年建立，随后，一群学者因其中一员在牛津被谋杀而逃离该城，于 1208 年建立了剑桥大学；他们对于大学如何

---

① 助理执事（subdeacon，也称副助祭）、执事（deacon，也称助祭）和司铎（priest，也称神父）均为天主教圣职体系中的高级神品（major orders），他们在教会中承担领导作用，负责弥撒，需要通过圣秩得到祝圣，之后需要保持独身。而与之相对的是低级神品（minor orders），包括司门员（Porter）、诵经员（Lector）、驱魔员（Exorcist）、襄礼员（Acolyte，又称侍祭），他们通常由未被祝圣的男性担任。

运作也有自己的想法。无论在何处生根、如何发芽，遍及欧洲的大学都有一个共同点：它们受教会管辖，旨在将人培训成教士。这意味着每位学者至少都需要领受低级神品（holy order），女性无法在大学学习，并且，与研习神学和法律相比，医学训练位卑言轻。晚至 17 世纪 60 年代，当艾萨克·牛顿想要从剑桥毕业时，非正统的宗教信仰意味着他无法获得任何神品。他不得不向英格兰教会的领袖——国王查理二世（Charles Ⅱ）申请特许，让他能在不领受神品的前提下获得硕士学位。

　　中世纪英格兰医生所接受的大学教育包括在牛津或剑桥上为期 6—9 年的课程，通常还要在国外的大学度过一段时间——萨勒诺大学和巴黎大学是最知名的，也是最早专攻医学的大学。无论在哪里学习，课程都完全用拉丁语教授，且包含一个为期三年的基本课程——"前三艺"（trivium），涵盖语法、修辞学和逻辑学。除了"前三艺"，那些希望学习医学的人还要学习希波克拉底、亚里士多德、盖伦、索兰纳斯 ① 和其他值得一读的古典作家撰写的基本医学作品，并将连篇累牍的信息牢记于心。在导师指导下的研讨会中，这些博大精深的知识将用来和同学讨论病例，他们需要逻辑和修辞来赢得辩论。考试包括一系列口头提问，学生要靠从古代文本中死记硬背学到的全部本事来回答。

　　然而，希腊学者和后来的罗马学者的著作，对于教会来说都存在一个特别的问题：这些作者都是异教徒，要么出生在基督诞生之前，要么出生在基督教诲下的新兴宗教席卷罗马帝国之前。这些知识的来源如何被罗马天主教会接受并与其教义兼容呢？经过适当的考虑和不少的祈祷

---

① 以弗所的索兰纳斯（Soranus of Ephesus，98—138），罗马帝国时期的妇产学家，他的主要著作《妇产学》涵盖了女性健康、妊娠、分娩以及产后护理等方面的知识，直到中世纪晚期仍然被用作产科和妇科的教科书。

与反省后，教会裁决道，如果不是不幸生得太早，希波克拉底、盖伦和其他人本会是好基督徒。他们被认定为名誉上的基督徒，这样一来，学者们就可以吸收学习他们的著作，问心无愧，还丝毫不会危及灵魂了。中世纪晚期一位匿名诗人写出下述诗句，不仅宣称希波克拉底、盖伦和苏格拉底（我认为他应该是指索兰纳斯，因为据我所知，苏格拉底并不行医）"承蒙上帝的恩典行医"，还恳求基督将他们的灵魂接纳进天堂的极乐中：

> 以上便是
> 希波克拉底这个好手术师
> 还要加上苏格拉底和盖伦，
> 他们三个人都爱慕智慧
> 在当时任何文明中都卓越绝伦，
> 这个世界上无人能与他们比肩
> 至少活着的人中还没有，
> 他们承蒙上帝的恩典行医
> 在各个地方现身救人性命。
> 创造东方与西方的我主基督
> 请让他们的灵魂得以安息，
> 让他们永远浸淫在极乐中，
> 与圣父和圣灵在天堂团聚。[3]

　　顺利完成"前三艺"后，学生将进入下一阶段的教育——为期四年的"后四艺"（quadrivium），包括天文学、几何、音乐和算数。了解天文学和几何至关重要，因为医师需要绘制占星图，这不仅能帮助未来的病人确定适当的疗法，还有助于预测疾病的可能结果。音乐也被认为有益于健康，例如盎格鲁-撒克逊的医书有时会指示医生给病人唱歌，作为医疗过程的一部分，又如以下这种治疗发烧的方法：

> 首先用（圣礼的）圣饼做一个护身符，然后唱出一道魔咒，先朝着病人的左耳，再朝着右耳，最后朝着头顶上唱，同时将护身符挂在病人的脖子上。[4]

希腊和罗马文本对于基督教学者的适用性这一问题得到解决之后，1215 年第四次拉特兰公会议第 22 条教规在行医一事上更进一步地宣称："在给病人开药前，医师有义务认识到被教会排除在外的痛苦，因此应敦促他们的病人召唤神父，从而为其提供精神上的慰藉。"显然，对灵魂的关切被认为比任何医疗看护都重要得多。

考虑到教会对病人的态度，治疗任何疾病的最佳方法都是在第一时间避开它。教会教导说，保持健康的唯一方法是避免犯下任何罪，这样上帝就不会惩罚你，让你遭受痛苦和疾病了。如果真的病了，你应该第一时间尝试去祈祷和赎罪，并希望上帝会宽恕你的罪，让你很快康复。但是，假如这样行不通呢？

朝圣，一种医疗方法

终极的忏悔方式是去某个圣地朝圣。各种各样的人都会踏上朝圣之路，有的人会一路前往耶路撒冷——富人会骑马甚至骑骆驼去，其他人则会步行去；瘸子会拄着拐杖去，还有人会抱着孩子去。事实上，旅途越艰难，你为你的灵魂在天堂赢得的荣誉就越多。就算朝圣没有奇迹般地治愈你的疾病，它仍然对你的灵魂大有裨益——而这一点甚至更为关键。

不过，倒也没必要去往耶路撒冷那么远；甚至罗马也算远的了。对伦敦人来说，最受欢迎的目的地是坎特伯雷大教堂（Canterbury Cathedral）的伦敦同胞——托马斯·贝克特①的坟墓。正如乔叟在写于14世纪90年代的《坎特伯雷故事集》（Canterbury Tales）中所写的那样，旅途本身变得更像一段假期，与沿途遇见的其他朝圣者一起享受一段美好时光。

大多数朝圣中心都售卖徽章，以作为旅行纪念品，其中一些廉价金属制品给穷人，另一些镀金的则卖给更有钱的朝圣者。再之后，这些徽章不仅作为纪念物和英勇勋章被佩戴着，以展示佩戴者所取得的成就；它们还成了宗教符咒，保护佩戴者远离各种恐怖之物，远离疾病、火灾、抢劫和意外事故。

沃尔辛厄姆（Walsingham）是英格兰东南部一处受欢迎的朝圣地。在11世纪，由诺福克的大沃尔辛厄姆和小沃尔辛厄姆合并的村庄成了一处主要的朝圣中心。1061年，根据沃尔辛厄姆的传说，一位盎格鲁-撒克逊的贵族妇女里切尔迪斯·德·法韦什（Richeldis de

---

① 托马斯·贝克特（Thomas Becket，1120—1170），英格兰人，亨利二世统治期间曾任大法官，并与亨利二世结下了深厚的友谊，更是"幼王"亨利的庇护人。然而，当他于1161年被任命为坎特伯雷大主教后，教权至上的理念让他与亨利二世产生了分歧，两人的关系在教士的司法权归属上彻底破裂。托马斯·贝克特于1166年流亡欧洲大陆，于1170年回归英格兰。12月29日，他被亨利二世的4位骑士谋杀在坎特伯雷大教堂中。1173年，托马斯·贝克特被封圣。

Faverches）在幻象中见到了圣母马利亚，圣母马利亚指示她建造一座拿撒勒（Nazareth）神圣家族的房屋，以纪念天使报喜 ①。建成之时，这座圣屋嵌着模板，里面有一尊端坐的圣母马利亚的木制雕像，其子耶稣坐在她的腿上。圣物中还有一瓶圣母的乳汁。在中世纪的大部分时间里，沃尔辛厄姆都是欧洲北部重要的朝圣地之一。

　　这座礼拜堂是在"忏悔者"爱德华（Edward the Confessor）统治期间的 1063 年左右建立起来的，其最早的契书中将创建者认定为杰弗里·法韦什之母里切尔迪斯。1169 年，杰弗里将"圣母礼拜堂"献给了"上帝、圣母马利亚及其教牧人爱德华"，他的母亲建立这座沃尔辛厄姆的礼拜堂，最初是因为爱德华需要建立一座隐修院。到 1538 年亨利八世统治期间将其摧毁时，这一圣祠与格拉斯顿伯里（Glastonbury）和坎特伯雷的一起，已然成为英格兰最重要的宗教中心之一。

　　王室赞助让这座圣祠财力渐雄、声名远播，亨利三世、爱德华一世、爱德华二世、爱德华三世、亨利四世和亨利六世接连到访。1470 年，爱德华四世携王后伊丽莎白·伍德维尔（Elizabeth Woodville）来访，他们有很多女儿，急需一个儿子、一个继承人。很显然，这次来访对他们起效了，因此，亨利七世及其王后约克的伊丽莎白（Elizabeth of York）在长子亚瑟死后也踏上这一朝圣之路。亨利八世与阿拉贡的凯瑟琳（Catherine of Aragon）和安妮·博林分别来访过，但她们都没有给他生下作为继承人的儿子——这也许给了亨利足够的理由，在 1538 年关闭沃尔辛厄姆修道院和这处圣祠。

---

① 天使报喜（Annunciation），又称圣母领报，指天使向圣母马利亚告知，她将受圣灵感孕而怀胎并生下耶稣。出自《圣经·路加福音》1：26—38。

不管是什么疾病，朝圣都是一种受欢迎的"疗法"；不过，就算病人病得太重而无法亲自朝圣，也不是一点希望没有。朋友或亲戚可以代为朝圣，并给病人带回一小瓶圣水。坎特伯雷大教堂有一张玻璃花窗上的图像，描绘的正是这一主题。如果考虑亲自朝圣为时已晚，人们会在遗嘱中留下钱，作为支付他人为其朝圣的费用。1471 年，伦敦的一位似乎来自约克的理发手术师罗兰·弗兰基什（Rowland Frankyssh）在遗嘱中为妻子埃伦（Ellen）留下钱，让她能以他的名义进行一整趟朝圣之旅，所去之处包括贝弗利（Beverley）、约克、吉斯伯勒（Guisborough）、布里德灵顿（Bridlington）、沃尔辛厄姆和坎特伯雷。

病人的死绝不会减损朝圣的效力，人们相信，即使肉身不再，朝圣也对人死后在炼狱中的灵魂有益。一则王室的例子特别体现了这一点。"幼王"亨利（1155—1183）是亨利二世的长子。在劫掠了法兰西北部的修道院后，他感染痢疾，卧病将亡，在知道自己只有一两天的时日后，他指派其伙伴威廉·马歇尔（William Marshall）代表他前往圣地进行十字军朝圣（crusade-pilgrimage），以偿还他近来犯下的罪孽。亨利曾宣誓要亲自参与十字军东征，并且已经收到了十字军骑士的正式披风。现在这已经不可能了。他告诉仆人将圣灰堆在房间地板上，铺上披风。他躺在披风上死去，而非躺在床上。另外一个人以亨利王子的名义去往耶路撒冷的事实，并没有减损这一朝圣的价值。你不禁会想，威廉·马歇尔为他的主人付出了这么多，是否有为他自己挣得什么灵魂上的价值。

毋庸置疑，英格兰最受欢迎的朝圣地是坎特伯雷，那里的大教堂有圣托马斯·贝克特的圣祠供人参观。1170 年 12 月，大主教托马斯在圣坛前被谋杀，并很快被封为圣徒和殉道士，能够施行奇迹般的治愈之举。他死时身着的染血斗篷及其他衣物被捐给了坎特伯雷的穷人，用以换取他们为他的灵魂祈祷。修士们似乎还未意识到，这些不仅仅是死人无用捐出的财产，而是不可取代的"圣人遗物"。然而，附近的毕晓普斯本（Bishopsbourne）的一位司铎威廉将斗篷从它的穷人新主手中买下，将其带回他那小小的堂区教堂，作为贝克特殉道的珍贵遗物展示。不过，它不仅仅是展示之用：当司铎将斗篷裹在一个病倒垂死的孩童身上时，这个孩子奇迹般地康复了。[5]

根据贝克特的侍祭兼传记作者威廉·菲茨斯蒂芬（William FitiStephen）所说，大主教在被谋杀后的几个小时内就施行了他的第一个奇迹。当 4 名刺客实施暴行时，待在中殿阴暗壁龛里的一群市民不敢干预，眼睁睁地看着大主教被杀了。事后，市民们走上前去，把衣服浸入殉道的大主教的血液里。一名男子将浸血的衬衫带回家，告诉了亲朋邻里这一消息，复述了血淋淋的细节，让众人都泪流满面。他的妻子患有某种类型的瘫痪，但她是个务实的女人。她告诉丈夫将衬衫浸在冷水里（这是去除血迹的最佳方式）；"她喝了（血水）之后居然站了起来，大病痊愈"。菲茨斯蒂芬宣称，这是圣托马斯创造的第一个奇迹——也是他治愈疾病的诸多事迹中的第一个，坎特伯雷的修士们将它们编辑成册，作为他来日封圣的证明。

并非所有的朝圣都是为了请求能获得奇迹般的治疗。人们有时候踏上朝圣之路，是为了感恩已然得救的生命、已然愈合的伤口或是已然从疾病中康复。15 世纪末，有一个人被恰如其分地当作圣人看待——国王亨利六世。他在 16 世纪初并未被封圣，因为在教皇开始考虑其圣徒身份之前，英格兰就从罗马天主教会中分裂出去了。尽管如此，他的奇迹依然被编辑成册并保存在温莎。第 133 号奇迹讲述了伦敦 9 个月大的迈尔斯·弗里布里奇（Miles Freebridge）的故事。和所有的婴儿一样，他喜欢把每件东西都塞进嘴里。迈尔斯得到了一个可爱的、亮闪闪的圣托马斯·贝克特朝圣徽章，不太明智的是，他立马就试着将它吞进去。徽章卡在他喉咙里，小迈尔斯窒息了。他父亲试图取出徽章，却把事情弄得更糟：儿子脸色发青，生命体征逐渐消失。在拯救儿子的绝望之下，父亲祈求圣母马利亚和"最尊贵的国王亨利，保佑他的孩子不被死神带走"。婴儿立刻咳出了徽章并再次开始呼吸。感恩的父亲于是从伦敦朝圣至温莎，去感谢这位未来的圣徒，并将这件奇迹加入了奇迹治愈的册子中，并留下了那枚几近致命的圣托马斯徽章，以作为供奉。[6] 其他一些被记载下来，并归功于国王亨利的奇迹康复事件，包括溺水的男孩——多赛特郡（Dorset）多切斯特（Dorchester）的 6 岁男孩约翰·拜瑟威（John Bythewey）与其弟玩耍时落入河中，在"脑袋淹在水里"3 小时后竟还能康复；还有肯特郡肯宁顿（Kennington）的理查·伍德沃德（Richard Woodward）之子"从同样的死亡痛苦中逃过一劫"。

医学界认可了朝圣可能具有治愈作用。1459 年和 1463—1464 年两度成为手术师协会会长的伦敦手术师理查·埃斯蒂（Richard Esty），在他写于 1454 年的医学手册中谈到了这一主题。[7] 这份现存于伦敦维康图书馆医学史与医学认识馆（Wellcome Library for the History and Understanding of Medicine）的惊人抄本，详细描述了从伦敦经加来（Calais）、意大利的帕维亚（Pavia）、威尼斯、科孚岛（Corfu）、罗德岛（Rhodes）、雅法（Jaffa）一直到耶路撒冷的朝圣路线，还有过夜地点、外汇兑换率及旅行者需要避免的陷阱等有用信息。埃斯蒂列出了朝圣者在圣地可以造访的诸多地点的"放纵值"（亦即灵魂在死后进入炼狱时可以少待的时间），从"圣母在我主耶稣基督幼年时为他洗衣的"水池，到伯利恒（Bethlehem）那"耶稣基督于黑夜中诞生、白昼时再次被发现所身处的马槽"，再到客西马尼园（Garden of Gethsemane）。

那么，中世纪医学是如何解释这些通过祈祷、朝圣或接触某种圣物而实现的治愈奇迹呢？答案是未曾解释。它无须解释：医师和手术师承认奇迹有时会发生，而祈祷与改变饮食或草药等疗法一样货真价实，并且也有教会的背书。在某些情况下，例如瘟疫时期，奇迹的治愈是病人最大的希望；或者在知道某些疗法潜藏着危险时，祈祷是最安全的选择。在一个更加愤世嫉俗的年代，我们期望医学能够解释所有意料之外的康复，但即使在今天，这也并不总是奏效。有的"奇迹"很可能来源于安慰剂效应，它被现代医学认定为一种真实存在的现象——给病人施加某种治疗，无论真实与否，告诉他会因此有所好转，结果病人就真的好转了。

在第二次世界大战期间，麻醉师亨利·比彻（Henry Beecher）记录了一则 20 世纪的安慰剂效应的例子。一名受重伤的士兵即将接受大手术，但吗啡已经用光了。当给这名士兵注射基础的生理盐水后，他放松下来，准备好接受手术，并且在手术中似乎察觉不到疼痛。在没有任何麻醉的情况下，他也没有像预期一般陷入休克。[8] 在 15 世纪，这会被算作是个奇迹且无须更多解释，而现在我们希望科学告诉我们这是怎么回事。

博克斯利修道院（Boxley Abbey）的自动机械

前往坎特伯雷的朝圣者有机会绕点远路，参观一下肯特郡梅德斯通（Maidstone）附近的博克斯利修道院。它又名"圣玛丽修道院"，以其神奇的圣十字架（Holy Rood）而闻名，这是一尊基督在十字架上的雕像，据说其眼睛、嘴唇和四肢都可以移动。据信，在其面前祈祷和供奉都能产生神奇的治愈效果。在亨利八世解散修道院之前（博克斯利的"恩典圣十字修道院"于1538年解散），圣十字架一直受到大人物和善人的憧憬。1492年，亨利七世向修道院献上4先令。随后在1502年，亨利的王后——约克的伊丽莎白由于病得无法亲自到访，便派了一位特遣神父理查·米尔纳（Richard Milner）捐赠了1先令8便士[①]，以期治愈能够降临。

在修道院解散运动之前不久，坎特伯雷大主教沃勒姆（Warham）写信给枢机主教沃尔西（Cardinal Wolsey），就博克斯利修道院的所有权进行商议，当时亨利八世正在寻找理由关闭修道院。沃勒姆告诉枢机主教，"（修道院）受到王国各处前来参观圣十字架的游客的追捧，因此，如果被封禁，他会感到遗憾"。他称它是"如此神圣的一个地方，有许多奇迹在此上演"。[9]但沃勒姆的不情愿被忽视了，博克斯利修道院被剥夺了所有资产，其中包括神奇的圣十字架。更狂热的新教的信奉者欣喜地发现，圣十字架内部有一些绳子、棍子和滑轮，是移动基督身体的古老机械装置的部件。修士们宣称对此一无所知，这些事物也年久失修、多年未用了，然而解散运动的操控者托马斯·克伦威尔（Thomas Cromwell）充分利用了这一发现来"证明"，罗马天主教会的确欺骗了人们的捐赠，还在这尊神奇的雕像上撒了弥天大谎：

---

① 中世纪时期，英格兰使用英镑—先令—便士的货币体系。1英镑=20先令（shilling，简写为s），1先令=12便士（penny，简写为d）。这套制度沿用到1971年，之后英国货币改用百进制，废除先令，规定1英镑=100便士。

这座雕像从腿往上是由纸和破布做成的，每条腿和每条胳膊则是木制的。所以长期以来，人们被上述雕像欺骗，以至于犯下了严重的偶像崇拜，毁损了上帝的荣光。[10]

这尊雕像在赶集日被带到附近的梅德斯通镇，当地人看到了他们是如何被愚弄的。圣十字架随后被带往伦敦，在圣保罗大教堂（St Paul's Cathedral）中，信奉新教的罗切斯特主教向人们揭示了所有诡计，正如一名目击者所解释的那样：

有一条精心设计的绳子被巧妙地安置在雕像后面，被人一拉，雕像就能转动眼珠，像活着一样；拉其他的绳子，雕像就能根据场合点头或者摇头。尽管有许多身患不同疾病的人会被带来，俯卧在它跟前，它却从来没能让任何病人恢复健康——除非有人为了按照既定的计划伪装，或是假装生病，在这种情况下，它会点点头，就像许诺让来人恢复健康；它就靠着这种方式行骗成功。随后，由于一些我不知道的设计，它能够让嘴巴张合。在我故事的最后，在所有这些诡计都暴露给人们之后，它被砸成了碎片。[11]

修士的指控者们并不满足于描述圣十字架的本来面目，而是发明了新的细节，说它会微笑、皱眉、哭泣和龇牙咧嘴。这些虽然是不可能的，但却是必要之举，是要让雕像变得更加古怪；毕竟去往博克斯利的朝圣者并不都是粗野、容易被愚弄的乡巴佬，还有贵族和贵妇、国王和王后、主教和大主教。因此，它必须看上去合乎情理，才能解释这些聪明人何以被这个欺诈品骗了。新教徒的解释是此乃教皇的诡计。然而，博克斯利的修士们一直坚持讲述一个耐人寻味的故事，即圣十字架是一匹从木匠那儿逃逸的马带到修道院来的。他们承认雕像是一个卑微的工匠的作品，他们从他手中买下了它，毕竟它是出乎意料地来到他们的门前的，想必是上帝希望他们拥有它。至于这台巧妙建造的机械吸引来了朝圣者向修道院的钱箱捐赠，则是一个幸运的额外好处——也许是一个经济上的奇迹，但绝不是一个治愈的奇迹。修士们抗议道，他们从未声称雕像可以治愈疾病或残疾。尽管如此，正如大主教沃勒姆告诉沃尔西的那样，博克斯利"发生过许多奇迹"。

那么，人们真的被这种机械装置骗了吗？可能没有。世界上第一台"自动售货机"是在公元 50 年左右由希腊工程师——亚历山大里亚的希罗（Hero of Alexandria）出于宗教目的建造的。在投入一枚硬币后，机械会向到访这座埃及城市的游客们分发圣水。自动机械在中世纪尽人皆知，流行的神秘剧中使用的一些布景和道具会涉及用滑轮来操作伊甸园的蛇、地狱之口和五旬节（Pentecost）飞降的鸽子等。[12] 在不了解复杂工程原理的情况下，这些东西会让人困惑，但不会是个奇迹——他们只是吸引观众的东西。市议员赫尔的高斯曼（Gosiman of Hull）在 1502 年的遗嘱中留下指示，要从他的钱里划出 40 英镑，用来在堂区教堂的主祭坛上建造"一些机械，从举扬圣体持续到主祷结束 ① 的时间里，让

---

① 举扬圣体（Elevation of the Sacred Host）和主祷（Pater Noster）均是基督教圣体圣事（Eucharist）的一部分。圣体圣事是基督教七大圣事之一，也是弥撒的高潮，能一直追溯到耶稣基督本人的年代。见《圣经·马太福音》26：26—28。在圣体圣事中，司铎或主教会为饼与酒祝圣（它们被转变为基督的肉与血），随后高举饼与酒向信众展示，表示基督的临在。而主祷文在不同教派中有不同念诵的场合。在天主教中，主祷文通常是祝圣之后、举扬之前念诵；在部分新教中，主祷文通常是在举扬后的领受圣体时念诵。因此，此处的主祷结束可能是指整个弥撒过程的祷文念诵结束。

天使能在教堂穹顶升上和降下"。[13]

被主保圣人奇迹治愈

还有一个选择，不仅对病人适用，也对其治疗者适用，那就是向合适的主保圣人祈祷。在中世纪，每个人都有一个主保圣人。他们可能会选择圣日最接近其自己出生日期的圣人，或选择与他们同名或者同行业的圣人。医师可以选择基督的使徒圣路加，或是圣科斯马斯（St Cosmas）。碰巧，科斯马斯的孪生兄弟——圣达米安（St Damian）是手术师的主保圣人，因此，两位主保圣人实现了医学实践的无缝对接。这也名副其实，因为这位圣人医师和他的手术师兄弟在天使的帮助下实施了有史以来第一例肢体移植手术，这是两人最知名的奇迹。在一张精美华丽的小画像上，手术正在进行当中，但对这位皮肤苍白的病人来说，他的坏疽腿不幸地换成了一个非洲人的腿——这一颜色搭配算不上好，却是对医学未来的一个奇迹般的暗示。

科斯马斯和达米安是早期的基督徒，当时他们的纪念日还是在9月27日。他们生于阿拉伯地区[14]，并在小亚细亚的爱琴海港口练习治疗的技艺。他们不接受任何服务报酬，并在基督教被取缔的时候引起了罗马当局的注意。兄弟俩遭到逮捕并惨遭酷刑，然而他们被"水淹、火焚、吊在空中和钉在十字架上"，却没有受到伤害。最后在公元287年9月27日，他们被用剑斩首。他们的遗体被埋葬在叙利亚的居鲁士（Cyrus）。两个多世纪之后，皇帝查士丁尼（527—565）身患重病，向两位圣人祈祷之后痊愈了，为了感谢圣人的帮助，他重建并装饰了他们在君士坦丁堡的教堂，该教堂后来成了著名的朝圣地。在罗马，还有一座献给科斯马斯和达米安的教堂，那里的镶嵌画美丽至极，至今依旧是一处朝圣地。

如果病人更喜欢离家近一点的圣人，那他可以向林肯主教休（Bishop Hugh of Lincoln）祈祷，他是病人，尤其是生病的孩童的主保圣人，在英格兰的受欢迎程度仅次于圣托马斯·贝克特。他也是鞋匠和天鹅的主保圣人——后者是他的宠物鸟，并由此成了他的象征。根据这位主教的传记作者——修士恩舍姆的亚当（Adam of Eynsham）所说，休如此虔诚，以至于用一个吻就奇迹般地治愈了麻风病人，还让孩童死而复生。主教休死后，于 1200 年在林肯大教堂举办葬礼，据说每个参加了葬礼的病人还没到家就痊愈了。只有休的宠物天鹅悲痛憔悴，不久后随他死去。

医院骑士团（Knights Hospitaller）

医院骑士团最初似乎是一群本笃会修士（Benedictine monks），在耶路撒冷的一家献给"施洗者"约翰（St John the Baptist）的医院工作。该医院成立于 1023 年左右，为前往圣地的贫困、生病或受伤的朝圣者提供护理。在伊斯兰军队占领耶路撒冷后，基督徒们决定夺回他们最尊贵的圣地，因此在 1099 年，他们组织了第一次十字军东征。他们成功夺回耶路撒冷，但这片地区再也没有彻底和平过。医院骑士团最开始的职责是照顾耶路撒冷的朝圣者，但随着 1113 年的教廷特许，要求骑士们必须保护和捍卫圣地，并为途经的朝圣者提供安全的护送[15]——他们从此变成圣约翰军事骑士团。

该骑士团在与穆斯林的战斗中脱颖而出，其士兵穿着的黑色罩袍上带有白色十字架——圣约翰急救队（St John's Ambulance Brigade）至今仍然佩戴这一标记，他们是骑士团在现代的后裔。12 世纪晚期，该骑士团在英格兰获得认可，并在当地贵族捐赠的土地上建立起修道院，它们被称作"骑士团管理地"（commanderie）。然而，伊斯兰势力最终在1187 年夺回耶路撒冷，圣地的其余部分也陆续落入穆斯林手中。在塞浦路斯岛（Cyprus）寻求庇护时，医院骑士团被卷入当地政治，随后迁到了罗德岛。围困该岛花了 2 年时间，1309 年 8 月，岛上的居民终于投降了，罗德岛成了医院骑士团的新家。

　　尽管成了一支不容忽视的军事力量，圣约翰的医院骑士团并未忘却他们照顾病人和伤员的初衷。他们在岛上的海滩发现了奇怪的粉红色鹅卵石，其中一些明显带有黑色十字标记。很显然，他们认为这些带有十字标记的"罗德岛的石头"是上帝特意送来，供医院骑士团使用的。故事不断发展，讲述了这些鹅卵石的保护和治愈能力；来访的朝圣者冒着旅途中的危险——从巴巴里（Barbary）海盗和穆斯林掠夺者到蝎子和中暑——渴望购买这些神圣的鹅卵石以作为护身符。鹅卵石被装在朝圣者的包里，一路回到了英格兰，并且变得炙手可热，被人们用来抵御瘟疫和治愈一切小病。这种医学上的"治疗"得到了教会的全力支持，医院骑士团也把他们那迷人的小石头卖给了欧洲各地的药剂师和流动小贩，以此赚钱。

　　这些石头依然存在，不过如今从瑞典到美国的许多地方都有开采这种"蔷薇辉石"[①]，所以它们并非罗德岛特有，也不是上帝特地赐予医院

---

① 蔷薇辉石（rhodonite）是一种含锰的硅酸盐矿物质，由于某些变种呈现出蔷薇般的粉红色，因此得名"蔷薇辉石"，也被称为"玫瑰石"。其名称"rhodonite"中的"rhodo-"与罗德岛的"Rhodes"一词都来源于希腊语"Ρόδον"，意为"rose"，即"蔷薇／玫瑰"，"蔷薇辉石"和"罗德岛"名称上的相近即由此而来。

骑士团赚钱所用。虽然保护和治愈能力还有待证明，不过它们有时的确会有一个贯穿石头的十字形，在抛光后能做出迷人的吊坠。就专业术语而言，这些石头属于硅酸锰（manganese silicate），[16] 但这无疑破坏了其神秘感。

　　很显然，在决定医学如何实践这件事上，教会的力量颇大，但宗教是否会影响医生在受教育和培训期间学到的东西？他要学的又到底是什么呢？

注　释

1. French, R., *Medicine Before Science* (Cambridge: University Press, 2003), p. 62.

2. http://www.papalencyclicals.net/Councils/ecum12-2.htm# Clerics to dissociate from shedding-blood [于 2014 年 7 月 17 日访问]。

3. Robbins, R. (ed.), *Secular Lyrics of the Fourteenth and Fifteenth Centuries* (Oxford, 1952), pp. 95—96.

4. Pollington, S., *Leechcraft: Early English Charms, Plantlore and Healing* (Ely, Cambs: Anglo-Saxon Books, 2000 [2011 edition]), pp. 454—455.

5. Urry, W., *Thomas Becket: His Last Days* (Stroud: Sutton Publishing Ltd, 1999), p. 145.

6. Knox, R. & Leslie, S., *The Miracles of King Henry VI* ... (Cambridge, 1923), pp. 164—167.

7. Mount, T. P., "A Manuscript for All Seasons—MS. 8004 in the Context of Medieval Medicine and the Dissemination of Knowledge" (未发表的关于 "医学和占星术纲要" 的硕士论文，现藏于伦敦维康图书馆医学史与医学认识馆，2009 年), p. 105。

8. Evans, D., *Placebo* (Oxford: University Press, 2004), p. 1.

9. http://www.british-history.ac.uk/report.aspx?compid=38203 [于 2014 年 5 月 10 日访问]。

10. http://klaravonassisi.wordpress.com/2009/01/04/the-rood-of-boxley-or-how-a-lie-grows [于 2014 年 7 月 18 日访问]。

11. *Zurich Letters* (The Parker Society), p. 606.

12. Reilly, K., *Automata and Mimesis on the Stage of Theatre History* (Palgrave Macmillan, 2011), p. 21.

13. http://www.forgottenbooks.com/readbook_text/Historical_Papers_10005 52124/75 [于 2014 年 7 月 24 日访问], p. 71。

14. http://www.newadvent.org/cathen/04403e.htm [于 2014 年 7 月 25 日访问]。

15. http://theknightshospitallers.org/ [于 2014 年 7 月 25 日访问]。

16. Stones of Rhodes (rhodonite) at http://en.wikipedia.org/wiki/Rhodonite [于 2014 年 5 月 20 日访问]。

第 3 章

亚当知道一切！

> 耶和华……都带到那人面前，看他叫什么。那人怎样叫各样的
> 活物，那就是它的名字。
>
> ——《钦定版圣经 [①]·创世记》2:19

起初，上帝创造了亚当，而亚当知道一切。

这就是中世纪学者所信之事；他们坚信，亚当已经知道了世间所有的一切。在《圣经·创世记》2:19—20，上帝把一切的飞鸟和走兽带到亚当面前，让他为它们命名。由此推测，亚当同样受命为一切的植物、岩石和地貌命名。在中世纪的术语中，为某人或某物"命名"意味着了解这个人或物的一切——婴儿在洗礼时的命名，使其完全为上帝所知，并得到上帝的承认。

麻烦接踵而至。夏娃在伊甸园中与魔鬼相遇，随后，亚当与夏娃这对完美的夫妇决定品尝智慧树上的果实，尽管上帝严令禁止他们这样做——他们可以吃任何其他果实，但智慧树上的果实除外。不再完美之

[①] 《钦定版圣经》（King James Bible），是由英格兰国王詹姆斯一世下令参照希伯来文和希腊文《圣经》翻译的英文版《圣经》，于 1611 年出版，又称为《英王钦定版圣经》《詹姆斯王译本》等。本译文参照的是中文和合本，下同。

后，亚当和夏娃生育了后代，每一代都比其双亲更不完美。结果，他们不仅开始罹患各种疾病并难逃一死，同时记忆也不再无懈可击。这意味着，自从上帝创造天地[1]以来约莫 5000 年的时间里，每一代人都会更多地失却一部分亚当的全知，并将知识更少地传给他们的孩子。

最终到了中世纪时，学者们相信，人类已经变得无知透顶。如今的我们认为，随着越来越多地探寻生命——尤其是宇宙和医学——知识会增加，但中世纪人反而以相反的方式看待这一问题，认为知识正在消亡，而解决这一问题的方法是回到已知最早的文献中以找回失却之物。

及至 12 世纪，古希腊的文本——希波克拉底、苏格拉底、毕达哥拉斯和亚里士多德等基督诞生之前的人的著作开始在西欧为人所知。显然，按照中世纪的思考方式来说，由于这些人的先代更少，所以忘却的亚当的重要信息也就更少，也就是说这些人一定知道得更多。因此，学习医学或其他任何学科，就恰如其分地包含了对这些古代文献的透彻而全面的了解。正如我们在第 2 章中看到的，大学是这一知识库的核心。那么就医学而言，古代文献教导了什么呢？

克劳狄乌斯·盖伦的四体液说（Four Humours）

中世纪医学的基本观念之一是四体液说，被誉为"医学之王"的希腊—罗马作家克劳狄乌斯·盖伦（约 129—216）在医书中对其进行了详尽的介绍。盖伦出生于帕加马（Pergamon），父母是希腊人。盖伦的父亲是一位建筑师，但在一场梦中，他"被告知"要让儿子受训成为一名医师。16 岁时，盖伦就对解剖学尤其感兴趣，并在亚历山大里亚的医学院待了一段时间，那里有人体骨骼标本可供学习。[2] 正如第 2 章所述，古典文化和后来的基督教文化，通常都禁止人体解剖。盖伦在 30 岁时回到帕加马，并被任命为角斗士的医师和手术师。照料受伤的角斗士想必给了他更多的机会来观察人体的构造，他们严重的创伤成了他一窥内里的窗口。他的手术技艺变得远近闻名，尤其是他比前任拯救了许多更值钱的角斗士的性命。[3] 满怀抱负的盖伦移居到了罗马，马可·奥勒留·安敦尼努斯（Marcus Aurelius Antoninus）刚在那里成为皇帝，而盖伦也很快被任命为御医。

盖伦在罗马刚待了几年，公元 165 年就暴发了"瘟疫"。这很可能是一场天花大流行，被人称作"安敦尼瘟疫"（以皇帝的全名命名）或"盖伦瘟疫"——因为盖伦写了许多文章，描述这一流行病对罗马帝国及其人民的可怕影响。在瘟疫持续的 15 年里，可能有多达 500 万人死于天花，尽管盖伦无疑尽了最大努力，但死于公元 180 年的皇帝本人也是最后一波天花的受害者之一。

尽管担负着御医的职责，盖伦还是设法抽出时间，撰写了大量关于医学的文章，并展开论述了归于"医学之父"希波克拉底以及亚里士多德的著作。循着他们的指引，盖伦描述了人体是如何像世间万物一样由四种元素构成的——土、气、火和水。在人体中，这四种元素相互结合，形成四种体液：血液、痰液、黄胆汁、黑胆汁。15 世纪的一首匿名诗向我们表明，这些观念是如何经历千年之久依然流行的：

> 上帝创造了世间众人
>
> 以四大元素，正如我们从书中所读：
>
> 以火和气，以水和土，
>
> 它们在我们体内形成体液，正如我们从亚里士多德学到的那样。[4]

根据盖伦的学说，每个人在四种体液中的某一种都有天然的过量，这让他们成为多血质（sanguine）、黏液质（phlegmatic）、胆汁质（choleric）或抑郁质（melancholic）。对于健康者来说，这些体液会较为平衡，但如果它们受到生活方式或者环境影响而过于不平衡时，人就会生病。体液排出的蒸气涌上大脑，进而影响气质，因此，一个好的医师能够通过观察人的性情来解决问题：多血质的人是欢乐、开朗、多情而慷慨的。很显然，除非病人陷入歇斯底里的兴奋或狂热状态，这似乎不算什么大问题，并且通常被认为是最能接受的体液不平衡。胆汁质的人容易发怒、暴力和争吵，抑郁质的人会贪食、懒惰和阴沉，而黏液质的人则会迟钝、苍白、懦弱，并且不为任何事烦恼。疾病被认为是体液太不平衡的结果。

下表显示了与四大元素相关的"属性"、体液以及由此导致的人类气质：

元素	属性	体液	气质
火	热 + 干	（黄）胆汁	胆汁质
气	热 + 湿	血液	多血质
水	冷 + 湿	痰液	黏液质
土	冷 + 干	黑胆汁	抑郁质

如果病人的体液稍许不平衡，医师会开出适合的饮食来调整。黏液质太过（又冷又湿）的话，医师会开出又热又干的食物，如辣牛肉。胆汁质太过（又热又干）的话，医师会建议吃鱼。体液同样受到季节影响。关于这一学说如何在实践中发挥作用，中世纪对感冒的认识便是一个很好的例子。当时和现在一样，上呼吸道感染（感冒）的发病率在冬季都会有所增加。根据当时的学说，这种流鼻涕、咳嗽和时常情绪低落

的情况被认为是体内痰液过多引起的。这又进一步可以由更寒冷的冬季气候来解释：冰冷的风雨对身体施加了不利的环境影响，导致四大元素的不平衡——过多的寒冷的气和水导致了痰液。与此相反，夏季的炎热和干燥导致更多胆汁质的暴怒和发烧。

饮食不当、葡萄酒过量、性交过度、睡眠或锻炼过多或过少，抑或接触穿过身体的可怕的"瘴气"并导致疾病发展，都会破坏良好而健康的体液平衡。如果改变病人的饮食或生活方式未能让他恢复健康，那么就需要采取更极端的步骤：随之而来的放血和可以使用的药物。同样的法则被用来为病人制订正确的疗法。如有需求，医师会开出等量而作用相反的药物来恢复病人的体液平衡。

英格兰国王亨利六世在 1453—1455 年长期患有精神疾病，病发时会神志不清、无法言语并认不出任何人。他的病情可能是遗传的：其祖父法兰西的查理六世在晚年就陷入了癫狂。查理六世相信自己是玻璃做的，拒绝任何人触碰他，害怕如果他们这样做，他就会碎掉——对这位不幸的国王来说，这多么可怕！相比之下，在英格兰，亨利的医师和手术师采用了一系列的疗法。为了恢复体液平衡，亨利接受了温水浴、清洁（灌肠和／或催吐）和放血。他的饮食经过精心调节，以减少那些又冷又湿的痰液进入大脑致病。他进用热食，例如加了香料的鸡汤，但在恢复机能之前依然备受煎熬地度过了 18 个月。他没能永久地康复：直至 1471 年去世，国王一直遭受着周期性的精神疾病之苦。

一些异常现代的观念

除看似错误至极的观念之外，不时还会出现异常现代的观念切中要害。公元 1 世纪，罗马哲学家和作家奥卢斯·凯尔苏斯（Aulus Celsus，公元前 25—公元 50）在写到狂犬病时，提及狗咬的同时用到了"病毒"（virus）一词。在拉丁语中，"virus"意为"黏稠而剧毒之物"。凯尔苏斯提到，如果一个人被狂犬咬伤，"需要用拔罐吸出病毒"。[5] 凯尔苏斯恰如其分地用了正确的术语来描述感染，尽管直到 20 世纪 30 年代，病毒这种只能通过另一活体细胞繁殖的微生物才通过电子显微镜被人"看到"。他的这一术语使用得当，因为狂犬病正是由病毒而非细菌引起的。

　　即使是临床试验这一概念也并非无人知晓，尽管它几乎并未按照如今的科学原则所要求的那样实施。《旧约·但以理书》讲述了但以理如何进行为期 10 天的饮食实验，并采用了对照组比较实验的结果。他想要证明，他和他朋友吃的素食——而非尼布甲尼撒王（King Nebuchadnezzar）[①] 欲给其高尚的犹太俘虏灌食的奢华宫廷菜肴——就算不能让他们身体更好，也至少能保持健康。但以理受到警告，如果国王的囚犯面黄肌瘦，国王便会大发雷霆；然而吃素食的这群人用健康的面貌赢得了竞赛："过了 10 天，见他们的面貌比用王膳的一切少年人更加俊美肥胖。"[6]

　　其结果乃是主观衡量，而非像现代临床试验一样通过数学模型进行评价，但对照结果的理念已蕴含其中。有了《圣经》这一先例，是否意味着教会就会准许实验性质的研究？情况似乎并非如此。就我们所知，中世纪几乎没有进行过任何类似的实验，而那些进行过的实验很显然不

---

① 即尼布甲尼撒二世（前 630—前 562），新巴比伦王国最著名的国王。他的事迹包括建造空中花园，以及征服了犹太王国和耶路撒冷，并导致出现了"巴比伦之囚"。

会得到教会的支持。

神圣罗马帝国皇帝腓特烈二世（约 1220—1250 年在位）[①] 对科学有着浓厚的兴趣，据称，他实施过一些可怕的人体实验，由一位修士记录了下来。尽管在腓特烈童年成为孤儿时，教皇成了他的监护人并且后来为他加冕，但腓特烈承认自己是一个宗教怀疑论者。毫无意外，编年史家萨林贝内（Salimbene）修士——我们正是从他那里得知皇帝对科学的兴趣的——对皇帝满含鄙夷，这一鄙夷可能歪曲了他的记录：有一项实验是要密切注视一名封在桶内直至死亡的囚犯，意在得知是否能观察到灵魂通过桶上的小洞溢出的过程。

腓特烈还充满好奇心：睡眠和锻炼对人的消化会产生何种影响？他给两个囚犯提供完全相同的餐食，然后让一个去睡觉，另一个去打猎。几个小时后，腓特烈将两人都开膛破肚，然后检查他们胃中的残留物，来了解消化过程是如何进行的。教会不可能容许这等以科学为名的屠杀。顺带一提，出于学术兴趣，帝国的医师们查明，打猎之人消化的餐食，比不上那位将在生命最后时刻安眠的囚犯——他还能入睡这一事实表明，这些囚犯并不知道这场试验将如何结束。

皇帝的另一个兴趣是语言的起源。为了研究这一点，腓特烈让婴儿从出生起就被监禁起来并且远离任何形式的语言接触，来了解他们是否会自然地掌握一门语言，它将是何种语言，以此寄期望于发现上帝赋予了亚当和夏娃何种语言。这些不幸的婴儿在最小限度的人类互动下长

[①]　腓特烈二世（Frederick Ⅱ，1194—1250）生于西西里，西西里自 9 世纪起由阿拉伯人统治，及至 11 世纪才由诺曼人夺回。因此，腓特烈二世从小受到伊斯兰文明与西欧文明的双重影响。他精通多门语言，并且对科学、文化和艺术有着浓厚的兴趣。

大。萨林贝内写道，皇帝命令"养母和保姆给孩子喂奶、浸洗和清洁，但绝不能和他们闲语或交谈"，以此了解这些婴儿会说希伯来语、希腊语、拉丁语还是阿拉伯语，抑或会说他们生父生母的语言。修士继续道："但他（皇帝）是白费功夫，因为这些孩子的生活离不开鼓掌、手势、笑脸和奉迎。"[7]

腓特烈的科学"研究"包括对占星术和天文术的浓厚兴趣，他与当时的主要学者们通信，询问科学、数学和物理学方面的问题。他自己还写了一本关于猎鹰的书。历史学家查尔斯·H. 哈斯金斯（Charles H. Haskins）将这本题为《猎鸟的技艺》（De Arte Venandi cum Avibus）的书形容为

> 一本科学著作，其探讨的主题来源于亚里士多德，然而始终以观察和实验为基础——或者用其序言的话说，"分而析之"（Divisivus et Inquisitivus）。同时，它又是一本学术书籍，在其分类及亚分类上堪称细致乃至僵化。它还是一本极其实用的书，由一位养鹰人写给其他养鹰人，其长期的经验浓缩成了系统化的方式以供他人使用。[8]

因此，腓特烈并不无知：1224 年，他创立了那不勒斯大学，这是世界上最古老的大学，如今因纪念其创始人而被称为费德里科二世大学。

谁主医疗事？

中世纪医学掌握在医师、手术师、理发手术师和药剂师手中，不过

这些医学的操持者为何互有差异？差异为何？简单来说，医师在大学接受教育，学习各种理论知识，并且注重治疗病人的内在性情。手术师和理发手术师可归为一类，因为给人剃须与放血、放脓需要同样的专业知识和设备；他们都是从学徒期开始学习，通过辅助其他精通外伤治疗技艺的人，从而获取实用知识。这种划分医师和手术师的内/外部经验法则并不完全合乎逻辑：占星在医师的职权之内，而拔牙和灌肠则需要手术师的能力。药剂师也需要经历学徒期，以掌握配制药物的奥秘。

　　理论上来说，如果你感到不适，你会去看医师，寻求他的帮助。他会用各种方式评估你的病情（第4章对此有更详细的描述）。如果他认为你需要医疗干预——如放血或截肢——就会开具处方，让你去找手术师。如果你需求药物或者药膏，他也会开具处方，不过这是用来找药剂师帮助用的。如果你手上的伤口需要缝针，或者你认为自己手臂骨折了，那你可以直接去找手术师，他会根据需要来缝合伤口或用夹板固定伤处；但和医师一样，如果他认为你需要治疗用药膏或者其他东西来缓解疼痛，他也会开具处方以供药剂师配制。如果你的病情着实轻微——也许只是头痛、喉咙痛或冻疮——你大可以省一笔开销，不用开具处方，直接去找药剂师。像现代的药师一样，药剂师可以直接出售柜台药（over-the-counter）[1]；区别在于，没有医师的指导，不会有药因为太过危险而无法出售。从毒芹（hemlock）到猫屎，任何东西都可以是无需处方的治疗药物。不过话说回来，医师和手术师自行配制药物的情况也并不罕见。

---

[1]　"over-the-counter"的现代含义为"非处方药"，即不需要医生开具处方、可直接在药店获取的药品，这一含义最初便是由"柜台药"而来。

如你所见，在这种杂乱的约定之下，以这种或那种方式行医的人有很高的概率会涉足彼此的领域，尤其是当病人也可以自由地挑选如何接受治疗，以及被谁所治疗。而且，严格遵守程序、为每位行医者单独支付费用也会非常破费，因此病人常常为了省钱而跳过流程。在伦敦，行会导致事情变得更加复杂。药剂师受到杂货商商会（Grocers' Company）管辖，因为他们的许多产品是从商人那里批量进口的，例如糖、肉桂和甘草，这些物品既算奢侈食料，也算药物。不过医师需要确保药剂师按其处方配制的任何药物都质量上乘，因此他们无视杂货商协会，想要自己任命稽查员。理发手术师商会（Company of Barber-Surgeons）同样独立运作，它也拥有自己的稽查员来保证伦敦城内的手术实践标准，不过，医师同样想要确保手术过程能按其处方进行。手术师也需要确知他们从药剂师那里购买的产品质量上乘：如果药剂师的药膏涂抹在病人的伤口上会导致其溃烂而非愈合，那清洗和缝合它则毫无意义。怪不得求医令人晕头转向。

在英格兰，医师和手术师之间只尝试过一次严肃的合作——于1423 年在伦敦城联合成立了医师—手术师学会（College of Physicians and Surgeons）。不幸的是，这个学会被强势的理发手术师商会和杂货商商会破坏了，前者希望手术师回归自己的荫蔽之下[9]，而后者则愤懑于该学会试图监管属于自己公会的药剂师。不过，在存在的一年左右时间里，医师—手术师学会运作高效，任命了两位手术师评测官——其中一位是王室手术师托马斯·莫斯蒂德（Thomas Morstede）——和两位医师评测官，还任命吉尔伯特·凯默［Gilbert Kymer，他是国王的叔叔格洛斯特公爵汉弗莱（Humphrey, Duke of Gloucester）的私人医师］担任伦敦城医学总管（Rector of Medicines of London）。[10]《伦敦城内的医师与手术师法令》(*The Ordenaunce and Articles of Phisicions withinne the Cite of London and Surgeons of the same cite*) 详细拟定了规则：学会如何全方面地监督医疗实践、谁有资格在伦敦城内行医、医疗事故或行为不端的罚款以及治疗费用——"任何医师或手术师都不能从病人那里过量收取或无理由收取费用。"[11]

这个短命的学会（于 1425 年终止）的成立，不仅表明了医师和手术师之间合作的意愿，而且公开宣告了他们希望被视为真正的专业人士。学会似乎是在王室医师吉尔伯特·凯默和王室手术师托马斯·莫斯蒂德的商讨之下成立的。令人惊讶的是，其详尽的法令以及向伦敦市长和市政官提交的请愿书，乃是史上第一份用英语撰写的公会档案[12]——这也许是为了让公众更容易理解学会在治疗病人上开放、"真诚"的意愿。

医师和手术师之间的差异也得到了承认：法令中用医师的"学艺"（*Falculte*）和手术师的"手艺"（*Crafte*）来区分培训方式的差异——前者通过大学教育，而后者通过学徒训练。不过，至少在 15 世纪，这并没有被视作两者之间合作的天堑。[精英主义的医师学会（College of Physicians）于 1518 年成立，令手术师尤其受到怠慢，此后，两个群体在 16 世纪成了激烈的对手。见第 11 章。]在通过初期培训后，学会的规定就适用于每个领域的行医者了：两名医师评测官、两名手术师评测官和两名药剂师均向总管汇报，他们分别监督对应行业的行医者。药剂师的稽查员需要报告"伦敦城范围内……药剂师店铺中出现的任何假药"。任何医疗事故的案例都需要呈至伦敦市长，并处以适当的罚款。

有些时候，药剂师的确需要受到监管。1475 年，伦敦的约翰·戴维（John Davy）被发现出售自制的昂贵檀香木（sandalwood）。檀香木是一种异国的香料木材，通常以微红色粉末的方式出售，用作调香剂、食用色素和调味品。戴维被施以罚款、带枷一段时间和入狱。他具体是用什么来调制假檀香粉的尚不清楚，不过砖砾之类的东西很可能是部分原料。另一位药剂师洛斯伯里的威廉（William of Lothbury）进口了一桶"腐狼"，他声称这是治疗"狼病"①的药物。医师们被唤去调查洛斯伯里的说法，尽管他们查遍了医书，却找不到任何可以被腐烂的狼尸所治疗的疾病，因此这位药剂师必须为贮藏和试图出售他那令人作呕的"药物"而被重金处罚。[13]

在联合学会失败十年后，当手术师协会于 1435 年成立时，托马斯·莫斯蒂德再次成为执行法令的主要稽查员之一，另外还有威廉·布拉德沃丁（William Bradwardine）和其他 15 位著名的手术师。[14] 同样，该协会旨在对其成员（此处仅指手术师）进行监管，其规定中"监管不力的惩罚"一节详细阐述了医疗事故的后果。该规定还涵盖了学徒训练，并提到了一个个人层面需要配合的例子：1477 年，约翰·达格维尔（John Dagvile）的遗嘱要求，在他去世 8 天内，遗嘱执行人应照顾好他的学徒威廉·赫特（William Hert）。他还明确提到，在其学徒期结束时，遗嘱执行人应按要求把赫特引荐给伦敦城税务长，以便"（赫特）获得准许，拥有伦敦城赋予的人身自由、政治权利和特许经营权"。[15]

---

① 此处很可能指的是红斑狼疮（Lupus Erythematosus）。红斑狼疮是一种自身免疫性疾病，即机体对自身细胞或组织进行攻击而导致的疾病。其主要症状是全身性的皮肤红斑和溃烂、关节炎、淋巴结肿大等，严重还会导致肾脏病变、肺和心脏受损以及死亡。由于其异常显眼的皮肤症状，历史上将这种疾病形容为"像被狼咬过一样"。

医　师

　　正如我们已经看到的，在大学进行学习意味着学者必须领受神品。约翰·阿仁蒂（John Argentine）生于 1442 年并前往伊顿求学。他之后在剑桥大学国王学院学习神学，但在获得文学硕士学位后，他于 1473 年至 1476 年前往意大利——可能是费拉拉（Ferrara）或帕多瓦（Padua）——学习医学。[16] 一个英国人在医学方面继续他的教育乃是一个常见的选择，这也是托马斯·林纳克（Thomas Linacre）及很多人的选择：林纳克是 1518 年伦敦的医师学会的联合创始人之一，[17] 他在 15 世纪 90 年代于帕多瓦大学学习医学。返回英格兰后，约翰·阿仁蒂以司铎身份领受了多项丰厚的圣职，同时被任命为爱德华四世的长子，也就是威尔士亲王爱德华的医师，随后以同样的身份效劳于亨利七世的长子亚瑟王子。阿仁蒂于 1501 年成了剑桥大学国王学院院长。他写了一本包含医学处方的札记，如今藏于牛津的阿什莫林博物馆，而他的大部分藏书则藏于格洛斯特大教堂。由于领受神品，阿仁蒂从未结婚；这是当时许多医师的情况，但并非全部如此。

　　例如，另一位值得一提的行医者——医师、外交官威廉·哈特克里夫（William Hattecliffe）就结婚了。哈特克里夫于 1437 年在剑桥大学彼德豪斯（Peterhouse）学院开始学习，并于 1442 年在国王学院领受神品。1446 年 1 月，他前往帕多瓦学习医学，并于 1447 年 3 月 5 日获得博士学位。到了 1452 年 11 月，哈特克里夫已经是亨利六世的医师之一，每年领受 40 英镑津贴。1454 年 3 月 15 日，他被派往照料这位兰开斯特王朝国王，当时国王正在罹受精神疾病之苦，"几乎没从麻木状态之中振作起来过"。

　　到了 1457 年 3 月，哈特克里夫同时是王后安茹的玛格丽特
（Margaret of Anjou）的医师，但到了 1461 年初，他显然加入了约克
党——时值玫瑰战争（Wars of the Roses），兰开斯特和约克这两个王室
家族分庭抗礼。同样在 1461 年，当兰开斯特党在第二次圣奥尔本战役
（the Second Battle of St Albans）中获胜后，哈特克里夫试图逃往爱尔
兰，但他的船被法国人所俘。约克家族的新王爱德华四世为哈特克里夫
提供了赎金，1462 年 1 月，哈特克里夫受任国王医师并领受津贴，时
间从新王当政的第一天起算。哈特克里夫于 1464 年 9 月首次受雇于外
交使命，被派去与布列塔尼公爵弗朗索瓦（François，Duke of Brittany）
协商一项和约。到了 1466 年 1 月，他已经成了国王的秘书之一——这
一不寻常的职业转向，可能要归功于他与国王的首席书记官（律师）亨
利·夏普（Henry Sharpe）的相识。[18]

　　在接下来的十年里，哈特克里夫在忙于外交使命的同时也没有放
弃他的医学爱好。他似乎专门从事与勃艮第商人和德意志汉萨同盟商
人的谈判，但也与丹麦人和苏格兰人打交道。在 1470—1471 年亨利
六世重新掌权的短暂时期，哈特克里夫锒铛入狱且濒临斩首，但随着
爱德华复位，医师本人恢复了旧职，并被任命为恳请主事官（master of
requests）①和御前会议成员。他与王后的人际圈（伍德维尔家族）保持
着联系，并于 1473 年代表王后的亲戚安妮·奥特（Anne Haute）与王

---

① 即恳请法庭（court of request）的主理法官。恳请法庭在 15 世纪下半叶得以建
　　立（具体在哪位君主统治期间则众说纷纭），最初是作为枢密院的一部分。都铎
　　王朝建立后，1493 年，恳请法庭自枢密院独立出来，主要受理穷人或者涉及君
　　主的民事案件。恳请法庭开庭时也不用陪审团，仅由恳请主事官根据事实和法
　　律进行裁决。见钱乘旦、许洁明等《英国通史》，江苏人民出版社，2016 年。

后一起表演。他还与其他医师和手术师一起，照料于 1475 年前往法兰西的爱德华四世。他的最后一次外交使命是在 1476 年，此后国王秘书、法兰西人奥利弗·金（Oliver King）接管了他的职责。

尽管领受了低级神品，但我们知道威廉·哈特克里夫结过婚，因为记载显示，他和妻子伊丽莎白于 1478 年从伦敦隐退，住进了威斯敏斯特①的一所房子里，不过，这是唯一提及她的资料。她的丈夫于 1480 年在威斯敏斯特的家中去世，并葬于威斯敏斯特修道院②的圣母礼拜堂（Lady Chapel）中。他去世时家财万贯，在泰晤士河南岸、格林威治（Greenwich）、德特福德（Deptford）和罗瑟希思（Rotherhithe）均拥有地产。[19]

在埃塞克斯郡的威克斯（Wix），约翰·克洛普希尔（John Crophill）是一个典型的受过良好教育的农村兼职行医者，在医疗工作之余，他从 1455 年到 1477 年还担任威克斯修道院的执法官。他汇编了一部医书，[20] 其中部分由他自己撰写，其余的则由他口述，由抄写员转录。这本书包含了来自古典文献和英格兰文献的信息，展现了他广博而多样的知识，不过我们不清楚他是在何处接受训练或进行学习的。正如他的传记作者詹姆斯·穆斯坦（James Mustain）所说，克洛普希尔的

---

① 与现代的大伦敦不同，中世纪的伦敦和威斯敏斯特乃是两座城市。伦敦城（City of London）是自罗马时期（甚至更早）就存在的一座城市（罗马时期修建了城墙），在中世纪早期短暂衰落后，在 12 世纪重新崛起且成为自治市，并一直是英格兰的经济中心。而威斯敏斯特市最初是围绕威斯敏斯特修道院建起的一座市镇，在中世纪后期逐渐成为英格兰的宗教和行政中心。

② 威斯敏斯特修道院（Westminster Abbey），一座始建于 7 世纪的教堂，于 1045—1050 年由"忏悔者"爱德华、13 世纪由亨利三世重建，并自此成为英格兰王家教堂，自亨利三世至今的绝大多数君主均在此加冕，而许多受葬于此。

医学实践标准"很可能与经过大学教育的医师没有什么不同"，[21] 尽管他的病人大多数是农场工人和小工匠，其中好些人无法支付他的服务费用。克洛普希尔想必有着强烈的职业感，在没有回报的情况下，他继续治疗着贫穷的病人。

无论医学职业理论上应当如何组织——医师、手术师和药剂师在纸面上至少分门别类、各司其职，但实际的划分还是可能会模糊不清。一些医师自己配制药物，不会去寻求药剂师的帮助，但我们知道，有的时候，医师和他青睐的药剂师之间可能会建立密切的关系。牛津大学出身的伦敦医师威廉·戈德温（William Goldwyn）于 1482 年 6 月定下遗嘱，留下钱用以修复他所在的沃尔布鲁克（Walbrook）圣斯德望（St Stephen）教区教堂。[22] 和其他许多医师一样，威廉领受了神品并且没有结婚，因此他指定了母亲爱丽丝·戈德温（Alice Goldwyn）和"伦敦药剂师"约翰·贝雷尔（John Berell）作为他的遗嘱执行人，由此看来，约翰想必是一位值得信赖的朋友。戈德温留了 10 马克① 给他的药剂师朋友作为酬劳，遗赠给约翰的妻子一件带盖的"巴黎产的银器"，还留了 20 先令给约翰的仆人罗斯（尽管我们并不知晓"罗斯"是一个女人的名还是一个男人的姓）。

手术师

为了成为一名手术师，托马斯·莫斯蒂德在伦敦的手术师托马斯·德伦（Thomas Dayron）手下做学徒，并在一份 1401 年的契约中

① 马克（mark），中世纪时的马克是一种重量和货币单位。作为货币单位，1 马克等于 2/3 英镑。

首次被记为"leech"（"医师"）。[23] 德伦于 1407 年去世时，遗赠给这位从前的学徒两本关于手术和医学的书。到了 1410 年，我们知道莫斯蒂德这时已经在为亨利四世效劳，不过他可能早在 1403 年就开始为王室服务了，很可能是作为御用手术师约翰·布拉德莫（John Bradmore）的助手（见第 9 章）。莫斯蒂德与手术师威廉·布拉德沃丁（William Bradwardine）一起，受雇在阿金库尔（Agincourt）的战场上为亨利五世效劳；他们俩需要各自带领一支由手术师和手术器械制造商组成的团队。在 1416 年，国王亨利要求莫斯蒂德和布拉德沃丁"为制造某些必需且适合尔等妙技的器械做好准备，不得延误"，这意味着手术师自己也接受过培训，能制作手术用的精巧工具，如手术刀［也被称作放血刀（fleam）］、缝合用的针等。从莫斯蒂德写于 1450 年 4 月的遗嘱中，我们知道他至少结过两次婚：第一任妻子朱莉安先于他去世，第二任妻子伊丽莎白则是他的遗孀。由于无须领受神品，手术师可以自由结婚。

威廉·霍比斯（William Hobbys）则打破了许多规则：与其他 15 世纪的医学同人相比，他接受的教育和培训并不典型。他在牛津大学和剑桥大学都接受过教育，同时也通过学徒制接受过手术师训练，后者可能受到了其父亲约翰·霍比斯（John Hobbys）的指导。牛津大学的记载显示，经过 3 年的学习，威廉于 1459 年获得了医学学士学位，尽管他当时已经"行医"12 年。这一获得学位的速度可谓非常快，因为牛津大学的医学博士候选人预期需要参加 8 年的课程以获得学士学位——对于有其他相关资格的个人，则会减至 6 年 [24]——因此，霍比斯的手术知识想必让他成了一名出类拔萃的学生。

在读过常见的希波克拉底和盖伦的古典医学教材后，威廉还会研究那些同时代的教材，例如，萨勒诺的尼古拉斯（Nicholas of Salerno）撰写的《解毒方汇》（*Antidotarium*）和伊萨克·尤达约斯（Issac Judaeus）撰写的《论发烧》（*De Febribus*）。如果一名想要成为医师的人学习解剖学，那他往往是通过图像的形式而非动手解剖来学习的。这一科目被认为与手术更为相关，不过就算在这种情况下，它也往往是借助插图的书籍，而很少（如果有的话）通过对人体的检查来进行研究。虽然热心的学生可能有机会研究动物尸体，但这并非手术师的学徒生涯中不可或缺的一部分。放血技艺——无论是通过水蛭、切开静脉还是"拔罐"（一种被认为不那么激烈的放血方式，因此用于儿童、孕妇和老人）——和实施灌肠（enemas，古称"clysters"）被认为是手术师应该掌握的更重要的专业领域。

凭借其学士学位，霍比斯得到允许，可以讲授希波克拉底的《格言》（*Aphorisms*）；他为此殊荣支付了 20 先令。随后他搬到了剑桥大学，3 年后，在那里获得了医学博士学位。对于一个大学毕业生来说，霍比斯不同寻常地设法避免了领受神品的要求，这很可能是因为他在手术师学徒期就已经"杀生"了，因此，他不仅能继续手术生涯，而且还能结婚。他的赞助人是约克公爵理查，但由于霍比斯于 1459 年才取得医师资格、于 1462 年才获得博士学位，他为约克公爵效劳的大多数时期，想必是在他作为手术师行医的 12 年时间里，因为约克公爵于 1460 年在韦克菲尔德战役（Battle of Wakefield）中丧生。霍比斯随后继续作为御用医师和御用手术师，为约克公爵的儿子们——爱德华四世和理查三世先后效劳，并得到了两位君主的丰厚回报[25]，同时，他显然为自己照料约克家族的健康问题的岁月而感到自豪。我们之所以知道这一点，是因为在他于 1488 年亲自用拉丁文手写的遗嘱中，拟定了他希望刻在坟墓上的拉丁铭文，宣誓他多年来对约克党的效劳和忠诚。[26]1483

年 12 月，理查三世赐予御用医师威廉·霍比斯终身领受每年 40 英镑的津贴，这笔钱出自王室对贝德福德（Bedford）和白金汉（Buckingham）的罚款。[27]

在霍比斯一例中，同样显而易见的是子从父业行医一事。我不确定这种情况在 15 世纪有多普遍，但伦敦的手术师约翰·达格维尔（John Dagvile）在 1477 年起草的遗嘱中，将他关于医学和手术的书籍以及他所有的手术器械都遗赠给了儿子，后者也叫约翰，同时是一名手术师。[28] 达格维尔在遗嘱中说，作为手术师同侪威廉·威特旺（William Wetwang）之女的教父，他遗赠给艾伦·威特旺 6 先令 8 便士，由此可见，伦敦的手术师、行医者及学徒之间明显互为友人。

约翰·达格维尔还把"我两家店里的全部药物"遗赠给了他的儿子约翰，这表明除实施手术之外，达格维尔还是一名药剂师。正如我们已经了解的，药剂师是杂货商商会的成员，与理发师商会（Barbers' Company）和手术师协会（Fellowship of Surgeons）均无关系，因此手术师除主业之外，似乎被允许配制和销售药物。他们也拥有良好的读写能力。上述手术师的儿子小约翰·达格维尔于 1487 年将他的"一本名为《圭多》的好书"遗赠给了手术师协会。[29] 这本书很可能是法兰西人圭多·德·维格瓦诺（Guido de Vigerano）① 撰写的医学教材，是一本作于 1340 年左右的插图解剖书。[30]

在 1475—1476 年的遗嘱中，理查·埃斯蒂（见前述第 2 章）将 7 本"最好的"手术书留给了伦敦的理发师们[31]，因而可据此推测，他收

────────────

① 原文疑有误，应为"Guido de Vigevano"。圭多·德·维格瓦诺（约 1280—约 1349），意大利医师和工程师，非法兰西人，见第 10 章。但其《解剖学》（*Anathomia*）（即正文的《圭多》一书）的确是 1340 年在法兰西发表的。

藏的医学书籍超过了这个数目——对于 15 世纪的世俗人士而言，这是相当庞大的图书馆藏了。

药剂师

正如我们所见，像约翰·达格维尔这样的手术师也可能会担任药剂师，但除此以外，这一医学分支的参与者会更难出现在记录中，这也许是因为关于他们的细节被掩埋在其监管者的公会——杂货商商会底下。一位药剂师偶尔会出于主业之外的原因而声名显赫。例如，来自赫尔河畔金斯顿（Kingston-upon-Hull）的药剂师劳伦斯·斯瓦托克（Laurence Swattock）成了赫尔市长，并担任一起法庭案件的证人，这起案件涉及约克市长和一名商人，双方为一桶加斯科涅（Gascon）葡萄酒的归属而争执不休。1489 年，斯瓦托克身临约克、手按《圣经》宣誓：这桶酒属于那位商人而非他的市长同侪。我们同样从斯瓦托克起草于 1492 年 4 月的遗嘱中了解到，他的女儿阿格妮斯（Agnes）住在伦敦，以及他给仆人（他很可能指的是学徒）亨利·威特里克（Henry Wytrik）留下了一本书的两个抄本——这本书名为《尼古拉的解毒方汇》（*The Antidotarium Nicolai*），是一本关于医学和解毒剂的流行书籍。我们知道斯瓦托克结过婚，因为他指定妻子珍妮特作为其遗嘱执行人。[32]

要区分药剂师和杂货商可能会很困难，而且这两种行业时常交叉。约翰·克拉克（John Clerk）是爱德华四世（1461—1483 年在位）的首席药剂师，他也是杂货商商会的重要成员。[33] 他的遗嘱写于 1479 年，但直到 1483 年 3 月才被送去认定，在其中，他称自己是一位伦敦城的市民和杂货商，但绝口不提自己曾担任王室药剂师或任何行医者。[34] 遗嘱中只有两点暗示了他与王室和医学的联系。首先，他正为"已故的伦敦医师"罗杰·马沙尔（Roger Machall）师傅的子女们代管着一些金盘。马沙尔是御用医师之一，克拉克想必是备受其敬重的朋友，甚至可能是马沙尔的遗嘱执行人。其次，克拉克遗赠了40先令给托马斯·巴巴姆（Thomas Babham），后者是亨利六世之妻玛格丽特王后的仆人。克拉克曾住在沃尔布鲁克的圣斯德望教区。他指定第二任妻子凯瑟琳为其遗嘱执行人。

照料国王的药剂师由管理重要香料与糖果（Great Spicery and the Confectionary）的王室部门管辖，而后者与食品有着千丝万缕的联系。正是这些为王室效劳的药剂师最容易为人所识。

格洛斯特的菲利普（Philip of Gloucester）出现在1256年的记载中，当时，他、罗贝尔·德·蒙彼利埃（Robert de Montpellier）和彼得·德·斯塔讷（Peter de Stanes）这三位伦敦的药剂师（尽管其姓氏各异）导致罗贝尔·德·兰格勒（Robert de Langele）身亡，但他们的罪行得到了国王亨利三世的赦免。可惜的是，记载并未告诉我们兰格勒是如何身亡的：是这四人之间发生了一场殴斗，还是一场意外降临了？又或者，兰格勒之死是由药剂师配制的药物导致的？药剂师加入其配制品中的某些成分，如果剂量有误可能就会致命，比如这种被称为"德瓦勒"（dwale）的中世纪麻醉剂：

> 用于制作这种被人称为德瓦勒的饮剂，让人能在手术期间保持休眠：取一头野猪的胆汁、三勺毒芹汁和三勺野泻根、莴苣、罂粟、莨菪和醋，混合均匀，让人坐在舒适的火炉旁喝下饮剂直至睡着。随后他就可以安全地接受手术了。[35]

毒芹、罂粟和莨菪都可以让病人睡眠——乃至一眠不醒。剂量大小全靠猜测，因为尽管原料会得到仔细称量，但活性化合物的效力却无从判断。植物样本可能会各异，这取决于其采摘时的年份，种植的地点，入药的是叶、茎、根、花等哪个部位，在货架上摆放多长时间，以及在何种条件下贮藏。在不知道药物效力的情况下，唯一的安全保障是泻根，它是一种强大的泻药，会在混合液使病人中毒之前让其快速流过和排出身体。也许罗贝尔·德·兰格勒就不幸过量地使用了德瓦勒或是其他饮剂。

尽管如此，国王亨利还是相信格洛斯特的菲利普为他提供的各种各样的药物，其中许多听上去更像是糖果。菲利普被要求提供 7.5 磅重的"diapenidion"，这是一种由糖、大麦汁和蛋清制成的糕点，与蜂蜜糖浆和糖膏（electuary）一起拉成细丝。国王爱德华一世（1272—1307 年在位）在 1300—1301 年为其家人订购的糖膏达到了惊人的 1092 磅。[36]药剂师明智地认为，如果药物味道不错，或是在吞下一剂不太可口的药之后得到糖果作为奖励，王室病人们就更有可能按处方服药。我们今天仍然青睐的一些糖果最初就是药物。甘草糖可以用来治疗许多疾病，从安缓反胃到舒缓肺部咳嗽。土耳其软糖（Turkish delight）也是一种中东的药品，它由糖和玫瑰糖浆混合而成，是治疗喉咙痛的传统疗法；这种疗法后来在西欧流行起来，很可能是由回归的十字军带回家的。这一甜食的现代阿拉伯语名称是"哈拉特·胡尔库姆"（*rāhat al-hulqūm*），意为"喉咙的舒缓剂"，这是在提醒人们其最初的作用。

国王爱德华一世让他的药剂师忙得团团转。蒙彼利埃的理查是伦敦的一位香料商人，他和他的兄弟亨利是王室药剂师，为爱德华效劳。1286 年，兄弟俩开始为期一年的效劳，陪同国王前往加斯科涅——当时英格兰国王作为法兰西的阿基坦公爵（Duke of Aquitaine）所拥有的领地。1306 年，已然年迈的爱德华在温切斯特（Winchester）患病并且腿部疼痛。尽管药剂师们开了处方，用芦荟（aloes）、香脂（balsam）和"干燥剂"制成药膏为他的病腿治疗，但疗效不大，国王再也骑不了马了，不得不依靠轿子（litter）或四轮马车，被抬着前往王国各地。尽管如此，爱德华在那年夏天还是决心继续向苏格兰人开战，他让最喜欢的药剂师也一同前去，以防自己需要更多的药物。当王驾于 9 月初抵达诺森伯兰（Northumberland）的赫克瑟姆（Hexham）时，国王正遭受痢疾之苦，蒙彼利埃的理查受令一路赶回伦敦，按照爱德华的医师——尼古拉斯·德·廷格威克大师（Master Nicholas de Tyngewyke）的处方去收集 27 种用药。

这个清单包括每磅 1 先令、合计 282 磅重的糖膏，每磅 2 先令、合计 106 磅重的"白色粉末"，以及药酒、沐浴精油、药膏、用于国王脖颈的石膏，还有一个特殊的蜂糖膏，其中含有龙涎香（ambergris）、麝香（musk）、珍珠粉、宝石粉、黄金和白银。这份医疗账单高达 129 英镑 16 先令 4 便士，外加 20 英镑是另外付给理查的费用，用于前往伦敦、多雇 5 匹马来把买的所有东西带回北方，并到卡莱尔（Carlisle）和国王会合。这些疗法至少起了点儿效。爱德华的健康状况有所改善，但无论是他的医师还是药剂师，抑或是老国王本人，都无法更长久地抵抗死亡。爱德华于次年夏天——1307 年 7 月 7 日因痢疾复发而过世。

如今，我们对中世纪的医学界是如何从古代文献中获取知识、如何将这些知识整合起来（当然稍显杂乱）有了一些概念，那么，一位医师、手术师或药剂师是如何着手诊断病人的疾病的？有什么方法可以供他使用呢？

注 释

1. 1620 年，阿马大主教詹姆斯·厄谢尔（James Ussher, Archbishop of Armagh）将《圣经》中自亚当受生开始的所有年份全部加了起来……他认定玛士撒拉（Methuselah）活了 187 年后生下拉麦（Lamech），然后又继续活了 782 年……以此类推，最终发现上帝在公元前 4004 年 10 月 23 日创造了世界。

2. French, R., *Medicine Before Science* (Cambridge: University Press, 2003), pp. 34—35.

3. Parker, S., *Kill or Cure: an Illustrated History of Medicine* (London: Dorling Kindersley Ltd., 2013), p. 41.

4. Mooney, L. R., "A Middle English Verse Compendium of Astrological Medicine", *Medical History* 28 (1984), pp. 411—412. [I have modernised the spelling.]

5. Dobson, M., *Disease* (Oxford: Quercus, BCS Publishing Ltd, 2007), p. 157.

6. 《但以理书》1:15，出自《钦定版圣经》。

7. http://www.fordham.edu/halsall/source/salimbene1.html A Medieval Sourcebook, Salimbene [于 2014 年 8 月 18 日访问]。

8. Haskins, C. H., "The Latin Literature of Sport", Speculum 2(3) (July 1927), p. 244.

9. Rawcliffe, C., *Medicine & Society* (Stroud, Alan Sutton Publishing Ltd, 1995), p. 121.

10. Beck, R. T., *The Cutting Edge—Early History of the Surgeons of London* (London: Lund Humphries, 1974), pp. 62 & 66.

11. Ibid., p. 66.

12. Ibid., p. 63.

13. Thomas, A. H. (ed.), *Calendar of Early Mayor's Court Rolls* (Cambridge: University Press, 1924), p. 5.

14. Beck, R. T., *The Cutting Edge—Early History of the Surgeons of London* (London: Lund Humphries, 1974), p. 135.

15. John Dagvile's will: The National Archives PROB 11/6, Wattys register, 2 November 1477.

16. Jones, P. M., "Argentine, John, physician and college head", ODNB, p. 1.

17. Jones, P. M., "Information and Science", in *Fifteenth-Century Attitudes*, ed. Rosemary Horrox (1994), p. 107.

18. Horrox, R., "William Hatteclyffe", ODNB.

19. Ibid.

20. Mustain, J. K., "A Rural Medical Practitioner in Fifteenth-Century England", from *Bulletin of the History of Medicine* 46 (1972), p. 473.

21. Ibid., p. 474.

22. Boatwright, L., Habberjam, M. & Hammond, P. (eds), *The Logge Register of PCC Wills, 1479—1486* (Richard III Society, 2008), 1, pp. 164—166.

23. Carlin, M., "Morstede, Thomas, surgeon", ODNB, p. 1.

24. Rawcliffe, C., *Medicine & Society* (Stroud: Alan Sutton Publishing Ltd, 1995), p. 107.

25. *Calendar of Patent Rolls, Edward IV 1461—67*, London, 1897, pp. 182—183; *Calendar of Patent Rolls, Edward IV, Henry VI, 1467—77*, London, 1900, p. 211; *Calendar of Patent Rolls, Edward IV, Edward V, Richard III, 1476—85*, London, 1901, pp. 102, 166 & 374.

26. William Hobbys's will: The National Archives PROB 11/8, Milles register, 17 October 1488.

27. *Calendar of Patent Rolls, Edward IV, Edward V, Richard III, 1476—85*, p. 374.

28. John Dagvile's will: The National Archives PROB 11/6, Wattys register, 2 November 1477.

29. Beck, R. T., *The Cutting Edge—Early History of the Surgeons of London* (London: Lund Humphries, 1974), p. 142.

30. Siraisi, N., *Medieval & Early Renaissance Medicine* (London & Chicago: University of Chicago Press, 1990), p. 90.

31. Guildhall Library, London, Guildhall MS.9171/6, "Wilde", f. 192v.

32. Falvey, H., Boatwright, L. & Hammond, P. (editors), *English Wills proved in the Perogative Court of York 1477—99* (Richard Ⅲ Society, 2013), p. 96.

33. Matthews, L. G., *The Royal Apothecaries* (London: The Wellcome Historical Medical Library, 1967), p. 50.

34. Boatwright, L., Habberjam, M. & Hammond, P. (editors), *The Logge Register of PCC Wills, 1479—1486* (Richard III Society, 2008), Vol. 1, pp. 274—276.

35. Dawson, I., *Medicine in the Middle Ages* (London: Hodder Headline Ltd, 2005), p. 37.

36. Matthews, L. G., *The Royal Apothecaries* (London: The Wellcome Historical Medical Library, 1967), p. 11.

第 4 章

诊断疾病

另一门手艺也让神职人员震惊，

那就是助人离世的冒牌医师；

那人摇晃着玻璃容器里的尿溺，

发誓他比以往任何时候更加笃定……

——英格兰政治歌，约 1400

中世纪人在感到不适时，做的第一件事很可能是找寻原因：他们是否最近犯下了罪，导致上帝降下惩罚，让他们受苦？如果他们近来被某件令他良心难安的轻率行为所扰，那么去向司铎告解①进而悔罪、补赎和赦罪，可能会有所效果。如果良心没有受到罪责困扰，或是司铎的圣事没能解决问题，那或许就是他们吃过什么，或是从附近的厕所或制革

---

① 告解圣事或忏悔圣事（sacrament of confession）是天主教七大圣事之一。《天主教法典》规定："在忏悔圣事中，信徒向合法的圣职人告罪，且对所告的罪痛悔并定改，藉同一的圣职人赦罪后，便从天主获得领洗后所犯罪过的赦免，同时亦与因犯罪而伤害了的教会和好。"下文的悔罪（contrition）、补赎（penance）和赦罪（absolution）均是忏悔圣事的具体步骤，悔罪强调对神职人员坦陈罪行，补赎是指神职人员让忏悔人以向教会捐款或自我惩罚等方式来补偿罪责，赦罪则是同一神职人员对罪的消除。

厂吸入了那些"坏空气";后者以其恶臭而闻名,因为在制革过程中需要用到陈腐的人溺和狗粪。和我们今天一样,那些略有不适的人会用一些行之有效的家庭秘方:可能是由一味草药制成的"单方",或者是代代相传的灵验的护身符或魔咒。

如果自我治疗失败了,那么,可能是时候掏出钱包,诉诸专业人士的帮助了。病人可以选择去看医师、手术师或者药剂师。选择谁可能取决于附近能找到谁。医师费用较高,因此通常都在大城镇执业,那里有足够多的有钱客户来维持他们的业务。据估计,1381 年的约克城约有 7500 名居民,但只有 1 名医师和 8 名理发手术师,所以,显然不是每个生病的人都能找到胜任的行医者。手术师通常兼职理发师,谋生更加容易,因此小乡镇也可能拥有一两个手术师。药剂师数量最多,但只有在城市里才值得让他们去储备更昂贵的物品,例如龙血、威尼斯糖蜜(Venice treacle)、芳香糖和异国香料。一位乡村药剂师可能主要出售本地草药。在最底层也最便宜的问诊则是当地的神婆(wise woman),她会从林地、田野和灌木丛采摘当季草药,并按需储藏、腌制和配制。对于自己提供的帮助,她会接受几颗鸡蛋或让人修补破损的门窗以作为善意的报偿。

无论病人向谁问诊,行医者第一步就是诊断疾病。和病人谈话似乎是一个好的开始:问问他感觉如何、哪里疼、发现问题有多久了、总体健康状况如何等。听完病人对病症的描述后,接下来可以听听他身体发出的声响:是咯咯声、咳嗽声、嘎吱声、隆隆声还是呱呱声,对医生来说都是有用的指标。这种聆听身体里的声音的方法被称作"听诊"(auscultation),可以追溯到古典时代。希波克拉底的著作中描述了"振水法"(succussion),即通过摇晃病人来听取他胸腔里的涧水声;

这个过程听上去极其不适。如今，医生们仍在使用叩诊（percussion），即用手指叩击胸壁，然后用耳朵听取回音。中世纪的医生没有听诊器（stethoscope）这一有用的工具：它于 1816 年由勒内·泰奥菲尔·亚森特·拉埃内克（René Théophile Hyacinthe Laennec，1781—1826）发明之后，改变了医师检测心脏和胸腔异常的方式，这意味着医师可以在与病人保持安全距离的同时，听取病人身体里的活动。

一个好的医学从业者会利用其所有的感官来诊断疾病。看见并识别出不良健康状况的肉眼指征，从病人走进门或躺在床上第一眼被看到的时候就开始了。敏锐的眼睛可以发现并诊断任何异样，从皮疹、红斑、粉刺、脓疱、化脓和溃疡，到皮肤颜色、尿液和大便的变化，再到舌头、喉咙、眼睛、耳朵、鼻子或是身体任何孔口分泌物的感染体征。如果病人看上去不舒服，那么诊断就该由此起步。

对于训练有素的医师、手术师和药剂师来说，通过观察病人的性情和整体举止，可以显而易见地了解到其主导体液；在诊断中，这一点需要纳入考量。例如，一位上了年纪的病人，尤其是女性，可能天然偏向黏液质，所以看上去苍白和疲惫很可能是其正常情况。因此，如果她看上去面色发红、紧张忙乱，那她可能比相同情况下的年轻人严重得多，因为年轻人天然的气质就是面颊红润、精力充沛的多血质。

触觉也会被用到——把脉这种诊断法可以追溯到古希腊时代甚至更远，医师会去留意病人脉搏是规律还是异常。测量脉搏至今仍是医学界的一个标志。（在临床使用的温度计于 1714 年发明之前）触摸病人的前额在过去和现在都用来检测人是否发烧。通过触摸去感觉体内肿块和体表鼓包是发现异常和定位疼痛的经典方法，不过过量的触摸通常被认为不雅，而对于一位有教养的医师来说，进到衣服底下触摸则绝对是有失体统。

对于如今的我们来说，使用嗅觉和味觉的手段来发现疾病可能不太寻常，但中世纪的行医者可不会犹豫半分。当时，检查疾病的标准方法之一就是闻病人的尿液、大便、汗液或呼吸。令人不适的体味、口臭、脓疮、臭粪和呕吐物可能会对了解疾病至关重要，而医生的病例记录通常包含了对病人各种气味的详细描述。根据道布森的说法，皮肤或呼吸中的新鲜烤面包味可能意味着伤寒，出汗的羊的气味和天花有关，拔掉的羽毛的气味则与麻疹有关。[1] 品尝尿液是另一种可能会使用的方式，我们如今知道，尿液发甜是糖尿病的症状之一。

公元前 1550 年左右的一份埃及莎草纸提到，有一种罕见的疾病会导致病人体重快速减轻并且频繁排尿。人们认为这是第一份提及糖尿病的历史文献。[2] 这种疾病最先是由希腊医师卡帕多西亚的阿雷泰乌斯（Aretaeus of Cappoadocia，30—90）命名的，他写到过一种疾病，其症状有烦渴（polydipsia）、多尿（polyuria）和体重减轻。他将这种情况称为 "diabetes"，意为 "水分快速流失"。在古典时代，糖尿病与死刑无异，但希波克拉底没有提到它，这或许是因为他确信糖尿病是无法治愈的，而一个明智的医师则会避免尝试任何治疗。虽然阿雷泰乌斯的确尝试过治疗，但他提到其预后非常糟糕。他写道，"［罹患糖尿病的］生命短暂、恶心而痛苦"。后来，盖伦记录了这种罕见的疾病，从理论上说明它是一种肾脏疾病。此后，糖尿病很少被人提到，在中世纪似乎不仅有点神秘而且还很罕见。然而，著名的波斯医师阿维森纳（Avicenna，980—1037）在其广受中世纪医学生欢迎的著作《医典》(The Canon of Medicine) 中，详细描述了糖尿病的各种并发症，其导致的 "食欲异常和性功能萎缩" 以及会如何发展。和他之前的阿雷泰乌斯一样，阿维森纳认识到有原发性（1 型）和继发性（2 型）糖尿病①，并且第一次非常准确地描述了尿崩症②，他还描述了糖尿病坏疽（diabetic gangrene），并使用羽扇豆（lupin）、胡芦巴（fenugreek）和莪术（zedoary）种子的混合物进行治疗。这种制剂大大减少了糖分的排泄，时至今日仍是处方疗法之一。[3] 由于这种疾病可以通过品尝尿液并发现其甜味而得以诊断，所以糖尿病被赋予了第二个名字"mellitus"，在拉丁语中意为"蜂蜜"。

尿检和尿液比色卡

尿瓶有时被称作"约旦"，因为它承载着"约旦河水"——这是中世纪对"小便"的委婉说法。尿瓶是医师最喜欢的诊断工具，喜欢到它成了这个职业的象征。作为医师的主保圣人，图像里的圣科斯马斯（St Cosmas）通常会手持其象征物——一个玻璃细颈瓶，并在灯光下检查尿样的颜色和澄清度。医师们知道，确切的颜色和任何浑浊迹象都标示着病人的健康状况和疾病的本质。富裕的病人会定期送去尿样进行检查，以确保他们不会被浊物感染而倒下。例如，如果尿液颜色太浅，那是体内痰液过多的迹象。根据法兰西医生居伊·德·肖里亚克的说法：

---

① 请注意，此处对 1 型和 2 型糖尿病的分类与现代医学公认的分类方式有差异。现代医学中，1 型糖尿病是由于胰岛 β 细胞破坏而导致胰岛素绝对缺乏，2 型糖尿病则是由于机体产生胰岛素抵抗；二者成因不同，但均由遗传因素、环境因素、自身免疫缺陷等共同作用导致，不能简单分为"原发性"和"继发性"。

② 从名称上看，糖尿病（diabetes or diabetes mellitus）与尿崩症（diabetes insipidus）似乎是同一疾病，甚至有人会认为尿崩症是糖尿病的症状之一。二者的确有相似重叠的部分——都会有口渴、多尿的症状。然而，尿崩症的成因是抗利尿激素缺乏或抵抗，糖尿病的成因是胰岛素缺乏或抵抗，二者并不是同一疾病。究其原因，糖尿病和尿崩症中的"diabetes"还原了正文中阿雷泰乌斯的用法"水分快速流失""排尿过多"，描述的正是二者相似重叠的部分。

医生应该乐于学习，保持清醒，为人谦虚、招人喜欢、勤奋和聪明。他应该同等关心富人和穷人，因为人人都需要医学治疗。如果付钱，他应该接受；但如果没有付钱，他也不该索求。无论他从病人那里得知什么，他都应该保守秘密。

直接来自病人的新鲜尿液应该是暖的，所以有必要使其保持温暖以进行适当的评估。当尿液变冷时，其中的泡沫会发生变化，有的泡沫会消失，颗粒和杂质会沉到底部，变得更加难以观察；尿液本身还会变稠，有可能导致误诊。出于这些原因，医生通常会对尿液进行快速检查，但有些医师认为，他们可以从尿液中独立诊断出病人的疾病而无须看到病人本人。在这种情况下，诊疗费会更低，而且如果病人有某种传染病，医生保持一段距离进行诊断就更安全，不过这样一来，当他们收到样本时，尿液应该已经变冷了。

为了改善这种被称为"尿检"的诊断方法，每个医生（无论男女）都会有一个比色卡来对尿样进行比较，从最浅的黄色，到绿色、棕色和橙色，再到可能相当可怕的红色、紫色、蓝色甚至黑色——如果尿液达到黑色，那说明疾病已经到了终末期，医生不会再尝试治疗而会立即叫司铎前来。根据维康图书馆（Wellcome Library）的 8004 号手抄本的医疗手册所说，如果病人的尿液不幸"漆黑如墨"，那他接下来会经历三日疟 ① 和黑疸，最终会"在短时间内死亡"。[4] 我对这些比色卡很感兴趣：

---

① 　三日疟（the quartaine fever）又称 "quartan fever/ague" 或 "quartan/quartaine"，意为"与四相关的"。"quartan/quartaine fever" 是"指每四日发作一次的高热疟疾"，在当时是将两次发作当天都算在内，即发作当天 + 间隔两天 + 第二次发作当天，共 4 天；现在仅以发作当天 + 间隔两天计算，故称为"三日疟"。

是否有一个公认的比色卡来评价其他各种版本的比色卡？这些比色卡是否把所有中世纪玻璃都会偏绿（除非出于装饰目的染了其他颜色）这一事实纳入考量？不然的话，诊断结果很可能会有偏差。

　　说到玻璃以及眼镜——我推想，它对许多博学的医师来说是一项饶有必要的帮助——无色铅质玻璃于 1674 年由英国人乔治·拉文斯克罗夫特（George Ravenscroft）发明，它领先于那个时代，当时的眼镜（帮助远视的人阅读，等等）、棱镜和透镜还是用抛光岩石晶体制成的。英格兰的一位主教罗伯特·格洛斯泰特（Robert Grosseteste）于 1220—1235 年间写了一篇名为《论彩虹》（*De iride*）的专著，其中提到了使用光学仪器"从相当远的距离阅读超级小的字母"。几十年后的 1262 年，英格兰修士罗杰·培根（Roger Bacon）① 在《大著作》（*Opus Majus*）中写道，

　　　　如果有人透过水晶、玻璃或其他透明的介质查看字母或其他小东西，如果介质的形状像球体的一小部分，而且凸面朝向眼睛，那他就能把字母看得更清楚，字母对他来说也更大。出于这个原因，这种仪器对所有人都有用，而对那些眼睛不好的人，如果放得足够大，那么多小的字母他们都能看清楚。[5]

　　人们相信第一款用于阅读的眼镜是 13 世纪 80 年代在意大利发明

---

① 罗杰·培根（约 1214—1293），13 世纪著名的方济各会修士、哲学家、炼金术士，他以广博的学识和深入研究而闻名，被誉为"奇异博士"。他是中世纪实验科学的先驱之一，提倡通过实验来获取知识，强调经验主义的重要性。其作品包括《大著作》（*Opus Majus*）、《小著作》（*Opus Minus*）、《第三部著作》（*Opus Tertium*）和《哲学研究纲要》（*Compendium of the Study of Philosophy*），但仅有《大著作》被完好地保存下来。

的。1289 年，一位意大利人迪·波波佐（di Popozo）写道："我年老虚弱，要是没有这些叫作眼镜的玻璃，我将再也不能阅读或者写作。这些东西是最近才为了视力变弱的穷困老人发明的。"[6]

因此，第一批眼镜似乎是在 1268—1289 年之间制成的。1306 年，比萨的一位修士进行了一次布道，他说道："世界上最有用的技艺之一——制作眼镜的技艺被发现还不到 20 年。我本人曾与最早制造它们的人见过面和交谈过。"[7] 这位修士没有说出眼镜发明者的名字，真乃史上一大憾事。

回到尿液分析。我们可能永远都不会知道玻璃本身的颜色是什么，但比色卡无疑让当时的医学论文大放异彩。整个尿瓶的玻璃也需要保持均匀的厚度。如果细颈瓶顶部的玻璃比主体更薄，那尿样中的任何杂质尽管是没有差别的，但从顶部和底部看上去还是会不一样。不均匀的玻璃会作为放大镜，放大尿样中的任何悬浮物，从而歪曲诊断结论。鉴于识别尿液颜色对正确的诊断至关重要，因此照明颇为关键，在当时，日光或烛光是仅有的选择，这就让问题变得更加复杂了。在强烈的日光下，尿液会显得太鲜艳，但在光线不足时，尿液真正的颜色和任何悬浮的杂质都看不清楚。因此，医师手册通常会指示道，尿液应该在两种情况下进行检查，同时医生必须用他最好的判断力来做出诊断。

黄疸（jaundice）的体征包括了眼白、皮肤和黏膜变黄，这是许多肝脏疾病的症状（如肝炎），而这些疾病会影响胆汁的作用过程。如果尿液带棕色，那么病人可能患有黄疸。肾脏会从血液中滤过废物（尤其是尿素），并将其与水一起作为尿液排泄掉。如果肾脏不能正常工作，感染或者受损，那么尿液就可能呈现为红色并呈泡沫状，医生会由此诊断病人最有可能患有肾脏疾病。8004 号手抄本告诉医师，最健康的尿样颜色应该是："从柠檬色到甘美的苹果色的尿液……才是好的尿液。"[8]

其他视诊手段

1468 年 7 月，威廉·哈特克里夫、罗杰·马沙尔（我们之前见过的御用医师）和一位同侪去往埃塞克斯郡的布伦特伍德（Brentwood），就乔安娜·南丁格尔一案贡献自己的专业知识。乔安娜的家人和邻居认为，这个不幸的女人患有麻风病；如果真是如此，她应当退出任何形式的公共生活，进入一间麻风病院。她的所有物品都会被没收，而且根据法律，她会被视为过世。但乔安娜拒绝悄声离开，并声称她不是麻风病人。治安官得知此事后，传唤了"该郡最了解乔安娜本人和这个疾病的审慎之人"，他们也许能做出正确的诊断，这一结果将对乔安娜具有法律约束，并将决定她的命运。

乔安娜也许是个寡妇，而她的家人有些过于想要继承其遗产了。既然无法加速死亡的到来，那把她斥为麻风病人也会达到同样的目的，然而，乔安娜拒绝他们横行霸道。在警长传唤那些"审慎之人"之前，乔安娜将案子上诉至伦敦的衡平法庭①——由此可见，她似乎足够富有，可以支付昂贵的律师费用。经过一番谋划，她成功地让国王爱德华四世

---

① 衡平法庭（Chancery court），又称大法官法庭。中世纪英国采用普通法，讲求程序，对原告的救济措施较为受限，且事务类型较窄。因此自爱德华一世开始，人们直接向国王申诉，而国王则将案件转交大法官（Chancellor），由大法官及其团队（Chancery）根据衡平法原则进行审理。衡平法不用囿于普通法的"遵循先例原则"，也没有陪审团，因此更能照顾到穷苦百姓的利益，故而被称作"国王良心保管者"。爱德华三世期间，这一法庭得以独立；此后在都铎王朝时期，其职权进一步得到加强。

的 3 名私人医师来做出正式判决。

威廉·哈特克里夫、罗杰·马沙尔和多米尼克·德·塞尔吉奥（Dominic de Sergio）这三位英格兰最出色的医师，对乔安娜进行了一番彻查：他们十分小心地触摸她，寻找那一可怕疾病的种种体征。他们并非草草一瞥了事，而是进行了系统性的评估。麻风病是由 25 种"官方认可的"常见症状来决定的，病人至少需要表现出一半的症状才能被宣布为患病。医师们宣称，尽管乔安娜存在一些症状，但不足以达到要求。另外，医师们随后根据"与四种体液质（多血质、抑郁质、胆汁质和黏液质）相关的 40 种体征"进行了更细致的检查，在这种情况下，乔安娜根本没有显露出任何麻风病的体征。哈特克里夫和他的同侪宣布道，"这个结果足以让她摆脱怀疑，因为除非罹患其中大部分症状，否则没有人能患上这种疾病"。他们的检查结果成为官方结论，并用拉丁文记录了下来；乔安娜可以自由地回到布伦特伍德过她的日子了。[9]

她本人想必松了口气，但她的家人和邻居会做何反应，我们只能靠猜测了。他们是否仍然心存疑虑、害怕感染而对她避之不及？还是说，他们仅仅大失所望，只因失去了获取遗产的捷径？我只希望乔安娜在余生中能平安喜乐，但在与御用医师打完交道后，她就从记载中消失了。

放血与验血

在整个中世纪，放血既是一种诊断方法，也是一种流行的治疗方法。它是一种得到认可和赞赏的治疗方法，一直延续到更晚的 19 世纪。放出血液被认为是一种预防措施，能让你的身体保持稳态，从而防止得病。这一过程需要用放血刀切开血管，将血排入碗中直到病人感觉快要晕倒。到这一时刻，"坏"血就被认为已经排除掉了。根据一本中世纪的医学手册的说法：

> 放血可以清空大脑、增强记忆、净化内脏、使听力更敏锐、抑制眼泪、促进消化、使人嗓音如歌、消除困倦、驱散焦虑、补充血液并排出有毒物质、延长生命，还能治愈疼痛、发烧和各种疾病，并能让尿液变得清澈洁净。[10]

有这些美妙的好处，难怪这种做法持续了好几个世纪！

医学教科书上经常有"血管人像"（Vein Man）的插图。这些示意图有时颜色鲜艳，用来展示血液可以从哪些血管里抽取，这取决于被猜想或治疗的疾病是什么。根据这些示意图选择出的要放血的血管，听上去并不总是合情合理的：心脏疾病应该切开前额的血管，颈部疼痛应该切开脚踝的血管，脾脏的问题则应该切开手腕。如果血流到病人晕倒（这很常见），那他已经损失超过一升的血了，这些血被收在一个碗里等待检查。另外，还有是从静脉（通常如此）还是从动脉放血的问题。动脉切开术（Arteriotomy）要危险得多，因为它会造成更深的切口，血液也会喷射而出。这个过程很难控制，而且血液凝固需要更长的时间，因此只有在很少的情况下才会去切开动脉。从盖伦的时代以来，另一个广受医师争论的考量因素是，应该从靠近病人患处的一侧身体（称为"derivation"）放血来清除坏血，还是应该从另一侧身体（称为"revulsion"）放血，从而把坏血引走，让健康血流向患处。两种方法都得到实践，具体到医师个人身上则会倾向于某一种。

　　无论选择哪个位置，放血设备都包括放血刀（手术刀）、盛血碗、"拔罐"杯和活水蛭。这件事可能会让我们浑身发抖，但用水蛭很可能是痛苦最小的放血方式了。根据"血管人像"示意图，水蛭会附在相应的血管上。水蛭唾液是一种神奇的活性物质混合物：它含有一种抗凝血剂（anticoagulant），可以防止血液凝固（因为这会导致水蛭窒息），同时还有麻醉性和抗菌性。在自然界中，这些额外的优势有益于水蛭生存：麻醉性意味着宿主——正在被水蛭吮吸着液体餐食的兽类或人类——什么都感觉不到，所以也不会试图驱走，甚至可能都没有意识到这位不速之客。抗菌性可以杀灭宿主血液中的细菌，水蛭就不会感染任何烦扰宿主的病症了。现代医学目前正在让水蛭物尽其用。在过去，如果你不小心砍掉了一根手指，是有可能通过手术将其缝合回去的，但从长时间的康复过程来看，前景依然渺茫。

　　尽管现代的显微手术技术能够重新连接动脉、静脉和其他组织，但重新连接毛细血管是不可能的。毛细血管比蛛丝还要细，但正是通过它们，血液中的营养物质和养分得以与周围组织的废物和二氧化碳进行交换。离开了这个交换过程，组织就会死亡。不过，只要组织还保持健康，毛细血管能在几天之内再生。水蛭就在此时介入：它们附着在愈合部位并以那里聚集的血液为食。一只水蛭喂饱脱落后，另一只新水蛭会取代它。这个过程可能会花上 20 分钟到一个小时。在无意中，它们完成了血液循环，吸走了本该流出毛细血管、回到静脉离开的血液，让新鲜的含氧血液进入愈合组织，让它们在修复的时候保持健康。几天之后，随着血液循环重建、毛细血管新生，就不再需要水蛭了。

　　在未来的医疗中，水蛭唾液中的抗凝血剂可能会用于防止血栓、心脏病发作和中风，或用在心脏瓣膜置换手术之后；目前，人们使用的是华法林（warfarin）。华法林本身就有风险，如果与另外一些常用药物联用时还可能致命，因此，人们乐于接受一个更安全的替代药物，而水蛭可能会提供它。水蛭唾液混合物里的其他成分始终是医学研究的主题。局部麻醉成分可以作为止痛药并应用在小手术中。抗菌成分可能更重要，因为随着细菌越来越快地对现有抗生素产生耐药性，寻找战胜细菌的方法也迫在眉睫。水蛭唾液中含有大约 50 种已经确定结构的化合物，其中许多在现代医学中的用途仍有待研究。

说回放血。如果医生认为病人无法忍受用刀切开血管或涂抹水蛭的严酷，那还有第三种选择：它被称作拔罐，人们认为它对病人造成的创伤更小，因此这种方法被推荐用于儿童、孕妇、老人以及任何看上去特别虚弱的人。即便建议如此，但拔罐过程听上去还是令人极度不适。在拔罐之前，一种带有一连串细刃或小针的设备会"划破"并刺穿皮肤。随后会加热一个玻璃杯罐，然后压在划破的皮肤上。随着杯罐中的热空气逐渐冷却，气压下降形成部分真空，将杯罐附着在皮肤上并"吮"出血液。在同一次治疗中，一整套杯罐可以同时用在病人身体的不同部位，因此，事后他会浑身酸痛。

不管选择哪种放血法，其目的都是去除多余的血液，因为多余的血液阻塞了身体，而这也是最常见的病因。中世纪的医师完全不知道血液会循环，这对他们来说是个谜。他们代之以认为血液是在肝脏中产生的，从中流出，并作为营养在组织中耗尽。其营养直接来源于病人服下的饮食，这就是为什么正确的饮食对治疗病人和健康人保持健康来说那么重要。如果肝脏产生了太多血液，或是身体没有消耗足够的血液，整个系统就会变得不均衡，身体就会生病。

测量脉搏

测量脉搏是另一个帮助确定病人所患何病的方式。你可能觉得这是一个相当简单的程序，但在中世纪，在钟表发明之前，你如何给脉搏计时？医师代之以描述脉搏的动静"像蜗牛或蚂蚁"，甚至"像瞪羚"（假设他们都知道什么是瞪羚）。这些描述是由罗马时期的医生盖伦所确定的，在非洲度过的岁月可能让他对瞪羚有所了解，然而，一位英格兰的医师是否知道瞪羚是一种活蹦乱跳的活物，那就无从知晓了。尽管如此，这些描述依然存在，并作为指南，在许多中世纪的医学教材中被提到。被描述成"像瞪羚一样"的脉搏如何与某种特定疾病的症状联系起来，即使对于一个经过大学培训的医师来说，想必也是一个棘手的问题。

希腊的医学教科书——盖伦从中获取了许多基本知识，中世纪学者也能够获取——详细介绍了脉搏。每个人（即使身体极其健康）都会有其独特的脉搏类型，这取决于他的基本体质。根据希腊医学，像蛇一样蜿行的脉搏意味着这个人是抑郁质。这种蛇一般的脉搏坚实、清晰而且常常细薄，这意味着体质偏干；由于过量的紧张力，它也会趋向于快速而且非常微弱。如果这个人是胆汁质，其健康正常的脉搏会像青蛙一样，跳动有力，速度相当快（但令人惊讶的是，并不像蛇型脉搏那么快）。黏液质的人的脉搏会像天鹅一样平稳滑行，缓慢、轻柔而深沉。由于多血质是最均衡的体质，其脉搏适中，像顽皮的海豚一样自由起伏。黏液质天鹅型的柔顺和平滑（体质偏湿），还有胆汁质青蛙型的活力和旺盛（体质偏热），都结合在多血质的脉搏上，因此它显得松弛而敏捷。[11]

当病人身体不适时，他的正常脉搏会发生变化，因为受他患有的疾病影响，现在有另一种体液过剩了。四种基本体质——热、冷、湿、干——各自都会产生一种基本的、可识别的脉搏类型。体质偏热意味着脉搏速度快、有力而旺盛。体质偏冷意味着脉搏缓慢、"深沉"。脉搏微弱也可能是体质偏冷的一种体征，因为它表明脉搏缺乏能量。温度骤冷或吹了风导致的急性感冒会让脉搏收缩，长期感冒则会导致脉搏紧张。

过量的湿气会表现为轻柔而湿软的脉搏，这是由血液过剩和/或其他体液引起的。脉搏湿滑时常发生在孕妇身上，她们需要更多湿润的黏液质和旺盛的多血质体液来滋养成长中的胎儿。湿气过多导致的脉象被描述为"就像碗里的珍珠一样从指缝间滚落"。体质过干表现为脉象清晰、坚实，但有时会细薄而不齐，因为与脉搏湿滑相反，它缺乏旺盛、偏湿的体液。脉象起伏也常常与体质偏干联系起来，但如果它还很薄，那就表明缺乏血液和痰液，或血液系统性地停滞了。体质过于偏冷表现为脉搏缓慢、微弱、紧张而收缩、细薄而清晰。尽管在实际描述脉搏时，其复杂性和困难都显而易见，但经验丰富的医师能够从微弱、时有时无的脉搏或是速度很快的脉搏中，分辨出强健、稳定的节奏。他常见的判断标准是将病人的脉搏与自己的比较，并认为自己的脉搏是正常的。

因此，通过某一种方法或是将各种方法结合起来，行医者——医师、手术师或药剂师——诊断出患者的疾病，但在开始任何形式的治疗之前，必须先估量疾病的预后。治疗病人是否值得，还是说无论做什么他都会死？预后的技艺相当于算命或预见未来，不过它在医学领域是如何实践的？

注　释

1. Dobson, M., *Disease* (Oxford: Quercus, BCS Publishing Ltd, 2007), p. 244.

2. http://www.diabetes.co.uk/diabetes-history.html [于 2014 年 8 月 29 日访问]。

3. http://en.wikipedia.org/wiki/History_of_diabetes [于 2014 年 8 月 29 日访问]。

4. MS 8004, "A Medical and Astrological Compendium" at the Wellcome Library of the History and Understanding of Medicine, London, 1454, f. 60v; p. 117.

5. http://www.teagleoptometry.com/history.htm [于 2014 年 9 月 7 日访问]。

6. http://courseweb.stthomas.edu/medieval/images/1.4-main.swf [于 2014 年 9 月 7 日访问]。

7. http://www.college-optometrists.org/en/college/museyeum/online_exhibitions/spectacles/invention.cfm [于 2014 年 9 月 7 日访问]。

8. MS 8004, "A Medical and Astrological Compendium" at the Wellcome Library of the History and Understanding of Medicine, London, 1454, f.62r.

9. Rawcliffe, C., *Leprosy in Medieval England* (London: Boydell Press, 2009), pp. 186—190.

10. Talbot, C. H., *Medicine in Medieval England* (London: Oldbourne, 1967), p. 131.

11. http://www.greekmedicine.net/diagnosis/Pulse_Diagnosis.html [于 2014 年 9 月 8 日访问]。

第 5 章

预后：预测病人是生是死

> 因此，普遍的规则是：除非先进行预后，否则永远不要对任何
> 疾病采取措施。谨记，预后是不可忽视的。
>
> ——贝尔纳·德·戈登（Bernard de Gordon），于蒙彼利埃（活
> 跃于 1270—1330）

如今，预后是指疾病可能的进程。如果我们感冒了，我们知道在身体能与之对抗并战胜它之前，第一轮流鼻涕会先变严重，整个过程大约持续 10 天，除非出现了其他并发症，比如鼻部和咽喉黏膜发炎，或是肺部感染。希波克拉底的著作中写道："我认为，医师对病人进行预后是一件很好的事。如果他通过当前的症状提前知道接下来会发生什么，他就能更好地实施治疗。"医生了解很多常见疾病的进程会如何发展和恶化到危险期。到了这个时间点，要么是病人赢得战斗、开始康复，要么就会开始死去。希波克拉底说明了这一切后，还说明了缓解和复发的可能性。[1]

但还有一些因素让预后在中世纪显得更加重要，其中之一便是，教会坚持认为灵魂乃是重中之重，身体只不过是其尘世的容器。如果预后较差，无论医师或手术师做什么，病人都注定会死，那么教会认为，行

医者退后一步、让神父行使职责、为灵魂进入来世做准备可能更好。这也让病人有时间写下遗嘱、料理后事并为死亡做好准备。法律也对这件事有所置喙：如果病人接受了医学治疗却病情恶化乃至死亡，医师和手术师有可能被病人及其家属起诉，乃至被医学同侪起诉；针对医疗事故的诉讼并不是没发生过。

最后，医生还需要考虑自己的名声。如果他接收了一个希望渺茫的病例——病人的病情或伤情超出了救治的范围——并在自己手上又添一例死亡，这对他的职业地位不会有什么帮助。这样的失败案例不会鼓励更多的病人登门，而他还需要维持生计。显然，最好的病人是那些有很大机会康复的人；医学教科书建议，对那些不太可能康复的病人尽量避而远之，别去治疗。然而，如果病人很可能会好转，医师凭借正确诊断和治疗让病人恢复了健康，就可以收获一切。每个医生想必都意识到，如果他接收了一个很糟糕的病人并最终使其康复，这会让他声誉大振，更多病人会涌上门来。问题在于，没有 X 射线、磁共振成像（MRI）乃至听诊器，医学界如何才能判断一个病人看上去比实际情况更糟糕，或者一个看上去略感不适的人不会迅速地病情恶化和死亡。

由于有这么多风险需要顾及，医师、手术师和药剂师会诉诸一些我们认为莫名其妙、与医学毫无关系的手段：占卜术、占星术乃至魔法。

占星术、星象图和"黄道人像"

在大学里，医师接受过绘制星象图的技艺训练，其理念是：一个人的健康被记在了星辰之间。每个人都有一张命盘（natal horoscope），上面有他们出生那一刻时星星的位置，而每个身体部位都受到了黄道星座的影响。为了帮助记忆哪个特定星座会影响哪个身体部位，医学教科书通常会包括一张"黄道人像"（Zodiac Man），它是一张裸体人像，黄道星座有目的地放置其中以展示每个星座主宰的区域，或者每个部分会覆有带星座名称的卷轴装饰。这些图像经常是全彩的，着实让一本陈旧枯燥的教科书充满了活力。

8004 号手抄本中的"黄道人像"是一幅羽毛笔画，鲜艳的红色底面上有卷轴装饰，左右两侧和顶部的边缘呈蓝色，四周为金色边框。它似乎是整个抄本中最常被引用的一页：它是磨损最多的一页，想必被用过很多次。从这些"黄道人像"来看，以白羊座为例，它主宰着头部；当月亮——占星医学中最重要的行星，它影响人体体液就像导致潮汐起伏一般——进入白羊座的宫位，以任何方式治疗头部不仅是危险的，甚至可能是致命的：包括洗头、梳头、剃须、涂抹任何药物，更别提从中抽血，尤其是为了净化大脑而引发流鼻血。[2] 如果医师和手术师在治疗病人时没有考虑到月亮星位，而最后结果还不好，那他们就会被告上法庭，正如我们将在第 8 章中看到的那样。

除了"黄道人像"，还有一些有用的方法可以快速查找月相和太阳在特定黄道宫（即当天的日期）的星位。"拨星盘"（Volvelle）正是为此而发明的：它是一系列的同心羊皮纸盘，医师可以转到所需日期，设置月相，然后看它指向哪个黄道星座。如果是双鱼座，不能对脚进行任何治疗；如果是狮子座，不能对胸进行任何治疗；以此类推。1486 年的约克的理发手术师公会准则[3] 既有一个拨星盘（第 51 页背面）——被描述为"一个环形黄道—月相示意图，带有旋转圆盘和代表太阳的指针"——也有一个"黄道人像"（第 50 页正面 [1]），抄写员称之为"星座人像"（*homo signorius*）。除圆盘插图外，拨星盘那页还饰以公会的四大主保圣人：顶部页面角是施洗者约翰 [2] 和传福音者圣约翰（St John the Evangelist）[3]，底部页面角是圣科斯马斯（举着尿瓶的医师）和圣达米安（拿着药盒的手术师）。准则还包括一幅被四大体液的化身所环绕的基督头像（第 51 页正面）。贯穿本页的卷轴装饰讲述了体液与人的性情和四大元素的关系。这些人像本身十分迷人，是了解 15 世纪男性时尚的一道窗口：抑郁质穿着一身不庄重的短上衣、条纹裤，背着大挎包；多血质穿着更简朴的上衣，背着中号的挎包；红头发（意味着脾气暴躁）的胆汁质穿着及膝长袍；最后，年老的黏液质穿着最长的长袍，戴着保暖手套，但极其传统地头着软帽、脚穿尖头靴。

星象书（almanac）——又叫《伴你同行》（*vade mecum*）——以"腰带书"（girdle-book）的形式被发明出来，用来随身携带这些必要信息。这些小书由拼接起来的羊皮纸页组成，每一张羊皮纸都被叠成带有封面的手掌大小，小到足以挂在行医者的腰带上。星象书会包含月相、"血管人像"，还可能会有拨星盘、"黄道人像"、四体液图，乃至任何图像，只要可以帮助诊断疾病和做出恰当的预后。伦敦维康图书馆的 40 号手抄本是一本珍贵的星象书，它是一个很好的例子，但因太过脆弱如今已无法触碰，不过将有一份它的副本问世。它由七张羊皮纸组成，每

---

[1] 请注意，此处的"页"不是现代印刷书籍的页（page，指一面纸），中世纪抄本的"页"（folio，指一张纸）分为正面（recto，简称 r）和背面（verso，简称 v）。

[2] 约翰是基督教的先驱。他在旷野中生活和传道，呼吁人们悔改，并为人们施洗。他预言了耶稣的到来，并在耶稣成年后为他施洗。见《圣经·马太福音》第 3 章。"施洗者"约翰最终因为批评希律王而被监禁并殉道。

[3] 即使徒约翰，他是耶稣的十二门徒之一，也是《圣经·约翰福音》的作者。

一张叠成两叠后再叠成三叠，变成一本 14 厘米 × 5 厘米的小册子，并带有一个软皮封面和一个小挂钩，因此可以挂在皮带上。文本和图画用的是红色和黑色墨水，带有蓝色的首字母和两张详细的示意图，一张是"血管人像"，另一张是"黄道人像"，两张图均精心绘制。它还包括了一份带图的 1461—1481 年月食列表，封面上用 15 世纪的手写体写着"1463"的字样。[4]

我们在第 1 章中看到，中世纪学者认为，特定的星座与行星相合是导致瘟疫于 1348—1450 年肆虐欧洲的罪魁祸首。法兰西国王腓力六世要求巴黎大学的医学人士调查 1348 年 10 月疫情暴发的原因。在查阅书籍和星象图后，医学人士告诉国王，这不怪任何人，没有水井遭到投毒（当时有很多人这么担心）。灾难时刻发生在三年前的 1345 年 3 月 25日。报告解释道，当时火星、木星和土星齐聚水瓶座的宫位。木星和土星的相合注定会导致"人民死亡，王国人口减少"。同时，木星（一颗温暖湿润的行星）和火星（一颗炽热干燥的行星）在温暖、湿润的水瓶座相合，导致热量过多，引发土地和水当中的邪气被蒸出来。随后，火星的干燥与炽热用天上的闪电和异光将邪气点燃。火星将"恶的成分"导向木星，并在 1347 年 10 月至 1348 年 5 月一直使其保持恶态。[5]一位蒙彼利埃的医师指出，土星也将"恶的成分"导向火星，难怪最坏的情况发生了。有的时候，占星师甚至预言成真。伦敦占星师理查·特雷维提安（Richard Trewythian）预言道，肯特人民将会在 1450 年 7 月初在伦敦桥作战。[6]他预言成真了：7 月 4 日夜，杰克·凯德（Jack Cade）的肯特叛军在桥上进行了一场战斗，并成功跨过泰晤士桥，进入伦敦城。

我们可能会嘲笑这些想法，但在当时，这就是"科学"的前沿，人们非常认真地看待它们。因为占星学提供了瘟疫流行的唯一解释；随着专门的占星学院建立，这一学科变得前所未有的重要。法兰西国王查理五世就在巴黎建立了一所占星学院，并为其提供了一个丰富的图书馆和一系列占星仪器。[7] 这对于医师来说也是一种保险政策：病人的命运已经在星辰之间预先确定了，因此，他是生是死都超出了尘世的掌控。

为了帮助医师了解患者的命盘将如何影响其体液质，医学教科书通常会有一张图表并辅以指导性的描述。以下版本可以在许多抄本（包括8004 号手抄本）中找到：

白羊座	狮子座	射手座	火	东	胆汁质	热 + 干
巨蟹座	天蝎座	双鱼座	水	北	黏液质	冷 + 湿
金牛座	处女座	摩羯座	土	南	抑郁质	冷 + 干
双子座	天秤座	水瓶座	气 / 风	西	多血质	热 + 湿

在出生登记和准确的时钟诞生前，绘制病人的命盘来研究疾病的预后也是一个问题。出生当时的月相甚至也有关系。一个月相周期的第五天出生的婴儿可能会变成疯子，[8] 而在第十二天出生的可能会特别虔诚。[9] 但有的人不知道出生的确切时刻，甚至不知道日期，而几分钟之差可能就会让星盘大不相同。不过，事情并非全然束手无策。医师可以绘制疾病开始时的星象图来预测结果，而不是使用病人的星象图来得知他是否即将死去。即便如此，如果初期症状十分模糊，因而无法确定疾病开始的确切时间，那么也还是会很困难。在这种情况下，医师可以求助于一种借助魔法的占卜术——解读数字的神秘含义和意义的命理学（numerology）。

毕达哥拉斯（Pythagoras）的天体图

毕达哥拉斯的天体图是一系列圆周图像，据说是这位希腊数学家发明了它们，故由此得名。不过，最早的版本仍然存在，它被称为"生与死的宇宙"，被保存在莱登（Leyden）莎草纸 5 号的抄本中，可以追溯到公元 4 世纪 [①] 并归在德谟克利特（Democritus）名下。无论是谁发明了这些图像，它们都是通过病人姓名字母的数字编码来预测未来——换句话说，预测疾病的可能结果，或者说，病人是生是死。毕达哥拉斯的天体图非常适合用来给出正确答案——或只是医师想要的答案，这样他就可以利用病人的基督教名字、姓氏或者两者一起，并且按照他希望的任何拼写方式放飞想象，从而给出所需的数字。

8004 号手抄本中给出了天体图的使用说明：医师应用 A=1、B=2、C=3 等方式计算病人姓名字母，然后把它们加在一起，再加上病人第一次生病当天月相对应的数字。接下来，用这个总数尽可能多地除以 30，余数就是关键数。举个例子，如果第一个总数是 115，除以 30 则为 3，余数为 25，然后在天体图上查找 25 这个数字，如果它高于中心线 L 的值（就像赤道一样），那病人将会存活；如果它低于中心线 L 的值，那预后会最糟糕：病人将会死亡。

即便如此，如果医师碰巧有多个天体图的版本，那事情还有转机。在研究过程中，我发现了以下版本：一份 10 世纪的阿普列乌斯（Apuleius）天体图中 L=6，一份 11 世纪的毕达哥拉斯天体图中 L=21，

[①]　原文即如此，疑有误。德谟克利特于约公元前 460—约公元前 370 年在世。因此，此处应为"公元前 4 世纪"。

一份 13 世纪的天体图中 L=50（恰好是对应的罗马数字 ①）。因此，总有办法参考某一种来得到想要的答案。这些差异似乎并未降低这些算命装置的流行程度，它们在 15 和 16 世纪依旧出现在医疗手册中。这些天体图通常还可以确定预后的另一个要素——不过我没有在 8004 号手抄本中找到任何说明——那就是时间进程：病人的康复或死亡是会迅速发生还是缓慢发生，抑或介于两者之间。显然，它也完全可以用在其他地方，例如寻找丢失的物品、确定开办新企业或开启旅程的最佳日期，[10] 甚至可以解决一对即将成婚的夫妇是否合得来、他们的婚姻是否成功，以及伴侣中哪个会先死去的问题。

　　熟练运用毕达哥拉斯的天体图后，一位优秀的医师对"凶日"会有一个透彻的了解。当时有种日历（通常归功于盎格鲁-撒克逊修士"可敬的"比德）规定了好日子和坏日子，除了医疗，它还用在各种事上。[11] 每个月都有 2 个"黯日"，一个在月盈，一个在月亏，这两天最好避免任何形式的医疗。根据 8004 号手抄本，在 10 月的任何时候感冒都颇有害处。对女性来说，12 月的最后一天和 1 月的前两天尤其危险，即使男性在那几日也需要当心，而且任何人在那几日都不该去放血，因为"所有的血管那时候都满满的"（可能是圣诞节和新年的烈酒所致）。事实证明，酒精会让血液变稀，任何伤口都会出血更多而且更难止血，这可能是规避这些日期的解释之一。和毕达哥拉斯的天体图一样，凶日日历也有其他用处，正如这段 8004 号手抄本的摘录所言（在这里，我对拼

---

① 罗马字母中，"I"代表 1，"V"代表 5，"X"代表 10，"L"代表 50，"C"代表 100，"D"代表 500，"M"代表 1000。从小到大、从左到右依次相加。若左边的数小于右边的，则较小的、左边的数为负数。如"1874"，用罗马字母表示则是"MDCCCLXXIV"，意为"1000+500+100+100+100+50+10+10+(-1+5)"。

写进行了现代化处理）：

> 天文术士和占星师都说，一年当中有 29 个凶日，任何女人如
> 果在这几日结婚，她们都会很快被抛弃，或终身悲苦度日；如果谁
> 在这几日踏上旅行，他将再也回不到家中。[12]

对于任何不幸在凶日患病的人来说，不仅预后形势严峻，而且任何
形式的治疗都得推迟到更好的日期。

神秘的鸧鸟 [①]

要确定病人是会康复还是死亡，还有一个非常不同寻常的方法，就
是把一只鸧鸟带到他的床边——假设医师总是知道在哪里可以找到这种
生物。在中世纪的动物图鉴（bestriary）中，读者可以了解到医官鸟的
独特习惯。动物图鉴在 12—13 世纪的英格兰最受欢迎。它们是关于动
物的百科全书。这些抄本用精美的插图描绘了真实的和（对我们来说）
传说中的动物。764 号博德利馆藏抄本（MS Bodley 764）中记录了薮羚
（tragelaphus，一种胡须长长的鹿）、"三种"狮子、蝎狮（manticore，
具有人首、狮身和蝎尾刺）、龙和独角兽，同时还列出了更常见的母牛、
渡鸦、猫、鹈鹕和蠕虫。[13]

与现代的自然书籍不同，动物图鉴更关注这些生物在宗教上的面

---

① 鸧鸟（caladrius bird），也被称为"医官鸟"。鸧鸟与医学的关系不仅限于中世
  纪，还一直延续到了现代。加西亚·马尔克斯本人便将石鸧鸟作为死亡的象征
  之一。

向，还假设上帝创造它们是为了人类的利益，并为人类提供指导。一头母牛的作用显而易见，甚至一只猫也会抓老鼠，但老虎有什么用呢？显然，老虎是一种极为自负的生物，一有机会就喜欢在池塘或水坑里欣赏自己。因此，要抓到一只老虎，只需要简单地随手放一面镜子，然后静静等待。到最后，一头路过的老虎会发现这面镜子，并深情凝望自己的倒影长达几个小时。这时候朝它撒网，老虎就捉到手了。这当中的寓意是，虚荣心是基督徒的溃堤之穴。动物图鉴充满了类似的道德故事，就像古希腊的伊索寓言（Aesop's fables），只不过变成了一本引用了许多耶稣基督的基督徒版本。

　　说回鸻鸟。它通常呈白色，看上去像是海鸥和天鹅的杂交，具体则取决于书籍彩绘师（illuminator）的个人诠释。在博德利抄本中，它被称为"charadrius"，被描述为一只河鸟，通体白色，不带"黑斑"，其粪便可以治愈糟糕的视力。[14]鸻鸟过去与亚历山大大帝有着密切的关系，想必从中学到了如何享受荣华富贵，因为它喜欢在王宫里安家，这也是医师有需要时知道去哪儿找到它的线索。将这种鸟带到病人身边，如果鸟不看病人一眼，那说明他的病是致命的。不过，如果它直视病人的双眼，那说明预后好极了。动物图鉴解释说，纯洁的鸻鸟就像基督一样，将病人的罪和由罪导致的疾病背在自己身上，然后飞走，从而让病人得以痊愈。[15]

　　在这一章中，我更多提到的是医师，而非手术师或药剂师，因为与预后的各种理论打交道的，是经过大学训练的医师。从研究中我感觉到，在大多数情况下，手术师和药剂师更关心医学更实用的那一面：治疗病人或伤者。那么，中世纪的病人可以获得什么样的治疗手段和药物呢？

注　释

1. Parker, S., *Kill or Cure—an Illustrated History of Medicine* (London, New York, etc: Dorling Kindersley Ltd, 2013), pp. 36—37.

2. Rawcliffe, C., *Medicine & Society in Later Medieval England* (Stroud: Alan Sutton Publishing, 1995), p. 87.

3. Egerton MS 2572 at the British Library, ff. 50—51.

4. http://archives.wellcomelibrary.org/DServe/dserve.exe?dsqIni=Dserve.ini&dsq App=Archive&dsqCmd=Show.tcl&dsqDb=Catalog&dsqPos=4&dsqSearc h=%28%28%28text%29%3D%27ms%27%29AND%28%28text%29% 3D%2740%27%29%29 [于 2014 年 11 月 9 日访问]。

5. Campbell, A. M., *The Black Death and Men of Learning* (New York, 1931), pp. 39—42.

6. Page, S., *Astrology in Medieval Manuscripts* (London: The British Library, 2002), p. 16.

7. Rawcliffe, C., *Medicine & Society in Later Medieval England* (Stroud: Alan Sutton Publishing, 1995), p. 86.

8. Ibid., p. 87.

9. Page, S., *Astrology in Medieval Manuscripts* (London: The British Library, 2002), p. 61.

10. Robbins, R., "Medical Manuscripts in Middle English", *Speculum* 45 (1970), p. 397.

11. MS 8004, "A Medical and Astrological Compendium" at the Wellcome Library of the History and Understanding of Medicine, London, 1454, ff. 65r—67v.

12. Ibid., f.67r.

13. Barber, R., *Bestiary* (Woodbridge: Boydell Press, 1999).

14. Ibid., p. 131.

15. Lang, S., "The wonderful caladrius bird", *The Ricardian Bulletin* (September 2014), p. 48.

第 6 章

治疗疾病：从合情合理到难以置信

> 他的药剂师也可谓一叫就应，
>
> 立刻会给他送来糖膏和药品……
>
> 在饮食方面，他也非常有节制，
>
> 只要吃了有点饱就不肯多吃——
>
> 既要注意容易消化，又要注意营养好。[①]
>
> ——《医生》（"The Doctour of Phisik"），摘自乔叟《坎特伯雷
> 故事集》总引第一节，第 425—426、435—437 行

本章开头的题词提到了乔叟的医师：他总是有最喜欢的药剂师相伴，为其配制所需的药品和糖膏（用蜂蜜制成的药用糖浆）；同时为了自己的健康，有营养又易消化的饮食也很关键。中世纪的行医者从未低估饮食的重要性，事实上，保持健康和治疗病人的整体方法中不仅包括饮食，还包括一整套的生活方式。这意味着医师可以和病人（甚至是女性）探讨最私密的话题。

在我们了解医师如何为病人提供治疗之前，有一件我们都听说过却

[①] 引自《坎特伯雷故事》总引，黄呆炘译，上海译文出版社 2013 年版。译文在此基础上有所润饰。

了解甚少的事情值得一提——希波克拉底誓言（the Hippocratic oath）。
有一种传统认为，爱琴海的科斯岛（Kos）上仍然伫立着一棵大梧桐树，
早在很久以前的公元前 5 世纪末，年轻人在树下正式得授医学的技艺。
在围聚的同侪和长辈见证下，他们将宣立誓词，这些誓词如今被称为希
波克拉底誓言，它为医师的职业行为设立了高标准，并在几个世纪以来
一直名声斐然。在当时，它象征着设立于科斯岛、在希波克拉底领导下
的学院精神。不过，与很多人所认为的不同，它不是一个盖棺定论、一
成不变的医学伦理声明，随着时代的变化，它一直在修改之中。这一誓
言以阿波罗之名宣誓，而以下是它的一些要点：

> 在判断力所及的范围内，我将竭尽全力，用我的能力帮助病
> 人；我将避免用它伤害或虐待任何人。
>
> 即使有人要求，我也不会给任何人开具致命的药品；我也不会
> 给人提出如此建议；我也不会为女性堕胎。
>
> 我不会滥用职权，与女性或男性的身体产生性接触并沉溺
> 其中。
>
> 任何所见所闻，无论是职业信息还是私人信息，只要不该被泄
> 露，我都会保守秘密，绝不告诉他人。[1]

第一点显然最重要，与当下也最相关。第二点是反对堕胎和安乐死
的理论基础。可惜的是，第三点时而会被违背，这会给病人带来痛苦，
并导致医生丧失职业信誉。第四点即保密条款，在现代的犯罪小说和戏
剧的情节中常常被用到。不过，实际情况是，医学生或医学毕业生并未
普遍宣立这一誓言；事实上，大多数英国医生从未见过这一誓言，而且

宣立这一誓言也不是获得医学学位或进行医学实践的必要条件。在大学宣立这一誓言的最早的证据来自 1558 年，但直到 1804 年才有新合格的医生宣誓的证据。

健康生活自助书

对于那些不打算立即就医或支付不起就诊费用的人来说，还有一种可能获得指导的来源，即一种给业余人士的自助书——《健康手册》（*Tacuinum Sanitatis*）。这本书仍有诸多版本存世，其中大多数最初来自意大利北部，其文本取材于著名的阿拉伯医师伊本·布特兰（Ibn Butlan）写于 11 世纪的一本书。他从古希腊和罗马作家那里获取信息，包括食物、饮品、环境、活动及其对健康的影响。到了 13 世纪，《健康手册》从阿拉伯语翻译成了拉丁语，供西方读者使用，在 14 世纪，它以图画书的形式得到重新制作。这一版本在意大利贵族［如维斯孔蒂家族（the Viscontis）］中广受欢迎，带着精美插图的副本很快就传遍了整个欧洲。

书中涵盖了许多主题，包括其各自的优势、劣势以及改善劣势的手段。有些极为一目了然（例如治疗失眠的方法是睡眠），而另一些则显得非常有理有据。举个例子，在"裁缝"这一主题中，它写到了羊毛会刺激皮肤，因此建议在羊毛外套底下衬一件亚麻。这个条目有趣之处在于它说"最好的羊毛来自佛兰德斯"。很显然，作者知道最好的布料来自哪里，但他不知道制作这种布料所需的最好的羊毛来源于英格兰。在"浓郁葡萄酒"这一主题中写到了"对肝脏可能有害"，一如我们今天所知。然而，《健康手册》自己给出了解决办法：将其与石榴同食。以下是其他一些条目，让读者品味一番这本书的风格：

第 70 条 咸肉：最好的咸肉产自肥美的动物，并对黏液质的人和体力劳动者都有好处。它不应与扁豆同煎，因为二者组合会招致噩梦。

第 85 条 淡水螯虾：最值得选择的淡水螯虾是柠檬色的，具有催情的特性。不过，它们也会导致嗜睡，可以通过喷洒杏仁油来避免。

第 103 条 玫瑰水：［它］应由香气最盛的花朵制成。对心脏有利，可防止昏厥，应与糖浆同饮，以避免刺激呼吸。

第 105 条 春季：春季最好的部分在季节中段，利于所有的动植物生长。推荐沐浴，因为春天对肮脏的身体可能有害。

第 114 条 冬季的房间：它们在春末时应加热到空气的温度，以唤醒各种官能。这些房间应该朝北，否则会引起口渴和消化不良。

第 125 条 狩猎：狩猎的理想形式其实就是最简单地让体液变得稀薄。狩猎会导致身体变干，因此推荐在沐浴时给身体抹油。[2]

正如上面引用的第 114 条所见，就连建筑——指屋内房间的朝向——也很重要。英格兰白金汉郡阿默舍姆（Amersham）的切尼（Chenie）家族在 1460 年新建庄园宅邸时，将这一点用到了极致。由于害怕从伦敦飘来的承载着瘟疫的瘴气，这座宅邸背朝伦敦，后墙既没有窗也没有门（不过在那之后，凿开了一两道小口），以确保致命的瘴气不会吹进屋里。

《健康手册》和其他类似的专著旨在让人保持健康，也不只是行医者独自编写了这些指南。14 世纪的修士和诗人约翰·利德盖特（John Lydgate）在其诗篇《健康论》（*Treatise for Health*）中写道：

> 为了身体安康，小心料理感冒。
>
> 切莫进食生肉，如有必要，肉要吃好。
>
> 喝点有益的酒，来点清淡的面包。
>
> 胃口若佳，与其吃肉，不如米饭填饱。还有
>
> 别和年老的女人乱搞。

这首诗持续了 87 行，并在之后被他人借用。伦敦的手术师理查·埃斯蒂将其抄录进 1454 年的医学手册中，勃艮第的约翰在 1490 年则使用了一个略微不同的版本。[3]

1474 年，国王爱德华四世颁布了新的规则，让王室医师、手术师和药剂师遵守。医师的职责包括了利用其作为营养师的专业知识来为国王想出合适的饮食。[4] 这似乎涉及从教会那里获得豁免，让爱德华能在斋日免于吃鱼。国王很可能是黏液质体质，这意味着他的湿冷体液过多；要不然，就仅仅是他不太喜欢吃鱼，而且贵为国王，他有办法避而远之。医师还被要求为国王"发明"药物，并且密切关注朝臣是否展露出任何疾病症状，以免他们感染王室成员。任何出现麻风病或瘟疫症状的人都会被带离宫廷，直到"他重获洁净"，而且应该立即通知国王。对于威尔士亲王爱德华来说，他雇用了一个医师和一个手术师作为家臣，并明确要求他们得足够"机灵"，这个词意味着技艺纯熟、头脑聪

明和知识渊博，在这一情况下也许还意味着"言语动人"——能确保年轻的亲王"高高兴兴地"上床睡觉。

还有另一个可靠的办法来驱走恶病、祛除任何毒药或有毒生物的效果，那就是始终随身携带一枚蛇石。这些石头让中世纪人很感兴趣，他们相信这是盘蛇的残骸，这些生物被上帝变成了坚石，以惩罚其邪恶的行事。对我们来说，它们依旧令人着迷，只不过远没有那么神秘了——它们不是蛇，而是史前海洋生物的化石，如今被我们称作"菊石"（ammonite）。

预防医学就说这么多。然而，即使每个人都竭尽全力，假如这依然不足以防止你生病呢？如果你身体不适，还可以用什么药物？从本书标题 ① 可以猜到，用药从合情合理开始，逐渐变得看似不可理喻了——从柳树皮变成了龙血。

合理的药物与治疗

一些中世纪药物的确含有有效的成分，这些成分至今仍在使用，或被最近的医学研究"重新发现"。疼痛和高热的疗法（能追溯到盖伦的年代甚至更早）可能含有白柳树皮，这是天然的水杨酸来源，后者与阿司匹林的活性成分——乙酰水杨酸结构相似。头疼药常常含有水苏（betony）、马鞭草（vervain）和绣线菊（meadowsweet）等野花。水苏（学名为"*Stachys officinalis*"）可以内服也可以外敷，正如

---

① 本书旧版标题为 *Dragon's Blood & Willow Bark: The Mysteries of Medieval Medicine*。

下列药方所示——顺带一提，学名中带有 "officinalis" ① 的植物在过去都被用作药物。水苏曾经是头疾的最佳用药，其醒神的特性仍然为人所识，只不过现在更常结合其他醒神剂一起使用。[5] 它的中世纪名称之一是"愈伤草"（woundwort），因为它可以缓解伤口疼痛，并被认为可以促进伤口愈合。它还被用于治疗癫狂、心悸、头面部疼痛、神经痛和其他神经疾病。如今，它仍然用于偏头痛治疗，其活性成分是左旋水苏碱（alkaloids betonicine）、水苏碱（stachydrine）和葫芦巴碱（trigonelline）。这里有一服 15 世纪的头疼药方，正如作者在末尾所说，它可能确有疗效：

> 用于治疗偏头痛：取半盘大麦，取水苏、马鞭草及其他治疗头部的草药各一把，混合，充分煎煮，取出后用布包好，置于病人头上，可治愈。已在我本人身上得到证明。[6]

这个药的另一个成分是马鞭草（学名为 "*Verbena officinalis*"，现代名称为 "*Verbena hastata*"），它在现代医学中仍作为抗抑郁药和醒神剂使用。在中世纪，它用来给哺乳期的母亲催乳，还用来治疗黄疸、痛风和肾结石，但它在现代医学中的用途没怎么得到临床上的研究。它还含有一种有特殊活性的单宁（tannin），但也尚未得到充分

---

① "officinalis" 源于 "officina"，指中世纪时期的修道院建筑（通常是附属的外屋），修士们在那里制备药剂以治疗病人。由于 "officina" 通常毗邻修道院内的草药园，因此，当林奈在 18 世纪为植物进行双名命名时，许多已经证明有药用功效的植物的种名被定为 "officinalis"，意为 "来源于 officina 的"。然而，这种命名法依然是基于用途而非生物学的，因此如今已被新的双名甚至三名替代。"officinalis" 也成了一个历史名词。

的分析。[7]

　　马鞭草被人作为护身符戴在脖子上，用来驱走头痛、毒蛇和其他毒物咬噬，以及求取好运气和好视力。它的诸多优点来自一个传说：它在髑髅地山（the Mount of Calvary）上被人发现，并为钉上十字架的救世主的伤口止血——由此它也被称为"恩典之草"。在收集马鞭草时，采摘者需要手画十字，并口念纪念诗节，为它赐福。它必须在开花前采摘并及时干燥。在现代的替代医学中，马鞭草用于治疗发烧、溃疡、眼炎（ophthalmia）和胸膜炎（pleurisy）。马鞭草敷剂对缓解头痛（如上述中世纪药物所述）、耳痛和风湿都有好处，它将皮肤染成深红色，就观念上而言是认为其具有将血引出的效果。它还可以外敷，用以治疗痔疮。

　　绣线菊［学名为"旋果蚊子草"（Filipendula ulmaria）］想必也是上述偏头痛用药中"治疗头部的草药"成分之一。人们正在重新评价这种植物的药用特性，因为它也含有水杨酸，但与水杨酸相比，它对胃壁的销蚀性更小。绣线菊的旧拉丁名是"Spirea ulmaria"，根据杰拉德（Gerald）和劳斯（Laus）[①]，"aspirin"（"阿司匹林"）一词正是来自此——"a"来自"乙酰"（acetyl），"spirin"来自"绣线菊属"（Spirea）。在未来，对于那些每天服用阿司匹林作为心血管病预防药物的病人来说，白柳树皮和绣线菊都可能是更安全的选择。

　　有香味的绣线菊从前也被称作"meadwort"，杰弗里·乔叟在《坎特伯雷故事集》中提到：在《骑士的故事》（"The Knight's Tale"）中，

---

① 详见"参考文献"中 M. C. 杰拉德（M. C. Gerald）和 B. 劳斯（B. Laus）的著作。

它是名为"Save"的药酒的 50 种成分之一。这种花经常被放入葡萄酒或麦芽酒中，使其具有细腻的茴香口味；如今，它依旧用于给药酒（herb beer）调剂风味。在很久以前，绣线菊被德鲁伊（Druids）奉为圣草。园林植物"落新妇"（Astilbe）是其栽培版本。

白葡萄酒中加入绣线菊根煎剂是治疗高热的一种绝佳疗法。[8] 奶油白花（从 6 月开到 9 月）的小巧花尖和深绿树叶闻起来都很香。干叶泡在热水中，就像泡茶一样，再加蜂蜜增甜，然后服下，能治疗头痛，也作为抗炎药治疗风湿痛。花朵还可以用类似方式浸泡，用于治疗感冒、流感、体液潴留和关节炎。如今，我们知道绣线菊还有抗菌和利尿的特性，能有效缓解膀胱炎和其他尿路感染的症状。[9]

除药用以外，绣线菊是用于播撒在房间地板上的芳草之一，尤其受到女王伊丽莎白一世的喜欢。不过从某个角度来说，这也可以被看作"药用"：绣线菊以其杏仁味将所有散发着臭味的有毒瘴气赶出房间，都铎时代的植草药师约翰·杰拉德（John Gerard，约 1545—1612）写道：

> 当夏季需要装饰房屋，需要为房间、大堂和宴会厅铺设草料时，绣线菊的叶和花远远胜过其他草料。因为它的气味会让心灵快乐而欣喜，会让感官感到愉悦……据说，将花与葡萄酒同煮随后饮下，能带走三日疟的疼痛，并使心灵感到愉悦。将蒸馏花水滴进眼中，能带走眼睛的灼烧和瘙痒，并让视力变得澄明。[10]

绣线菊如今仍是治疗腹泻（特别是小儿腹泻）的重要用药，由于具有利尿性，它也是治疗某些水肿（oedema，古称"dropsy"）的良药。

在治疗了病人的头痛、高热和炎症后，现在让我们来处理他的胃病。茴香（anise）在处理消化不良和胃胀气上非常受欢迎。1305 年，爱德华一世对茴香征税，表明当时会定期从东地中海进口茴香；据御衣账目（Royal Wardrobe Accounts）所记，1480 年，国王爱德华四世的内衣和衬衫用"塞满了鸢尾根和茴香的混纺"小袋熏香。[11] 注意，这里用的不是八角茴香——它来自远东，在中世纪还不为西方所知——而是茴香；它没有那种迷人的异域风情，但有相同的风味，也同样有祛风顺气的特性。以下是一些 15 世纪可能有效的药：

> 用于治疗胃部烧热：取孜然、茴香、小茴香籽、红玫瑰叶、苦艾、薄荷、醋和酸面包，用平底锅炸至固体混合物，放在袋中，温养胃部，并且需要经常补充醋。[12]
>
> 胃病用药粉：取等量生姜粉、香附粉和薄荷粉，与葡萄酒或麦芽酒同饮，早晚服用。[13]
>
> 用于治疗疾病：取茴香籽、孜然籽、葛缕子籽、小茴香籽、水田芹籽和芍药籽各一盎司；月桂果，两德拉姆[①]；肉豆蔻切碎，一盎司半；生姜、肉豆蔻皮和丁香，各两德拉姆；甘草足量，使药物口感泛甜。早晚服用。[14]

第一份药方肯定能缓解胃痛，孜然、茴香、小茴香和薄荷都有安胃

---

① 德拉姆（drachm，简称 dram），重量单位，常见于药剂师称量用（药衡制单位），等于 1/8 药衡盎司（oz ap，约 31.1g）。请注意，不要与英制的"打兰"（亦为 dram）相混淆。打兰为常衡制单位，等于 1/16 常衡盎司（oz，约 28.35克）。英制分为金衡制（称量贵金属和宝石用）、药衡制和常衡制，虽然三者的 1 单位盎司基本等重，但其亚单位及换算均不同。

祛气的功效。我不确定玫瑰叶在其中作何用途（这里有可能是想说"花瓣"），不过苦艾①被用来驱逐肠道中的寄生虫，因此，如果疾病是由蛔虫或绦虫导致的，那应该会有帮助。不幸的国王理查三世可能也曾在一剂苦艾的治疗中获益，因为新的研究表明，他身受蛔虫之苦。[15]蛔虫感染会让他恶心反胃、身体不适，并引起腹泻。第二份药方中的生姜和薄荷非常助消化，并能缓解胃灼热和消化不良。第三份药方中，都是众所周知的助消化的香料（我不确定水田芹籽、芍药籽和月桂果算不算），能够安缓反胃，有利于祛风顺气。即使现在，生姜饼干也被推荐用于怀孕期间的轻微晨吐，因此这个药方有很大概率能奏效。

常见的苦艾自古以来就在医学上享有盛誉，都铎时期的作家托马斯·图瑟（Thomas Tusser）在写于 1577 年的《七月农事》（*July's Husbandry*）中指导道：

当苦艾开始结籽，就抓上一把两把

三月好好贮存，不让害虫侵蚀：

房间扫净，苦艾铺陈，

（如果医师所言不误）什么疗法比得上

苦艾和芸香布置的地？

它让心灵和大脑放松

因此绝不算徒劳无功

---

① "苦艾"（Artemisis absintium）为菊科蒿属植物中亚苦蒿的叶和花枝，其全草名应为"中亚苦蒿"，但"苦蒿"一名容易与"青蒿"混淆（中国古代即混用"苦蒿"与"青蒿"），而两者功效不同（苦蒿用于驱虫和祛风理气，青蒿用于抗疟疾）。故本处均翻译为"苦艾"，以示区分。

图瑟还建议将苦艾"铺在衬物和毛皮上，驱赶飞蛾和昆虫"。希腊人认为这种植物是毒芹中毒、毒蘑菇中毒以及"海龙"咬伤的解毒剂。苦艾味极苦，但它在啤酒花出现之前曾被酿酒商用来酿酒，因为它的叶子能够延迟麦芽酒的酸化。同样的特性也让苦艾成了抗菌制剂的主要成分，尽管中世纪医学并不能理解抗菌药这一观念。他们只是认为，绣线菊和苦艾这类草药有助于抵御"伤口热"——也就是我们所说的败血症。苦艾还被推荐用于"跌倒病"[即癫痫（epilepsy）]和肠胃胀气，同时也是治疗消化困难和身体虚弱的良药。[16] 如今，我们知道这种植物富含许多强效的化合物，其中包括苦艾醇、苦艾酸和一种苦味的糖苷——苦艾素。从简单的罗列中，你应该已经意识到，苦艾是为浓烈的苦艾酒增味的关键成分。

说点轻松的话题。苦艾也是一位老妇人的爱情药水的成分：

> 在圣路加日（10 月 18 日），取万寿菊的花瓣、一支马郁兰、一支百里香和一点苦艾，在火前烤干并捣成粉末，用一块上好的亚麻布或棉布筛过，并加入少量初榨蜂蜜和醋，用慢火炖煮。睡前涂抹，并念诵以下句子三遍，你就会梦见你未来的伴侣："圣路加，圣路加，好好待我 / 让我在梦中得见真爱。"[17]

荨麻（nettle）被认为是治疗"血液稀薄"的一种好方法，如今，人们可以买到荨麻片剂，作为治疗贫血的一线用药。紫草叶（comfrey leaves）被普遍用作治疗肌肉和 / 或骨骼损伤的药物，以"织骨草"的俗名留存于民间传说中。药剂师会种植玫瑰，其红色的花瓣可以用来制作有效的抗菌药物，用来治疗划伤和更深的伤口。园丁的天敌——地接骨木（ground elder，即羊角芹），会被故意种在中世纪的花园里，因为它可以泡成茶或捣成药膏，两者都非常适合治疗痛风。作为一种饮剂，它能彻底地冲洗肾脏，因此对治疗普通的肾脏疾病也有好处。这种植物的每个部位都可以入药，在痛风的治疗乃至治愈上非常有效，以至于在现代医学中还用于同样的目的——也许如今不再被当作一种"天敌"了。显然，当时的医学实践中，很大一部分想必是由反复试错构成的，但随着时间的推移，植物药的作用机理得到了更深入的理解。

在中世纪，人们认为天花是发生在年轻人身上的，因为他们过剩的血液流动得太快，最后沸腾起来，变成穿过皮肤的红色脓包。因此，疗法包括大麦高汤的冷食，还有放血排出过剩的体液——尤其是从鼻梁上放血，以减少大脑区域的温度。从 10 世纪的日本、14 世纪的英格兰到 19 世纪的丹麦，都有出现一个有趣的医疗步骤，那就是这个疾病的"红色疗法"。它包括将病人用红布包裹，以及用红色帷幔和窗帘遮蔽卧室，还鼓励病人喝红色液汁。加德斯登的约翰（John of Gaddesden，约 1280—1349，另一条文献称他死于 1361 年）是爱德华二世的御医，并在国王次子康沃尔伯爵（Earl of Cornwall）理查罹患天花时为其治疗；据说他鼓励病人吸食红石榴，并用红桑葚酒漱口。[18] 他写了一篇医学论著《医学中的玫瑰》(*Rosa Medicinae*)，也叫作《英格兰玫瑰》(*Rosa Anglica*)，在英格兰非常流行。其中，他记录了为"国王之子"做的事——被他称作"猩红疗法"的手段：

> 然后，拿一块猩红色（scarlet）或其他红色的布，把天花病人完全包裹在内——当疾病缠身时，这正是我对至尊的英格兰国王之子所做的事。我只允许红色之物出现在他的床旁，并由此治愈了

他，没有留下一丝天花脓包的痕迹。[19]

　　最初，"scarlet"不是一种颜色，而是一种非常昂贵和精细的羊毛布料。由于质量之高，它当然只用最好、最持久的染料染色，即王室蓝、王室紫和胭脂红（也被称为"kermes"，得名于产生它的昆虫干燥体）①随着时间的推移，红色成了这种布料最常见的颜色，于是布料的名字渐渐也就指代颜色了。

　　1562 年，29 岁的女王伊丽莎白一世罹患天花。起初，她的医师以为她只是感冒了，但她很快开始发高烧，脓包也开始出现。和王室先祖一样，她也被人用红色毯子包裹在内——"红色"可以治疗疾病，还不会让病人留疤，这个想法听上去可能愚蠢至极。但伊丽莎白的确没留下多少痘印，不过玛丽·达德利夫人（Lady Mary Dudley）这位在女王生病期间照料她的女侍就没那么幸运了。她被女王传染了这种病，还留下了严重的疤痕（尤其是在脸上）。难道医师们没有把她裹在红布里吗？也许如此。在 1901 年，丹麦医生尼尔斯·芬森（Neils Finson）写下了将紫外线应用在医学上的文章，他指出，

　　　　［天花患者被安置］在房间里，房间里安置红色玻璃或厚厚

----

①　"kermes"源自阿拉伯语"qirmiz"和梵语"krmi-ja"，意为"（由虫子产生的）红色染料"。这种昆虫生活在黎凡特和南欧的一种橡树上，染料是从虫的干燥尸体中制备的，长期以来被误认为是树的种子或瘤，因此在希腊语中是"kokkos"，字面意思是"谷粒，种子"，传入拉丁语后成为"coccus"。在欧洲，使用"kermes"染料的习惯在中世纪失传，直到 15 世纪初才重新流行起来。随着新大陆的胭脂虫（cochineal，这个词本身来自 coccus）的引入，这种功能相似的另一个物种代替了欧洲原来的"kermes"染料，"胭脂红"之名也顺势"鸠占鹊巢"。

的红布，将［紫外］线隔绝在外……囊泡［痘印］通常不会发展
到化脓的阶段，同时病人完全没有留疤，最多有一点极其轻微的
疤痕。[20]

尽管芬森成功凭借着用紫外线来治疗某些皮肤疾病而获得了诺贝
尔奖，但事实证明，他对红光治疗天花的进一步研究没有那么可信。不
过，一系列用红光来治疗痤疮的临床试验正在进行，[21] 到目前为止结果
可期，因此，加德斯登的约翰及其医师同侪针对天花的"红色疗法"也
许并没有那么离谱。

其他有用的疗法：防腐剂 / 抗菌药、麻醉剂和抗生素

如今，我们对这些药剂已经习以为常，还很可能认为前两个是 19
世纪发明的，而第三个是 20 世纪的产物。就名字而言可能的确如此：
中世纪抄本上不会写"用于防腐 / 抗菌"或"用来制备麻醉剂"，但人们
知道它们，尽管并不理解其原理。古埃及人明白，为了来世而将身体制
成木乃伊，需要用到特定的物质来避免腐败。他们用了沥青和松节油，
两者后来都被手术师用于截肢后的残肢。虽然英国医师约翰·普林格爵
士（Sir John Pringle，1707—1782）最早使用"防腐剂 / 抗菌药"这个
词，但希波克拉底已经理解了这个概念：他建议用葡萄酒和醋清洗伤口
并涂抹上油，因为这些都有防腐的作用。古代波斯人的法律要求饮用水
要贮存在铜容器中。[22] 铜有防腐的作用，这样水就可以保持清甜，并且
可供饮用更长时间。最近人们才意识到，公共建筑中来自古老的维多利
亚时代的黄铜扶手栏杆，竟然比现代其他材料制成的栏杆更加卫生，因

为黄铜的含铜量很高。以下是一剂 15 世纪治疗发炎伤口的防腐药膏：

> 用于治疗伤口溃烂、消除死肉：取新蜡、铜绿、鞋蜡（cobblers'
> wax，简称"code"）、乳香、焦油沥青、松节油、羊脂和动物油脂，
> 一起放入平底锅里煎煮；当它开始翻滚时，用漏勺让它冷却，然后
> 装入盒中。[23]

这个药方里的每种成分都要么具有防腐特性，要么能让软膏保持性状并封闭伤口：铜绿是一种蓝绿色的化学物质，主要由氢氧化铜和碳酸铜组成，是黄铜、青铜和红铜风化时形成的物质。它除了是中世纪绘画中使用的绝妙色彩，也是一种出色的防腐剂。

如今，许多人认为麻醉药是一种现代发明，并由此推论，所有中世纪的手术都让病人极度痛苦；然而这并不完全正确。在上一章中，我们看到了能让病人手术前休眠的"德瓦勒"的配方。接下来还有另一种带有使用说明和剂量的麻醉药水——这很不寻常，说明在这种情况下，将毒芹稀释进麦芽啤酒或葡萄酒中，给病人恰到好处的剂量使其休眠有多重要：

> 让一个人休眠以接受治疗或开膛破腹［手术］：取三勺猪胆汁、
> 三勺毒芹根汁和三勺醋，混合均匀，放入一个玻璃容器中，控制住
> 要进行治疗或手术的病人。取一勺药水加入一碗葡萄酒或麦芽啤酒
> 中；如果想让药效强劲，就加两勺。随后将酒给病人服下，他不久
> 后就会睡着。然后就可以随心所欲给他进行治疗或手术了。[24]

在麻醉下成功进行的手术包括切除眼部白内障、鼻息肉、痔疮和兔唇——人们认为，如果母亲在怀孕期间不幸见过野兔，那兔唇就会出现在婴儿身上。以下是盎格鲁–撒克逊的伯德治疗兔唇的说明：

> 将乳香捣至极细，加入蛋清，混合至朱红色［近乎于为抄本彩饰的调色］，切掉假唇边缘，用丝线缝紧，用药膏涂遍患处，直到丝线崩解。[25]

尽管人们从 20 世纪以来才开始了解抗生素的原理，但这并不意味着在那之前人们没有用过它们。插花师时至今日仍在使用的泥炭藓（Sphagnum moss），几个世纪以来一直是手术师设备包中的重要部分。有证据表明，一具发现于苏格兰青铜时代的骨骼，在胸部的伤口上涂有大片的泥炭藓。[26] 这种发现于苏格兰、爱尔兰和西英格兰的泥炭藓，比棉花更能吸收伤口的渗液或分泌物，而且还能除去伤口的臭味。这些好处都显而易见，不过过去的手术师不可能知道泥炭藓中生长着某些青霉菌（penicillin mould），使其具有抗生素的特性。

还有一些不太常见的事物被用来治疗伤口，比如蛛网。一团干净的蛛网会被用来密封和包裹住敞开的伤口，并能牢牢粘在皮肤上，因为蛛网遍布天然黏性物质，能够像创可贴一样管用。织网逐渐变干、变硬，将伤口密封和保护起来。除了强韧和轻得惊人，它们在发挥作用后，能轻易用温水将其冲走。锦上添花的是，蛛网还有天然抗菌和抗真菌的特性，因而能够对抗感染。最后，由于含有凝血和修复过程必需的维生素 K，它们还有助于止血并促进伤口愈合。只要蛛网在使用时干净新鲜，就不会在病人体内引发任何不良反应，即在生物学上属于中性

（biologically neutral）。[27] 反复试错已经证明了蛛网管用，因此，尽管对其原理一无所知，中世纪的手术师依然做到了物尽其用。

糖膏是用蜂蜜或（对富人来说）用糖制成的药用糖浆。蜂蜜在医学上的重要性记载于一些世界上最古老的医学文献中。自古以来，它就以愈合伤口的能力而闻名。它还有一个额外好处，就是抑菌性；古代医者无法理解这一点，但他们看得到效果。蜂蜜还会防止伤口变得僵硬和过干，其高黏性有助于为伤口提供一层保护屏障以防止感染。它甚至能增强免疫系统，这同样有助于伤口愈合。大多数蜂蜜的抗微生物特性是由于：①有过氧化氢（hydrogen peroxide，H_2O_2）能抑制细菌生长；②糖含量高（高渗透率），能将细菌内部的水分吸出，致其皱缩而亡。如今，这种能力正在让蜂蜜重归医用，除用作伤口敷料以外，其抗生素特性会以多种方式作用于细菌，使微生物对其作用更难产生耐药性。[28] 以下是一位中世纪药剂师制作糖膏（用来销售）的说明：

> 用于制作糖膏以治疗不同疾病：取澄清蜂蜜煮沸——要知道它何时足够沸腾，取一滴滴进冷水中，如果捏上去质地坚硬，则时机已到；加入月桂粉、1/4 盎司生姜、半盎司长胡椒和肉桂，用檀木［sandalwood，用作红色食物色素，味香］上色，随后用于出售。[29]

据描述，这个糖膏尤其适合治疗"心脏的翻涌和疼痛"——这听上去像是某种爱情药水——但在 15 世纪，这指的是消化不良和胃灼热。

尽管中世纪的行医者知道并使用了这些合理而有效的药物，但我们必须承认，还有一些疗法听上去就很荒唐、无用、令人反胃，乃至某些时候可能致命，让我们来看看其中一二。

离谱的药物和疗法

盎格鲁-撒克逊医学经常涉及魔法护身符、咒语甚至雏菊花环。人们将这些简易的小花环戴在婴儿脖子上，用来驱赶小精灵和调皮的小妖精。小孩发脾气可以解释为受到做了坏事的精灵影响，因此，一条"白日之眼"的项链能让暗黑势力走投无路。其他植物也有类似的用途，比如鼠尾草和更苦的芸香，还有能够驱走女巫的花楸树。无论这些预防是否有效，至少它们没什么坏处，而另一些药物无论有效与否，都肯定会危害到当地的动物群。要治疗患有痛经（dysmenorrhoea）的女性，需要找一只猫，砍掉头，去掉内脏，将仍有余温的猫身放在女性疼痛的肚子上［出自《15 世纪医书》（Fifteenth-century Leechbook）第 89 页，药方 238］。余温可能有用，但何不直接把活猫放在膝上呢？其效果没什么不同，而且下次需要时，这只猫还能用，就像一个活的热水瓶。痛风似乎是一种需要各种奇怪用药的疾病：

> 用于治疗痛风：将一只活的红毛狗在油中煮沸直至散架，然后加入蠕虫、猪骨髓和草药，将混合物涂抹至患处；或在日月都不照耀时取一只青蛙，剪下后腿并用鹿皮包裹，按左右对应的方式将蛙腿放在痛风病人腿上，他就一定会痊愈。[30]

吉尔贝图斯·盎格里库斯（Gilbertus Anglicus）① 推荐了一种药膏，

---

① 该名为拉丁语形式，译为英语则是"英格兰人吉尔伯特"（Gilbert the Englishman），见第 10 章。

是由煮熟的小狗、黄瓜、芸香和杜松子果组成的。约翰·米尔菲尔德（John Mirfield，死于 1407 年）是圣巴托洛缪医院（St Bartholomew's Hospital 位于伦敦的史密斯菲尔德）的医师。他写过一本医学论著《巴托洛缪日祷书》（*Breviarium Bartholomei*），这是一本医院里用的指南，用来处理从头到脚的健康问题。在日常治疗中，他写到了这种可怕的药浴：

> 取一只未睁眼的小狗（即年龄太幼而尚未睁眼），取出其内脏，切掉四肢，在水中煮沸，然后让病人在这个水中浸浴。病人应在饭后浸浴，为时 4 小时，并用山羊皮包住头、盖住胸膛，这样他就不会突然着凉。[31]

顺便说一句，米尔菲尔德还写到了制备"用于通常被称为枪的战争魔物的药粉"，亦即火药的配方。[32]

烤猫头鹰是另一种治疗痛风的药物（出自《15 世纪医书》第 207 页，药方 655 ）。比这些残暴的药方稍好的是碾碎的蚂蚁制剂。用死狗或死老鼠治疗头痛、蜘蛛治疗耳痛、猫治疗重度扁桃体炎——所有这些中世纪疗法都受人欢迎，如果它们有用，也很可能是出于安慰剂效应。伯德的《医书》中对精神失常开具了另一服药（第 40 号）：为了治疗那个疯子，取海豚皮制成鞭子，然后鞭打此人，他很快便会好转，阿门。

我们可能认为这些奇怪的动物药存在于遥远的过去，但事实上，对于来自动物王国的类似奇怪的用法，如今的研究者仍在探索。

奇怪而奇妙的疗法

如今，现代医学会使用水蛭，而蛆则回归于清创（清除坏死组织）和清理伤口。在蛆清创治疗中，临床培育的绿豆蝇幼虫被用来治疗软组织和皮肤上的伤口感染，可谓名副其实。这些蛆被涂在伤口上 2—3 天，并用特殊敷料笼起来，以防偏离治疗部位太远。由于这些医用蛆无法降解，也不以正常组织为食，它们的自然本能便是，一旦伤口清理干净、幼虫吃饱，就会爬到其他地方去。

科学发现，蛆以三种方式起作用：通过用消化酶溶解坏死和感染组织来清创（清洁伤口）；通过分泌抗微生物分子、摄入和杀死微生物为伤口杀菌；还能刺激新的健康组织生长。[33] 事实证明，它们长于清理和愈合糖尿病相关的腿部溃烂，也能治疗抗生素耐药菌（例如耐甲氧西林金黄葡萄球菌，简称"MRSA"）造成的伤口。在中世纪，蛆的应用可能出于偶然而非故意，但它们的确被人提到，并通常被称作"蠕虫"。

在现代医学研究中，一些非常意想不到的生物正在为研究提供化合物。艾塞那肽（Exenatide）是一种合成药物，最初来自从吉拉毒蜥（一种大型北美蜥蜴）的有毒唾液中发现的一种激素。该药目前成功用于治疗 2 型糖尿病。[34] 从亚洲沙蛇的毒液中提取出的"Eristostatin"① 可以增强病人的免疫系统，以对抗恶性黑色素瘤（melanoma）。从响尾蛇毒液

---

① 由于药品名称一般会在上市后确定其通用名，而药物成分的名称需要经过定名。因此未上市的药物或成分不一定拥有通行译名。该词便是一例。此处不另行翻译，但尝试剖析名称由来：该名称来自两部分，即"Erist-"和"-statin"的结合，前者取自扁鼻蝰（Eristicophis macmahoni），后者取自他汀类药物（一种胆固醇抑制剂），意为"抑制剂"。名称整体直译便是"一种取自扁鼻蝰的抑制剂"。

中提取出的蛋白质"响尾蛇毒液"（Crotoxin）正得到关注，未来可能可以治疗癌症，因为它似乎能触发异常细胞的凋亡机制（apoptosis）[①]。细胞凋亡是一种自毁机制，能让健康细胞个体生命周期结束时自我消除；癌细胞缺乏这种功能，这让它们失控增殖。眼镜王蛇的毒素正提供一种惊人的镇痛剂——"hannalgesin"[②]，据说效果比吗啡强 20—200 倍；其临床试验正在进行中。[35]

这些新药的起源提醒着我们，不应忽视中世纪药物中使用的一些奇怪成分。很可能就有某种活性化合物等着现代的研究者去发现。毕竟，谁会把蜥蜴唾液列为针对糖尿病病人的一种疗法呢？

谈到动物药，我们就不得不提到龙血。龙血跟动物根本毫不相关：它是龙血树（Dracaena draco）的红色树脂，原产自加那利群岛（Canary Islands）和摩洛哥（Morocco）。一旦树皮受损，龙血树会渗出血红色的汁液，汁液变硬后能保护受损部位。中世纪商人以深红色树脂块或鲜红色粉末的形式售卖它们，由于那些传唱其起源的美妙故事，它们的价格大幅增长。在这些故事中，根本没有龙血树什么事——这些树脂是巨龙与死敌大象争斗而亡后凝固的龙血。显然大象总是取胜，这或许可以解释为何如今龙血比龙常见得多。

龙血被用作染料和油画涂料，同时还具有药用特性。希腊植物

---

① 细胞凋亡是一种细胞内部程序控制的自我毁灭过程，是生物体新陈代谢的关键步骤，通常包括了细胞体积缩小、细胞膜起泡、核染色质凝聚和断裂、DNA 碎片化、形成凋亡小体并被吞噬细胞清除等步骤。细胞凋亡与细胞坏死（necrosis）不同，后者通常是由感染、毒素或损伤等外部因素引起的，伴随着细胞的肿胀与破裂。

② 该词亦无通用译名，而是由两部分组成，即"hannal"和"analgesin"。"hannal"取自"Ophiophagus hannah"，即"眼镜王蛇"；"analgesin"取自"analgesia"，即"镇痛剂"。该词直译为"一种取自眼镜王蛇的镇痛剂"。

学家兼医师狄奥斯科里德斯（Dioscorides）在草药书《论药物》（*De Materia Medica*）当中描述了龙血的用途，并建议用它来治疗呼吸道和肠胃道疾病（尤其是腹泻）。在一份治疗女性月经过多（menorrhagia，指经期大量出血）的药方原料清单中，萨勒诺的特罗图拉（Trotula of Salerno）——这个人可能是，也可能不是一位 12 世纪萨勒诺大学的医学女讲师——推荐了龙血："饭后或饭中，让女性饮下……珊瑚、阿拉伯树胶、石榴、嘉宝果种子、马齿苋……车前草、萹蓄、龙血、焦象骨和榅桲种子的混合粉末。"[36]

到了 1402 年，龙血来自植物已经众所周知，但它在医学上仍然被当作万能药：用于给伤口止血（凝血剂），用于退烧，用于治疗腹泻和痢疾。口服龙血可以治疗口腔溃疡、喉咙痛、胃肠道疾病和胸痛。它还用于皮肤治疗，如湿疹。但是这种外来物真的有什么益处吗？答案是：真的，它可能真的有益处。今天，替代医学将龙血作为抗菌药来清洗伤口，还可以内服治疗胸痛、月经疾病和产后出血。正统医学研究已经发现，龙血不仅有抗生素的特性，而且其成分之一——塔斯品碱（taspine）具有抗病毒作用和愈伤作用。[37] 实验室研究和动物试验表明，龙血在现代医学中有一定前景，但到目前为止，这些作用还没有得到人类临床研究的证实。

如今，龙血树脂依然来自进口——它曾用来给施特拉迪瓦里（Stradivarius）小提琴①上漆——不过龙血树只是其中一个来源。这种树脂可以从印度洋索科特拉岛（Socotra）的索科龙血树（*Dracaena*

---

① 由意大利制琴家安东尼奥·施特拉迪瓦里（约 1644—1737）制作的小提琴，如今是世界顶级的小提琴，价值数百万美元至上亿美元，由一代代世界级小提琴演奏家演奏与传承。

cinnabari）获取，而且这很可能是伊斯兰药物的另一个来源，并通过香料之路抵达欧洲。现在的大多数供给来自各种黄藤属（Daemonorops）植物，它们原产自马来西亚和印度尼西亚。

　　另一个听上去意想不到的动物药是蜗牛黏液或蛞蝓黏液。活蜗牛分泌的黏液被用作烧伤、烫伤、轻伤、皮肤瘙痒和溶解疣的即时治疗，并广受中世纪的药剂师欢迎。对于烧伤和烫伤，它能减少起泡并缓解疼痛。最近的研究表明，蜗牛黏液含有抗氧化、抗菌、麻醉、抗刺激、抗生素和抗病毒等多种特性，还含有对修复皮肤至关重要的胶原蛋白和弹性蛋白。和水蛭唾液一样，这些化合物都为生物提供了优势。想象一下，一只蜗牛或蛞蝓在粗糙的地面或植物上滑动，它必须忍受轻微的划伤和擦伤，这很容易引起不适或感染。如今，现代医学把蜗牛黏液——现在叫作"蜗牛凝胶"——作为皮肤制剂，用来治疗割伤、烧伤和烫伤等轻伤。它也被应用在除疣的试验中。看上去，中世纪医学在这一点上没有弄错。[38]

曼德拉草

　　这种奇怪的植物在《圣经·旧约》中被提到过，《哈利·波特》的拥趸可能很熟悉它：这是一种危险的魔法生物，在被连根拔起时，能让任何听到它尖叫的人发疯。在《创世记》中，[39] 认为自己已经过了生育年龄的利亚①，利用曼德拉草再次受孕，所以中世纪的人想必很熟悉这种

① 利亚是雅各（后称以色列）的第一任妻子，她的儿子中，犹大是后来大卫王的祖先，也就是耶稣的祖先，因此中世纪人会熟悉利亚相关的《圣经》内容。流便（利亚与雅各之子）、利亚和曼德拉草的故事出现在《圣经·创世记》30：14—16；和合本圣经此处将"mandrake"译为"风茄"，即曼德拉草的学名。

植物。不过，传说围绕着曼德拉草而生：它怪异的主根分成数支，看上去像是人类的外形。虽然《圣经》故事简单地说到，流便（Reuben）发现麦田里生长着曼德拉草这种植物，并"拿来给他母亲利亚"，这似乎没对他产生什么不可预见的后果；但曼德拉草的传说就此衍生，每当它被拔出土地，就会惊声尖叫，让任何耳闻的活物都疯癫而亡。为了防止这种情况，采药人会把一条狗捆在这种植物上，然后迅速离开。当狗拽着绳子想要追上来时，就会不可避免地将植物连根拔起，并了结掉这只不幸的动物。就算狗从这样的任务中活了下来，人们还是真心相信这个故事吗？它更有可能是一个警示，因为这种植物和颠茄（belladonna，也称"deadly nightshade"，直译为"致命的夜影"）亲缘相近，并且毒性相似。

　　尽管如此，曼德拉草还是应用在了中世纪医学中。它被看作一种普遍疗法，在对抗邪恶时还是可靠的护身符，并且具有镇痛和催眠的特性。在罗马时代，它有时被做成一团浸过酒的海绵，作为一种善行，给予那些被钉在十字架上的人。[40] 萨勒诺的特罗图拉推荐用曼德拉草搭配颠茄和莨菪来治疗多种子宫疾病——这三种原料如果不谨慎使用就会有致命风险。[41] 据特罗图拉所说，曼德拉草是两种重要药物的关键成分。第一种是"populeon"，这是一种以杨树芽和猪肉脂肪为基础的药膏，是治疗急性发烧或失眠的理想选择，通过揉搓病人的腹部给药。它的配方中包括曼德拉叶（在这个例子中，不需要将植物连根拔起）、莨菪、莴苣（一种催眠剂）、颠茄和紫罗兰。[42] 第二种是"圣保罗的药水"（potio Sancti Pauli），它是一种让病人喝的药水，据说是由圣保罗发明的。这是一种治疗癫痫、强制性昏厥和胃病的药方。它广泛的成分表包括甘草、鼠尾草、柳、玫瑰、三种胡椒、小茴香、肉桂、生姜、丁香、鸬鹚血、曼德拉草和龙血。[43]

　　除特罗图拉的著作中提到的这些疗法之外，我发现盛名之下的曼德拉草其实相当令人琢磨不透，这不仅仅体现在中世纪医学之中。我有两次参观伦敦的切尔西药草园（Chelsea Physic Garden）想要拍摄正在生长的曼德拉草，结果都扫兴而归。第一次早在 2013 年 9 月，结果证明我来得太晚，因为这个季节的曼德拉草——毋宁说是那一地残存的叶片——已经完全回枯了。能看见的只有标示牌，上面写着的"Mandrake"或"Mandragora officinalis"[①]表明了这株植物曾在何处生长。由于不想再次错过，我在 2014 年 5 月重返药草园，结果还是一无所获。在经历了有记载以来最潮湿的暖冬之后，蛞蝓和蜗牛过了个好年，不过它们的食物可就倒霉了，其中就包括曼德拉草。有调查显示，一颗被充分咀嚼过的曼德拉草幼芽（和我的手指差不多长）在多石的药草园中生存维艰。因此，本书缺乏这一传奇植物的照片。蜗牛可能从曼德拉草所谓的催情特性中有所受益；反正它们没有死于曼德拉草的剧毒。

富人的"糖蜜"

　　对于最严重的疾病来说，预防总是好过治疗，但有一些制剂可以两全其美。以下内容由一名匿名的编年史家所写，它描述了 1471 年瘟疫降临温切斯特时，当地人民是如何得救的：

　　　　国王爱德华四世统治第 10 年（1471），海外和英格兰的医师以

---

①　两者都指曼德拉草，"Mandrake"是其英文名，"Mandragora officinalis"是其希腊名。

及晚年的国王都一致认为，这是治疗疫病的首选药：取 2 勺水、1 勺醋、一粒豆子大小的糖蜜，将其混在一起，每月饮 1—2 次。如果你未被感染，它将保护你；如果你已被感染，那么若保持规律的日常，它将救你一命。这一点已被证明，并在上述国王统治的年岁，救了温切斯特的 300 到 400 个男人、女人和小孩。

这个药方听上去既便宜又简单。如果它预防了瘟疫，还治愈了瘟疫，那为什么会有人死于这种可怕的疾病？水、醋和糖蜜听上去普通极了。问题是，这里的"糖蜜"并不是以前的糖蜜，而是"底野迦"（theriac）。根据传说，底野迦的历史始于公元前 2 世纪的本都（Pontus，位于现在的土耳其）国王米特拉达梯六世（Mithridates Ⅵ），他非常害怕被毒药谋杀。[44] 为了拥有正确的解药（以防有人成功毒害到他），他在囚犯身上尝试了所有已知的毒药和所有可能的解药。无数毒药实验最终让他宣称，他已经发现了每一种毒蜥和毒物的解药。然后，他把所有有效的解药混合成一种，并以自己的名字称这种美妙的万能药为"米特拉达梯"。"米特拉达梯"含有鸦片、没药、藏红花、生姜、肉桂和蓖麻油，以及近 40 种其他成分。

当罗马人击败米特拉达梯时，他的医疗记录落入他们手中，罗马的行医者就开始着手研究。皇帝尼禄的医师安德罗马库斯（Andromachus）改良了"米特拉达梯"，将成分增加到 64 种，其中包括毒蛇肉——它被捣碎后熬成汁液，随后烘烤、陈酿，最后形成稳定成分。显然，在医师盖伦的建议下，罗马皇帝马可·奥勒留定期服用这种药。毕竟，他富有得能买下所有这些昂贵的药材。

在中世纪时期，传统名称"米特拉达梯"变得残缺不全，被缩写成了"底野迦"。它是所有药物中最贵的，此时有 100 多种成分。英格兰人根据进口的意大利城市，将其称为"威尼斯糖蜜"或"热那亚糖蜜"。另外还有两种被我们称作魔弹的"药王"（Official Capitals）："斐洛尼乌姆"（Philonium），含有藏红花、除虫菊、胡椒和蜂蜜；"迪亚斯科迪乌姆"（Dioscordium），含有生姜、肉桂、桂皮、鸦片、龙胆和蜂蜜等。[45]不过，人们仍然认为底野迦能治愈一切——从蛇咬到黄疸，从麻风病到肠道损伤。它就是会让"整个身体百病不侵"。[46] 然而，即使你负担得起这种"药王"或"魔弹"，成功与否的秘诀其实还是藏在另外两个词中——"规律的日常"。一个人绝佳的规律的日常可能会毁掉另一个人，因为这一点取决于人的体液质，所以即便对于富人来说，治疗结果也依然悬而未决。至于普通人，他们甚至没有机会得到仅仅一剂底野迦所需的"豆子大小"的"糖蜜"；至于说到"规律的日常"，从各个方面来讲，他们当然毫无规律、糟糕透顶。女性的日常更不规律，甚至未来难测。因此在下一章中，我们将把注意力转向她们——女性照料者和女性病人。

注　释

1. Porter, R. (ed.), *Cambridge Illustrated History of Medicine* (Cambridge: University Press, 1996 [pbk, 2001]), p. 59.

2. Bovey, A., *Tacuinum Sanitatis—An Early Renaissance Guide to Health* (London: Sam Fogg, 2005). 很感谢我在肯特大学的硕士导师亚历克斯·博维博士（Dr. Alixe Bovey）提供了这则信息以及这本书的复印本。

3. Mount, T. P., "A Manuscript for All Seasons—MS.8004 in the Context of Medieval Medicine and the Dissemination of Knowledge"（未发表的关于"医学和占星术纲要"的硕士论文以及 8004 号手抄本，现都藏于伦敦维康图书馆医学

史与医学认识馆，2009 年），pp. 162—164。

4. *Liber Niger Domus Regis, 1474*, Harley MS.642, ff. 13—86.

5. http://www.botanical.com/botanical/mgmh/b/betowo35.html [于 2014 年 9 月 17 日访问]。

6. Dawson, W. R., *A Leechbook or Collection of Medical Recipes of the Fifteenth Century* (London: Macmillan and Co. Ltd, 1934). The text of MS 136 of the Medical Society of London. Recipe 609, p. 195.

7. http://botanical.com/botanical/mgmh/v/vervai08.html [于 2014 年 9 月 17 日访问]。

8. http://botanical.com/botanical/mgmh/m/meadow28.html [于 2014 年 9 月 17 日访问]。

9. Nozedar, A., *The Hedgerow Handbook—Recipes, Remedies and Rituals* (London: Random House, Square Peg, 2012), p. 124.

10. Woodward, M. (ed.), *Gerard's Herbal—The History of Plants* (London: Studio Editions, 1994), p. 245.

11. Briggs, D., *A Pinch of Spices* (Essex: Colchester, Blond & Briggs Ltd, 1978), 页码未注明。

12. Dawson, W. R., *A Leechbook or Collection of Medical Recipes of the Fifteenth Century* (London: Macmillan and Co. Ltd, 1934). The text of MS 136 of the Medical Society of London, Recipe 305, p. 121.

13. Ibid., p. 225.

14. Ibid., p. 319.

15. http://www.thelancet.com/journals/lancet/article/PIIS0140-6736(13)61757-2/fulltext [于 2014 年 9 月 20 日访问]。

16. http://botanical.com/botanical/mgmh/w/wormwo37.html [于 2014 年 9 月 20 日访问]。

17. http://www.stlukerchamilton.com/Other/StLuke.html [于 2014 年 9 月 21 日访问]。

18. Glynn, I. & J., *The Life and Death of Smallpox* (Suffolk: Profile Books Ltd, 2004), p. 26.

19. Wallis, F., *Medieval Medicine: a Reader* (Toronto: University Press, 2010), pp. 274—275; http://www.ladydespensersscribery.com/2010/02/22/john-of-

gaddesdensmallpox-and-edward-ii/ [于 2014 年 9 月 21 日访问]。

20. Finsen, N. R. (trans. J. H.Sequira), *Phototherapy* (London: Arnold, 1901), p. 1.

21. http://www.ncbi.nlm.nih.gov/pubmed/23046014 [于 2014 年 9 月 21 日访问]。

22. http://www.discoveriesinmedicine.com/A-An/Antisepsis.html [于 2014 年 9 月 22 日访问]。

23. Dawson, W. R., *A Leechbook or Collection of Medical Recipes of the Fifteenth Century* (London: Macmillan and Co. Ltd, 1934). The text of MS 136 of the Medical Society of London, Recipe 356, p. 133.

24. Ibid., p. 263.

25. Parker, S., *Kill or Cure: an Illustrated History of Medicine* (London, New York, etc: Dorling Kindersley Ltd, 2013), p. 52.

26. Williams, B., "The healing powers of sphagnum moss", *New Scientist* (9 September 1982), pp. 713—714.

27. http://pippap.hubpages.com/hub/Organic-Healing-Treating-Bleeding-Wounds-With-Cobwebs-[于 2014 年 9 月 28 日访问]。

28. http://www.ncbi.nlm.nih.gov/pmc/articles/PMC3609166/[于 2014 年 9 月 27 日访问]。

29. Dawson, W. R., *A Leechbook or Collection of Medical Recipes of the Fifteenth Century* (London: Macmillan and Co. Ltd, 1934). The text of MS 136 of the Medical Society of London. Recipe 548, p. 177.

30. 两服药方均来自 Moses, B., *A Tudor Medicine Chest* (Great Britain: Hodder Wayland, 1997), p. 15 & p. 21。

31. *The Breviarium Bartholomei* by John Mirfield, British Library, Harley MS. 3.

32. Oxford, Pembroke College, MS 2, f.282.

33. http://www.monarchlabs.com/mdt [于 2014 年 9 月 28 日访问]。

34. 我想感谢史蒂文·蒙特（Steven Mount）和位于麦克尔斯菲尔德（Macclesfield）的阿斯利康实验室（Astra-Zeneca Laboratories），他们为我指明了这项新研究的存在。

35. http://www.economist.com/news/science-and-technology/21569015-snakevenom-being-use-cure-rather-kill-toxic-medicine (5 January 2013) [于

2014 年 9 月 29 日访问]。

36. Green, M. H., The Trotula—*An English Translation of the Medieval Compendium of Women's Medicine* (Philadelphia, USA: University of Pennsylvania Press, 2002), p. 70.

37. http://www.ejderhakani.com/infodraga.pdf [于 2014 年 9 月 27 日访问]。

38. http://www.worldwidewounds.com/2013/July/Thomas/slug-steve-thomas.html [于 2014 年 10 月 10 日访问]。

39. Genesischapter 30, verses 14—17.

40. Gerald, M. C., *The Drug Book* (New York: Sterling, 2013), p. 34.

41. Green, M. H., *The Trotula—An English Translation of the Medieval Compendium of Women's Medicine* (Philadelphia, USA: University of Pennsylvania Press, 2002), p. 75.

42. Ibid., p. 130.

43. Ibid., pp. 130—131.

44. Pickover, C. A., *The Medical Book—from Witch Doctors to Robot Surgeons, 250 Milestones in the History of Medicine* (New York: Sterling Publishing, 2012), p. 44.

45. Laws, B., *Fifty Plants that Changed the Course of History* (Hove, Kent: Quid Publishing, 2012), p. 217.

46. Wallis, F., *Medieval Medicine: a Reader* (Toronto: University Press, 2010), pp. 176—177.

第 7 章

医生或病人：若为女性

当女人和男人做爱时，会有一种热感汹涌上头，

随之而来的是感官的欢愉；在做爱时交换这欢愉的滋味

能让男人的精液喷涌而出。

——宾根的希尔德加德（Hildegard of Bingen，1098—1179）

你可能会惊讶地发现，写下这一女性高潮的女人竟然是个修女！宾根的希尔德加德写过与当时的政治相关的诗歌、戏剧和音乐，做过各种预言，并写下了多部关于草药和医学的专著——这与我们最为息息相关。她是一位非凡的女性，在她身处的时代就产生了世俗上和精神上的巨大影响。希尔德加德于 1098 年出生在德意志美因茨（Mainz）教区的博肯海姆（Bockelheim）。其父希尔德伯特（Hildebert）是一位骑士，效劳于斯潘海姆伯爵梅金哈德（Meginhard, the Count of Spanheim）。6 岁时，小希尔德加德就开始产生宗教幻象，并持续余生。两年后，她转由梅金哈德伯爵的妹妹犹塔（Jutta）照顾。犹塔和她的养女住在一间小村舍里，村舍毗邻圣迪西博登（St Disiboden）建于迪西博登堡的修道院教堂。希尔德加德虽然不是一个特别健康的小孩，但在犹塔的指导下，她勤奋努力地学习用拉丁语阅读、写作和颂歌。

15 岁时，她宣誓成为一名修女。及至此时，犹塔已经吸引了足够的信徒，并组建起一个小团体，她按照《圣本笃会会规》(Rule of St Benedict) 建起一座女修道院，并亲自担任院长。当犹塔于 1136 年去世时，38 岁的希尔德加德成为新的院长。

随着幻象持续出现，她将其解释给了告解神父杰弗里修士。杰弗里告诉了他的修道院院长，后者进而上呈给美因茨大主教。美因茨大主教及其神学家仔细检查了她的幻象，裁定它们乃是源出神圣，命令希尔德加德应该记下它们。她于 1141 年开始撰写其最主要的作品——《明道》[*Scivias*，英文意为 "May You Know the Way"（"也许你知晓此道"）]，并于 1151 年完成。连教皇尤金三世（Eugenius Ⅲ）都听说过希尔德加德。她新近获得的名声让迪西博登堡的团体急速扩大，原有的女修道院再也容不下了；于是，她们迁到宾根附近的鲁珀茨堡（Rupertsberg）。在希尔德加德的亲自监督下，一座大型女修道院在此拔地而起，它能轻易容纳越来越多被吸引来的女性。除在西欧的长途旅行之外，她留在宾根并撰写了大部分作品，还继续担任女修道院院长，直至 1179 年 9 月 17 日去世，享年 81 岁。她被葬于女修道院的教堂中，其遗物也一直留存于此，直到 1632 年女修道院被入侵的瑞典军队摧毁，她的遗物才被转移到艾宾根（Eibingen）。

希尔德加德是一个精力无比旺盛，同时在思想上特立独行的女性。她的著作卷帙浩繁。《明道》只是她基于幻象的三部神秘主义作品中的第一部，就已经充满了不错的想法。在《明道》中，她建立起自己对宇宙的认知，更重要的是，对于医学、人体结构、生与死的过程、灵魂本质及其与身体和上帝的关系，她同样建立起自己的认知。在这第一本书的 26 个幻象中，最后一个幻象是迄今为止最早的道德寓言。

希尔德加德的第三部作品《凡人的神圣功业之书》(*The Book of the Divine Works of a Simple Man*) 写于 1163—1173 年，全书讲述的是关于创造的统一。她在书中将自己的神学信仰与对宇宙元素和人体结构的理解结合在一起。在当时，这本书是科学作品的巅峰：她对医学和自然科学的观念正是发轫于本书，她非常详细地阐述了人类和世界在医学和宇宙层面上的相互作用。1151—1158 年，她撰写了医学作品《各种自然生物的简单性》(*Of the Simplicities of Various Natural Creatures*)。这部作品的原件尚未被发现，但《单方医药之书》(*Book of Simple Medicine*) 和《复方医药之书》(*Book of Compound Medicine*) ——均出自《病因与疗法》(*Causes and Cures*) ——都很好地保存在了一份 13 世纪的手抄本中，于 1859 年在哥本哈根皇家图书馆重见天日。

在希尔德加德的作品中，我们主要感兴趣的是《自然》(*Physica*)，特别是"植物"这部分。书中还有其他 8 个部分，分别是"元素、树木、石头、鱼类、鸟类、兽类、爬行类和金属"。"植物"部分关于植物的药用用途有 230 章，这种综合性表明，她对有治疗作用的植物特别感兴趣，很可能还亲自行医。不过，很难说她是完全依靠个人经验、借用了传统的民间传说还是参考了权威著作。如果她的确引用了过去的权威，那也不是常见的普林尼或狄奥斯科里德斯，因为他们的书里几乎没有什么信息重叠。另一方面，她写到和用到的植物，通常能从周围的林地或田野中收集到，或能在女修道院的花园里通过种植而得到，不过，像生姜、胡椒、熏香和糖这些更多产自异国的原料，想必她都是购买得到的。

希尔德加德几乎没有尝试鉴别这些植物，她直接假定了这些植物用途背后的医学和生理学理论，而非将其一一说明。不过，她的确遵循了传统观念，认为造物乃是由热、冷、湿、干这四大元素混合组成，其中一种或两种占主导地位。她将这些元素与神学观念相结合，这些神学观念从根本上来源于《圣经·创世记》，根据其中的说法，地球上的一切都是由上帝创造而来供人类使用的。由于四大元素及其对应的体液平衡与否决定了人的健康是好是坏，有必要在使用植物恢复病人的体液平衡之前，先了解植物的元素类型。因此，希尔德加德提供的最重要的植物信息就是它们是性热还是性寒，这对相反的性质对于医疗目的来说是至关重要的。然后，她通常会指出每种植物的用途——有时候与植物的性质明显相关，有时候这一关联则不那么站得住脚。以下是希尔德加德关于几种知名植物的用途的看法：

> 玫瑰性寒，这种寒性里也存在一种有用的秉性。在黎明或上午时，取一片玫瑰叶放在眼睛上，这会引出眼中的体液，并让眼睛保持明晰。任意找一个身上溃疡流脓的人，放一片玫瑰叶在溃疡上，脓液就会被引出来。加入玫瑰的任何药水、药膏或其他药物，效果都能得到增强；即使只加入一点玫瑰，效果也会大大增强。如前所述，这来自玫瑰良好的韧性。
>
> 鼠尾草天然性温、性干。其生长更多得益于太阳的温暖而非土地的湿润。由于性干，用它来对抗恶性体液会有用。取鼠尾草捣碎，碎粉与面包同食，能减少身上过多的坏体液……若任何人因僵硬而疲惫，将鼠尾草水煮后饮下……便能消解僵硬。若与葡萄酒共服，葡萄酒会以某种方式让僵硬的体液消失。

正如你所看到的那样，希尔德加德在使用药用植物时心中有数，至少当时的人是这么认为的。不过，让我们回到本章开头关于女性和性的题词。事实的确如此——这个女人，一辈子除前六年以外都是一位贞洁的修女，却似乎了解女性高潮的一切——但我们必须撇开这一点，来看看为什么她会认为这个主题应该包含在一本医学书籍之中。中世纪人认为，为了让女人怀上孩子，不仅男人需要达到高潮和射精，女人也同样需要达到高潮，从而在创造婴儿的过程中做出她的"贡献"。诚然，女性的"贡献"究竟采取了何种形式依然是一个谜，但人们确信它至关重要。在婚姻中，这是对妻子无可置疑的奖励：如果丈夫想要后代，那他必须确保伴侣和他一样享受做爱。然而，如果一个女人不幸受人奸污还因此怀孕，那么这就不算强奸，因为她一定是自愿参与的，否则就不会怀孕了。

难以置信的是，就在最近，一位美国政客宣布道，正是出于这一原因，他不会支持强奸受害者的堕胎问题。威廉·托德·阿金（William Todd Akin）曾于 2001 年至 2013 年任美国国会众议院议员，在输掉一场似乎将要获胜的选举后，他的从政生涯结束了。转折点发生在他宣称所谓"合法强奸"的受害者女性很少怀孕时。阿金最终为这句话道歉，但在他于 2014 年 7 月出版的书中，他说他后悔道歉，并捍卫自己最开始的说法。[1]

特罗图拉：医学界的另一位神秘女性

在 12 世纪稍晚于希尔德加德的时代有一位载于史册的女性——萨勒诺的特罗图拉（也可能并无其人）。一些历史学家认为，她是意大利萨勒诺（沿着海岸从那不勒斯向南不远）大学医学院的讲师，她在女性的医疗条件和要求上著作颇丰，甚至还写到了美容产品。但另一些历史学家认为，"特罗图拉"想必是男医师所用的笔名（*nom de plume*），他们在撰写这个争议性主题时希望保持匿名，因为在其他情况下，他们通常会避而不谈。这些历史学家给出的原因是，这些文本太过优秀，不太可能仅由一个女性所作。然而与此相反，另一名学者说这些文本差到让男作家感到羞耻，因此他才署了个女性名字。关于作者的话题至今仍未盖棺定论。

如今，两种观点都有人支持，但我们发现有中世纪文本引用"特罗女士"（Dame Trot）及其著作《女性的状况》（*On the Conditions of Women*）、《女性的疗法》（*On Treatments for Women*）和《女性的美容产品》（*On Women's Cosmetics*），这些作品零星发现于各种医学论文中（甚至远至英格兰），尽管它们并非总是归于她的名下。然而，现代学者早已意识到，文本传抄在中世纪不仅常见，而且是一种必要，而许多归属不明的药方和疗法都能追溯到特罗图拉的著作。至少我们知道，一个名叫"特罗图拉"的人在萨勒诺的公民登记册上，[2] 而且时期也大致相近，不过这可能是巧合。

特罗图拉写了大量关于月经、受孕、妊娠和分娩的内容。她的一些建议在今天听上去很奇怪，比如在妻子没有怀孕时，用来检测到底是丈夫还是妻子不忠的测试：这里需要用到两锅一模一样的麦麸，用丈夫的尿液浸没一锅麸皮，用妻子的尿液浸没另一锅，先腐烂的那锅麸皮代表着有过错的一方。[3] 这是特罗图拉的一个激进观念：如果女性没有怀孕，那丈夫也可能有过错。她还认为女性怀的是男孩还是女孩是可以选择的，所以她继续说明道：

　　她如果想怀一个男孩，就让丈夫抓一只野兔，把野兔的子宫和阴道弄干，弄成粉末，混在葡萄酒里，让丈夫喝下去；让女人同法处理野兔的睾丸。然后在经期结束时与丈夫同床共枕，就能怀上一个男孩。

　　这个方法起作用的比例很可能接近50%[①]。盖伦解释过，血液在男性体内转化为精液，但由于女性身体里的热量较少，因此她们无法有效转化血液，从而只能产生少量的次等精液；其"剩余的"血液被用来滋养成长的胎儿，在孩子出生后，多余的部分就转化成了乳汁。如果一个女人没有怀孕，就必须清除掉多余的血液，这就是为什么女性会有月经。根据这些假定，在一些中世纪的解剖图中，会有一些把血液从子宫转移到乳房供应乳汁的血管或导管，还有另一条理论上会把经血排出体外的血管。然而，就算考虑到女性的这一切"失败"，即便是古代人也不得不承认，只有女性的身体才能生孩子，但这个过程是如何运作的呢？

　　索拉努斯是公元1世纪时罗马城的一位希腊医生，他认为女性子宫的右侧更加干热而左侧更加湿冷，因此从右侧受孕的孩子是男孩，从左侧受孕的则是女孩。16世纪的亨利八世[②]仍然责备前两任妻子因为子宫

---

① 也就是说，没起作用。因为生男生女的理论概率本就接近50%。

② 亨利八世（Henry Ⅷ，1491—1547），英格兰都铎王朝的第二任国王。他的第一任妻子是阿拉贡的凯瑟琳，二人育有一女玛丽，即后来的玛丽女王。由于凯瑟琳始终无法诞下男性子嗣以及亨利的移情别恋，亨利试图与凯瑟琳离婚，但始终无法得到罗马教廷的批准（天主教原则上不允许离婚，尤其是国王的离婚，需要得到罗马教皇的特许状才能执行）。1533年，亨利通过否认天主教、支持新教，从而与安妮·博林成婚（但亨利八世与凯瑟琳的婚姻始终没有作废）。同年，安妮诞下一女伊丽莎白，即后来的伊丽莎白女王。1535年，安妮再度怀孕，但于次年流产并诞下男性死胎。因此这里会说"没能生出活着的男孩"。

太过湿冷，只能生出健康女孩而没能生出活着的男孩。

毫不意外的是，教会涉足于很多事务中——例如夫妻之间的性事。首先，在以下时间不允许发生性事：40 天的大斋节 ①、基督降临节 ②，还有许多瞻礼日 ③ 的前夜，以及礼拜日或任何参加弥撒前的工作日。其次，除了生造子女，性事不得抱有其他目的，因此如果女性已经怀孕或绝经，那也不允许发生性事。女性月经的"不洁"期间绝对禁止发生性事，而且如果她在这期间受孕（这被认为很有可能发生），她怀的就是魔鬼的儿子，会长一头红发，任谁都能够认出。难怪中世纪欧洲的人口直到 17 世纪才勉强弥补了黑死病带来的损失。特罗图拉还建议，一旦女性成功怀孕，在照顾她时应当非常小心，"不要说出任何她不曾拥有的事物让她听到"。[4] 这里给出的原因是，她会在脑中留下念想，若得不到，她的渴望将会导致流产。如果她想要吃些怪东西，例如"黏土、灰石或煤炭"，应该给她糖煮的豆子来抑制欲望。如果她的脚踝肿胀，应该用玫瑰油和醋来按摩。随着分娩将临，她应该经常洗澡，用橄榄油或紫罗兰油按揉腹部，并吃一些清淡、易消化的饭菜。特罗图拉提出的这些建议是用来尽可能地缓解分娩的痛苦。这个观念直接和教会的教导相悖——教会认为，由于夏娃在伊甸园中的罪行，女性命中注定受苦。[5]

1256 年，锡耶纳的阿尔多布兰迪诺（Aldobrandino of Siena）写了

① 大斋节（Lent），又称四旬节，以纪念耶稣在旷野里守斋祷告 40 天。后世的大斋节以圣灰星期三（Ash Wednesday）开始，以棕枝主日结束。

② 基督降临节（Advent），又称将临期，以纪念耶稣将诞，是西方教会礼仪年的开始。时间在圣诞节前 4 周。

③ 瞻礼日（Feast Day），天主教节日，包括大斋节、复活节、圣诞节、耶稣升天日、圣母主日等，还包括圣人 / 圣徒纪念日。在中世纪，圣人 / 圣徒纪念日非常之多且因地而异，甚至可能出现每个月有二十几天都是圣人 / 圣徒纪念日。

一部医学专著，献给普罗旺斯伯爵夫人萨沃伊的比阿特丽斯（Beatrice of Savoy, Countess of Provence）；这篇著作精彩纷呈，但仅适用于富家女子：他的建议是远离工作、避免殴打仆人，这对更穷的女性来说简直是天方夜谭。阿尔多布兰迪诺认为，对孕妇来说，最危险的是早期的前3个月和分娩将近的时候。他对此给出了详细的饮食说明：少吃；多吃鸡、鹧鸪、乌鸦、小山羊和绵羊肉等白肉；葡萄酒兑水喝；推荐吃梨、石榴和苹果来刺激食欲；应当避免吃咸的食物，否则婴儿出生时可能会没有头发和指甲；应该吃些糖膏（糖果样的补剂，通常由蜂蜜制成）来保持身体强壮，不过其配方包括地珠、生姜、桂皮、肉豆蔻和胡椒，只有富人才负担得起。情绪和态度也很重要，尤其是在妊娠开始和结束的时候，要保持愉悦、满足的心态，而愤怒、恐惧和痛苦则统统要赶出脑去。太频繁泡澡也不可取，不过，泛泛的净洗可以接受，衣服也该保持干净清新；另外，女性晒太阳的时间也不该太长。

特罗图拉建议道，在分娩时如果没有进展，女性应当用锦葵、葫芦巴、亚麻籽和大麦煮过的水来泡澡，还要用玫瑰油和紫罗兰油来按摩腹部和阴道。特罗图拉还建议通过吸入乳香粉来引发打喷嚏，这可能有助于生出婴儿。与此同时，女性还应当四处缓慢走动。[6] 如果婴儿还生不出来，可以炙烧薄荷、牛至、龙涎香和芦荟等芳草和香料，并将芳香的烟雾鼓入阴道来诱导生产。[7] 根据中世纪的医学知识，特罗图拉准确地解释了胎儿在子宫中发育的奥秘：

> 第一个月，血液得以净化。第二个月，[胎儿的]血液和身体开始呈现出来。第三个月，胎儿会生出指甲和头发。第四个月，胎动开始，故而女性会感到恶心。第五个月，胎儿开始有双亲的容貌

> 特征。第六个月，神经形成。第七个月，胎儿的骨骼和神经得以巩
> 固。第八个月，自然（Nature）降临，婴儿的所有部分得以长成。
> 第九个月，婴儿从黑暗进入光明。[8]

尽管这一系列事件的描述仍是不准确的，但我发现这一过程惊人地缺乏宗教内涵。没有一处提到神参与了胎儿的诞生和创造，取而代之的是大写的"自然"（Nature）。

特罗图拉对孩子降生后的即时护理（immediate care）[①]、选择合适的奶妈（wet nurse）、襁褓（swaddling）和断奶（weaning）等进行了长篇累牍的说明。助产士的第一项任务就是向后按压新生儿的耳朵，这样它们就不会变成招风耳，同时也是（怪异地）为了哺乳时乳汁不会流进耳朵。然后，脐带应在腹底以上三指的位置打结和剪断。对于男孩来说，这一点尤其重要，因为"阴茎的大小会根据脐带的保留情况而定"。任何黏液分泌物都需要用温水擦去，口鼻处的则需要用温水洗净，然后在嘴巴和舌头上涂抹蜂蜜"让它能更早说话"。婴儿每日哺乳之后需要洗浴和按摩，使其五官端正。然后，应该用亚麻布把婴儿包裹起来，以约束其四肢，不过特罗图拉建议，有时候也可以不把婴儿裹在这样的襁褓里睡觉。新生儿的眼睛应该避免强光，但随着长大，"应该把各类图片、各色布匹和珠子放在孩子面前"，应该"用既不粗暴也不刺耳的语

---

① 如今，即时护理（immediate care at birth）是新生儿健康的一个关键环节，主要步骤有脐带护理，主要是夹住脐带、剪短、保持其残端干燥和清洁；初步清洁，主要是去除羊水和血液；新生儿状况评估，包括呼吸、心率、肌肉张力和反应，其中最重要的便是新生儿的啼哭；亲子接触，母子皮肤接触，有助于调节新生儿皮肤温度；初期哺乳。

言"给孩子唱歌、和孩子说话——这些说明听上去相当现代。每隔三个小时就需要给孩子做护理、洗澡和更换尿片，还要用玫瑰油擦拭孩子的身体。

更贫穷的女性总是给婴儿哺母乳，毕竟乳汁是免费的，也不该被浪费掉；但乔伯姆的托马斯（Thomas of Chobham）在13世纪的著作中对拒绝哺母乳的贵妇严词以待，他把这种行为看作杀婴，说这些疏忽的母亲"比野兽更残忍"。然而，请奶妈在中世纪欧洲的富人中很普遍，这在某种程度下是因为他们迫切需要更多的继承人。哺母乳通常至少持续2年，而且他们认为哺母乳会防止再次怀孕，贵族不希望子嗣的降生之间间隔如此之长——人生苦短，世事难测，巩固家族头衔和遗产的继承才是重中之重。特罗图拉推荐年轻、爱干净的奶妈，肤色粉嫩，身材壮实，双乳丰满，不久之前才生过孩子的女人。

特罗图拉为奶妈的饮食提供了详细的说明，最重要的是，她不能吃大蒜。阿尔多布兰迪诺也很关注奶妈的性格，敦促她应该开朗、脾气好、不要吓到孩子。他还认为奶妈自己的孩子有必要是个男孩，这一点颇为重要。这是因为他认为，婴儿是男是女会导致乳汁不一样，"男孩的乳汁在某种程度上'更强劲'"。如果把男孩的乳汁喂给了女孩，她就会长成假小子；这还可以接受。但反过来，把女孩的乳汁喂给了男孩，就会产生一个娘娘腔的弱男子；这可完全不能接受。由于具有这些重要特征，人类母乳通常成为药物成分之一。孩子从2岁开始就可以断奶，改为吃面包、蜂蜜和乳汁混合的流食，阿尔多布兰迪诺说"还可以加一点葡萄酒进去"，同时奶妈会通过亲自咀嚼来软化面包。

在长牙期，用黄油、鹅脂和大麦汁的混合物能缓解孩子的牙龈疼痛。断奶开始后，孩子会得到"橡果大小、由糖和乳汁制成的含片……这样孩子就可以抓着它们玩耍和吮吸"。随着母乳"一天天地断掉"，母鸡、野鸡和鹧鸪的胸肉成了最好的食物。

在生了一个健康的孩子之后，万一女性在一段时间内不想再怀孕了呢？在这种情况下，特罗图拉的节育法听上去就很奇怪了，让人仿佛回到了魔法和巫术的年代：

> 如果一个女人不想受孕，那就让她赤身背负从未生过小羊的山羊子宫。抑或，有一种石头名为"黑玉"（jet），举着它甚至品尝它都会阻止女人怀孕。还有一种方式，取一只雄鼬，切除其睾丸再将其放生；让女人把上述睾丸放在胸前、绑在鹅皮或其他皮里，她就不会受孕。[9]

也许山羊的子宫和鹅皮包裹的鼬的睾丸能够奏效，因为几天之后，它们闻上去会臭到让伴侣立刻推迟性事。至于黑玉，这种石头只在约克郡的惠特比（Whitby）发现过，所以远在意大利的特罗图拉能知道这种石头也是颇为有趣，但作为一种节育法，我认为携带它或舔它不会有任何作用。接下来的问题是意外怀孕。正如我们在第 6 章看到的那样，希波克拉底誓言指出，医师不会"为女性堕胎"。即便他不曾宣誓，罗马天主教会也禁止堕胎，时至今日依然如此——说到这里，节育同样受到禁止。和现在一样，总会有女性发现自己"怀了孩子"，并会想尽办法逃避那注定的结局，即使这会让她们自己的生命面临重大风险。因此，行医者总是务实的：如果女性心意已决，最好还是按照当时的标准尽可能安全地为其堕胎。出于这个原因，在中世纪医学文本中，"重拾月经"

（即让女性重新开始月经）的药方并不罕见。虽然以防冒犯教会而不曾明言，但它们就是从子宫中流产胎儿的堕胎药。以下是特罗图拉的药方之一：

> 一种诱发月经的绝佳药粉：取一些黄色鸢尾、毒芹、海狸香、艾蒿、驱蛔蒿、抹药、红色百金花和鼠尾草，制成粉末；用水煎煮圆柏油和没药，与一德拉姆的药粉同服；沐浴时更宜。[10]

海狸香来自海狸的味腺，圆柏油是叉子圆柏（Juniper sabina）叶尖的有毒提取物，过去曾被用作驱虫药（驱走肠道蠕虫），同时也是堕胎药。至于需要在洗澡时服药这一点，让人想到老掉牙的"来杯杜松子酒，泡个热水澡"的堕胎法。加入毒芹后，妊娠大概率会终止，如果这位女性熬过了磨难，这个药方就被认为是奏效的。

不幸的是，女性通常从 12 岁左右就开始多次、频繁的怀孕，这使得生育成了中世纪女性最大的危害。布鲁尔解释道，她们通常都患有贫血，即使是王后也不例外。他认为，约克的伊丽莎白（Elizabeth of York，亨利七世的妻子和亨利八世的母亲）很可能在生下第七个孩子后死于贫血，并且可能伴有产后感染和并发症。布鲁尔认为，对于经期和孕期女性来说，中世纪的饮食都缺乏铁元素。他声称，女性吃的肉比男性少得多，她们的饮食主要由谷物、蔬菜和蜂蜜构成，由此导致的缺铁会在妊娠和分娩时，给母亲和婴儿都带来巨大的压力。[11]她们对感染的抵抗力都会很低，而且努力分娩让她们的体力都到了极限。

布鲁尔的假设——中世纪女性容易贫血——可能是正确的，但罪魁

祸首乃是饮食的断言则很难得到证实。我没有找到任何当时的证据表明
女性吃肉比男性少，至少在肉食富足的情况下是这样的。贫穷家庭很少
吃肉，所以男性很可能占了绝大多数的肉食比例，而女性几乎没有；但
在王室和贵族家庭中，男女都有肉吃，至少教会规章在斋日允许如此。
约克的伊丽莎白不太可能吃不到肉。至于一份富含谷物、蔬菜和蜂蜜的
饮食，蔬菜叶通常都会有相对高的铁含量。

　　我们最后看看特罗图拉的美容法：脱毛蜡、染发剂、头发香氛、护
发素和头发丰盈剂乃至防晒霜。[12] 热蜡脱毛法似乎是用于去除不需要的
面部而非腋下、双腿或更私密处的毛发。热蜡由"希腊沥青"（松脂）和
蜂蜡混合，滴上几滴白松香（一种伞形目波斯植物的芳香树胶脂）一
起融化，在火上煎煮"较长时间，并用小铲搅拌"；然后加入玛蒂树脂
（mastic）、乳香和阿拉伯树胶，让混合物放冷。将蜡趁热涂在脸上并放
置一个小时，待其冷却后去除，从而让面部光洁无毛，焕然一新。用于
染黑头发的药方包含栎瘿汁或核桃汁，这两种都有效果。顺便说一句，
栎瘿也用于制作中世纪的墨水。如果女性想把头发染成金色，那就需
要把卷心菜的根茎与黄杨木或象牙的切屑一起捣碎混合，如此制成金黄
色粉末，能清洁头发并给头发染色。另一个替代方子是，将黄杨木的心
材、金雀花瓣、番红花和蛋黄在水中煮沸，表面的浮渣可以涂在头发上
使其成为金色。女性的头发除了好看还得好闻，因此特罗图拉建议，作
为香氛的首选，可以将麝香粉和丁香粉梳进头发里，"不过要当心，不
要被任何人看到"。

　　防晒药膏是由煮熟的百合根、玛蒂树脂粉、乳香、樟脑、铅白和猪
油制成，捣成粉末并溶于玫瑰水中。从罗马时代直至 17 世纪，铅白一
直被女性用来当作粉底，尽管众所周知它有致命的毒性——这是人为时

尚付出的终极代价。红色和白色的泻根与蜂蜜混合可以用作腮红，虽然可能会引来黄蜂。巴西木①混于明矾粉末中能用作唇彩，"一抹红白之间的靓丽色泽"（指的大概是粉红色）。为了让面目焕然一新，她还建议女性咀嚼小茴香叶、独活叶或欧芹叶，它们能散发清新气味、清洁牙龈并让牙齿保持洁白。

女子行医

如果特罗图拉真的存在，而且的确是一名经过大学训练的医师，那么她在中世纪医学中几乎是绝无仅有的。另一位我们知道的女医师也在意大利，她的名字是多罗蒂亚·博齐（Dorotea Bocchi）。[13] 从1390年接替父亲的职位起直至1436年，她在博洛尼亚大学（University of Bologna）担任了40多年的医学和哲学教授。从中世纪时期一直到18世纪，意大利在女性的教育事务上更为自由。英格兰则可悲地远远落后：在这个国家，只有一两处引用中提到女医师，她们还被贴上了江湖医生和骗子的标签；鉴于欧洲的大学只招收男性，无论她们多么知识渊博，都无法以传统方式完成学业。

在16世纪的诺里奇（Norwich），医师与理发手术师公会抱怨"各式各样行医和做手术的女人，简直就是些冒牌货"。1562年，盖尔大师（Master Gale）指出，在伦敦史密斯菲尔德的圣巴托洛缪医院和萨瑟克（Southwark）的圣托马斯医院里，至少有300名患者情况糟糕，这是因

---

① 巴西木（Brazilwood），学名"Paubrasilia echinata"，原产于美洲。此处应当是指与巴西木有亲缘关系的苏木（sappanwood，学名"Biancaea sappan"），多分布在东南亚和中国南部，可用于制造药物和染料。

为他们正在接受"女巫、女人和冒名无赖"的治疗，"起码有 60 个女人霸占了行医和手术的技艺"。[14] 但事情还没有糟到索尔兹伯里的程度——1614 年，该城的理发手术师商会特别禁止了"城里各类女人和其他人等，他们并不精通手术，却经常治疗病人，给病人带来极大危害……这类女人和其他人等不得涉足任何手术治疗"。[15]

然而在中世纪时期，女性可以给其他手术师当学徒，完全合法地获得手术师的资格。通常来说，师傅是这位女性的亲戚：她的父亲、叔伯或哥哥，等等。伦敦城的规章要求所有学徒都签署一份师徒契，学徒必须在手术师师傅手底下学习至少七年，完成学业，掌握实用技能。手术是一门手艺活，而不是医师那种技艺。由于手术不需要去往大学进而领受神品，因此女孩也可以成为学徒并练习做手术。历史记载表明，女手术师从来都不多，但一位名叫"凯瑟琳"的女性于 1250 年被列为伦敦城的手术师。显然，她的父亲和兄弟也都是手术师，所以她似乎遵循了家族传统。1389 年，伦敦的手术师师傅被要求宣誓，做到"忠实地监督所有从事手术行业的人，无论男女"。伦敦的理发手术师商会年鉴记载道："从最早的年代开始，习俗已成，允许女性自由跻身理发手术师商会，这一身份既可以通过学徒训练获得，也可以通过世袭获得；这些自由的女性可以在［商会］大厅里和自己的学徒签契，无论是男孩还是女孩。"[16]

可惜的是，我们从 14 世纪或 15 世纪的英格兰几乎找不到任何有关这一"习俗"的女性名字，而且她们通常只是被顺手一提，言辞还颇为贬低。例如，伦敦手术师阿德恩的约翰在 14 世纪末写道，一位司铎的右胸上长肿块已经有两年了，他向一位"女士"求医，这位女士让他在肿块上盖一块灰泥（用来将肿块拉出体外）并饮用"安条克饮剂"（the drynke of Antioche）。这位司铎随后向"一位聪明的手术师"（也就是阿德恩的约翰本人）求医，约翰建议他不要使用有腐蚀性的灰泥。阿德恩的另一位病人也花了 6 个月的时间向一位"女士"求医，而她除安条克饮剂和"其他药丸"以外无计可施。

尽管阿德恩的约翰对从医的女性持保留意见，但他在 1425 年之后不久写过一篇没有标题的医学论文，其中一幅插图展现了一名女性给男病人和女病人"拔罐"的过程。阿德恩的这部著作现在存于大英图书馆，被归类在斯隆 6 号抄本（Sloane MS 6）当中。第 177 页正面展示了一位女性，身穿时尚的礼服，戴着最新的头饰设计款，给一个裸体男人身上各个地方拔罐。第 177 页背面展示了同一位女性，她正在给一位坐着的裸体女病人乳房下和腹部拔罐。历史学家推测，这位衣着靓丽的女性可能是阿德恩的妻子，不过文中无从追究这一点，因此这位女性依旧保持着匿名。

1421 年，一群伦敦医师向枢密院（Privy Council）请愿，要求修改法律，好让"女人没有权利行医"，但枢密院从未让他们如愿以偿。尼古拉斯·布拉德莫（Nicholas Bradmore）是一位富有的伦敦理发手术师，他于 1417 年起草的遗嘱是对行医的女性为数不多有正面评价的文献之一。布拉德莫将一条带银扣的红皮带和 6 先令 8 便士遗赠给了学徒阿格妮斯·伍德科克（Agnes Wodekok），后者似乎令他眷恋难忘。[17]

助产士

不过，有一个中世纪医学的领域是由女性统治的，那就是助产士。和手术训练一样，女孩也需要在一位年纪稍长、经验丰富的助产士手下做学徒，从助产士那里，女孩能学到所需的一切知识和专业职责。成为助产士的必要条件中，一份来自堂区司铎的声明最为要紧，其中会表明申请人人品优秀，定期前往教堂，并且声誉无瑕。这样做的原因在于分娩时仅有女性在场（在女性分娩时，男性不被允许进入产房），如果孩子不太可能存活下来，助产士就有责任为孩子施洗，让其灵魂升入天堂。未受洗的婴儿不能作为基督徒在祝圣过的土地受葬，而且还会下地狱——没人想让一个不幸的婴儿经受如此命运。由于只有女性可以助产，这也是女性唯一可能行司铎之职的情形，因此，才需要她们拥有清白的声誉和司铎的推荐。

从中世纪时期直到 18 世纪，男医生在女性分娩时并不提供帮助，因此助产士是不可或缺的。从某种程度上说，鉴于其重要性，她们能够制定自己的标准。特罗图拉的作品和巴托洛缪的《论物的性质》（*De Proprietatibus rerum*）中都概述了她们的职责。《论物的性质》中说，助产士应该

> 拥有帮助女性分娩的手艺，以便她们生孩子时的痛苦更轻、麻烦更少：她要给母亲抹油和洗澡；她要先用水给孩子沐浴，然后用盐和蜂蜜沐浴，使其体液干燥、四肢舒适。然后她要用襁褓把孩子包裹起来。如果孩子病了，她要用药使其恢复健康。她还要用圣油给孩子涂抹。

助产士的任务是既要将母亲未出生的孩子安全地接生下来，也要让这位准母亲身心愉悦，并尽可能地确保她能熬过这一关。在分娩过程中，助产士会用药膏按揉病人的腹部以缓解疼痛，同时让她能更早分

娩。母亲通常会采取坐式或蹲式的分娩姿势，并用上一张分娩凳——分娩凳的外形和木质扶手椅相似，但座位前部有一个 U 形开口，这样助产士就能在重力作用下将婴儿取出。在助产士安抚的话语和手势下，母亲能够得到放松。

没有哪一种缓解分娩痛的方法特别有效，尽管一些草药能稍稍缓解一下宫缩的不适感。不过，人们总是可以诉诸祈祷。人们相信，求助于分娩的主保圣人——圣玛格丽特（St Margaret）能够缓解疼痛。根据传说，这位圣徒从吞噬了她的龙肚子里走了出来，完好无损；因此请求她的帮助能确保分娩安全进行。助产士可以用玫瑰油按揉待产母亲的腹部，并给她一点醋和蜂蜜饮下，要不然就给她涂上象牙或鹰粪制成的敷料。

宝石也可以用于此处。特罗图拉建议把黑玉作为一种避孕手段，不过人们相信，握紧磁石或是戴上珊瑚项链有助于缓解宫缩的疼痛。宾根的希尔德加德也建议使用一种石头，它被称为"肉红玉髓"（sard），是一种石英髓，形似玛瑙，但颜色更深：

> 如果一位孕妇被疼痛所扰，无法分娩，应该用肉红玉髓按揉她的两条大腿，同时说道："石啊，你以上帝之名，光耀首生天使；孩啊，你当一如此石，降生成一光耀之人，与上帝同在。"随即立刻将石头放在孩子降生处（即阴道口），同时说道："敞开你的门扉和路，我主基督由此显现，人神一体，并开启地狱之门。孩子，愿你同样从此门降生，愿你不死，愿母亲亦不死。"随后将这块石头绑在皮带上，缠住她，这样她就会好转痊愈。

碧玉（jasper）这种宝石也被认为具有帮助分娩的能力。鹤的干血和右脚也被认为有助于分娩，但这种异教式的做法会让助产士名声扫地、受人嘲笑。希尔德加德对臀位分娩①的另一条建议是，助产士应该"用亚麻籽和鹰嘴豆的煎煮汁浸手，随后用小手轻柔地将孩子移到原位，并放置成正确的姿势"。

如果分娩时间太长，就需要散开病人的头发并移除所有别针。家人或仆人会打开房子里的所有门、抽屉、百叶窗和橱柜，解开所有结，松开皮带和搭扣——他们相信这有助于消除分娩的所有阻碍。在分娩困难的情况下，准母亲会被建议穿上一条圣衣带，它将减轻她的痛楚并保护她的生命。许多教堂会把这些分娩用的衣带精心储藏，也会将它们借给堂区居民——当然，得付一笔费用。约克郡的里沃兹修道院（Rievaulx Abbey）有一条著名的衣带：修士们守护着圣埃尔雷德（St Ailred）的衣带，据说在女性产褥期特别有用。如果当地教堂没有这一物品，人们还可以自己制备。归在特罗图拉名下的《女性的疾病》（*The Sickness of Women*）一书中，就对如何用雄性赤鹿皮来制备衣带给出了说明。

每次和助产士一起参与接生的还有那些"长舌妇"——女性亲戚、朋友和邻居，她们都是到场为产妇提供支持的。她们最初的作用是"教亲"（god-sib），即成为婴儿的教母，在婴儿需要立即受洗的时候接手。如果分娩持续数小时乃至数天，这些女性说尽了有意义的话题，那谈话接下来就更多是传播谣言和丑闻——也就是流言蜚语（gossip）。

---

① 臀位分娩（breech birth），指胎儿的臀部或脚部首先进入产道。在正常分娩中，胎头体积大于胎臀，头部分娩后，臀部就可以自然滑出；但臀位分娩可能导致脐带脱垂、胎臀上举、出头困难等，可能引发死胎、新生儿窒息等。现代多采用剖宫产。

随着孩子安全分娩并得到照料，（产后的）胎盘和剪下来的脐带残余被扔进壁炉中烧掉。有一份文献表明，净化的火焰被看作一种平衡，能涤洗受孕的罪。[18] 在母亲收拾得整洁、可以见人后，父亲和其他家人才有可能得到允许，短暂地探视母亲床边摇篮里的新生儿。随后，庆祝活动就可以开始了。几天后，婴儿将游行过街，到教堂接受司铎施洗，到时候，自豪的父亲和指定的教父母会在前带路，"长舌妇"、男性家属和邻居会伴随其侧。母亲则待在家里，不被允许到教堂出席、接受圣礼、接触圣水，也不被允许烘烤面包、做饭以及社交，这一状态会持续到她本人"到教堂完成礼拜"——她的罪责将被涤清，她顺利生产也将受到感激——这通常是在分娩后 6 周；这也是分娩过程被称为"禁闭期"的原因之一。在一个简陋的家庭中，关于烘干面包和做饭的禁令会执行到什么程度尚且未知。在人员更多、更为富裕的家庭中，有仆人可以做饭，刚生完孩子的母亲还可以避免这些任务；但一个贫穷的女性似乎不太可能有时间丢下家务不管，尤其是她还有其他孩子需要照顾，而丈夫又需要呈上餐桌的晚餐。

依照传统，新生儿会用襁褓包裹起来以保持温暖，并且作为支撑，使他们的四肢不长歪。当时人们相信，婴儿的四肢靠着松散的关节连接，任何剧烈动作都可能损害其发育。中世纪的欧洲至少有两种襁褓的裹法：紧实的环形包裹法和松散的十字交叉包裹法；我们不知道哪一种在英格兰更受青睐，抑或这取决于个人爱好。襁褓用的布料包含一块方形布，还有两块或更多的布带（比如绷带）用于固定。[19] 首先，会有一个"尾布"（相当于现代的卫生巾或尿布），夹在两腿之间并包住屁股，这有助于每 3 个小时一次的更换，让任何排泄物都可以被轻松移除。

随后，婴儿会被放在襁褓布的对角，两边的角叠在身体上，第三个角上翻叠到脚上，第四个角则垫住脑袋。缠绕的布带将婴儿牢牢捆住。直到婴儿长大到可以坐起来开始走动（可能在 6—7 个月大）之前，这就是婴儿的日常服饰。

非官方行医者

尽管有这些限制，但女性还是以护士、助产士甚至骨灰工的身份活跃在各个社群中。著名的帕斯顿信件（Paston Letters）① 中提到了几例医学事务。有一封信件可以追溯到 1452 年，玛格丽特·帕斯顿（Margaret Paston）在其中写道，她的叔叔病得很重，不就医就活不下去了，所以他要去拜访萨福克的一位好医生。但在其他时候，常常是帕斯顿家族的女性及其朋友自己充当治疗师。例如，1455 年，爱丽丝·克莱恩写信询问玛格丽特·帕斯顿的病情，还想知道自己在上一封信里推荐的药物是否有用。令人失望的是，玛格丽特的病情细节没有留下来，爱丽丝推荐的药物信息也没有；不过有的信件则更为具体。

在 1473 年写给詹姆斯·格洛伊爵士（Sir James Gloys）的信里，玛格丽特·帕斯顿提供了其表亲所患疾病的许多信息。显然，她的表亲有某种消化疾病。玛格丽特建议他用薄荷水或蓍草水（顺便说一句，今天

---

① 指英格兰诺福克郡的帕斯顿家族的四代人在 1422—1509 年留下的信件，是研究 15 世纪英格兰社会史的重要文献。帕斯顿家族几代人名字相似。正文中提到的约翰·帕斯顿（1421—1466）与玛格丽特·帕斯顿［原名玛格丽特·莫特比（Margaret Mautby），死于 1484 年］是夫妻，他们的长子为约翰·帕斯顿爵士（Sir John Paston，1442—1479），未婚。他有个弟弟，也叫约翰·帕斯顿爵士（Sir John Paston，1444—1504），其妻子是玛斯丽·帕斯顿女士［Dame Margery Paston，原名玛格丽·布鲁斯（Margery Brews）］。

的草药师可能也会因为消化疾病而开具这两种草药）。她告诉詹姆斯爵士，伊丽莎白·卡勒索普夫人（Dame Elesebeth Callethorppe）就有这两种药水，而且可能还有这一病症的其他药水。看来众所周知，伊丽莎白夫人的储物柜里满是药物，而且还有其他很多和她一样的人。在另一封信中，约翰·帕斯顿爵士 [①] 向玛格丽特·帕斯顿夫人索求其独门药物"精华药膏"，用以治疗朋友的膝痛；他还请求她随药送出用药指示，说明药膏该如何使用、如何贮存、是否应该保温等。[20]

从这些参考文献中可以看出，人们期待一个家庭中的女性拥有何种医学知识。帕斯顿家族及其同类人所用的药物和医学教科书里推荐使用的区别不大，因为尽管医师和手术师有时候会推荐含有黄金、珍珠和昂贵香料的异国混剂，但他们也经常开具家庭草药、猪油、蜂蜜、鸡蛋和面粉的混合物。我们知道帕斯顿家族至少拥有一本医学书籍，乃是抄写员威廉·埃贝沙姆（William Ebesham）受托为其制作。

1452 年，玛格丽特·帕斯顿写信给约翰·帕斯顿，向他索求一本有"甜楂"（chardequince）[②] 配方的书，这样她就可以在早上作为预防药来服用了——她告诉他，"因为这个镇上的空气不健康"。"甜楂"是一种由温楂、蜂蜜和糖制成的糕点，有时候还会加上梨和香料等。以下是一份"甜楂"的配方（我对拼写进行了现代化处理），年代可以追溯到1430—1450 年，几乎和玛格丽特索求的时代相同：

---

① 这里指的是第二位约翰·帕斯顿爵士（1444—1504），他在向妻子索求药膏。

② "chardequince" 中，"charde" 或 "chard" 意为 "可供使用的甜菜"，"quince" 即温楂，"chardequince" 的字面意思即为 "温楂发酵后的甜食"。但有资料显示，"chardequince" 并非由温楂（quince）而是由欧楂（medlar）制成的。见 http://www.bakerattlenroll.com/2014/12/medlars-cheese-and-jelly/。

取 1 夸脱的澄清蜂蜜、3 盎司的胡椒粉混合。取 30 个温桲和 10 个煮梨，削皮、拔芯，在麦芽汁中煎煮至软。然后在研钵中将其捣碎（若混合物太稠，则加入少许葡萄酒），然后过滤。将水果放入蜂蜜，放在火上，炖至黏稠并搅拌均匀。从火上取下，加入 1/4 盎司的生姜粉、1/4 盎司的高良姜和 1/4 盎司的肉桂。放冷后置于容器中，并撒上生姜和肉桂。[21]［若无麦芽汁（一种酿酒产物），其他药方认为可以用水代替。］

有趣的是，玛格丽特计划自制这种药物而非到镇上去买，这意味着收到信后，她会延迟一段时间才把书寄回去。这种药被推荐用来“安缓胃部”，可能不是她期望的那种能从药剂师那里现买的药物；这不同于瘟疫期间人们青睐的另一种药物——底野迦，也被称为威尼斯糖蜜或热那亚糖蜜。我们在上一章中了解了底野迦，也很难想象这种具有多种成分的复杂药物能唾手可得。这种药在医学教科书里广受推荐，我们知道普通人迷信它，因为城镇记录中记下了那些通过进口和销售它来谋生的人，而且帕斯顿信件提到了它。

在 1479 年的一封信中，约翰·帕斯顿①问道：“我希望，您能让下一个从伦敦前来的人带上两罐热那亚糖蜜；它们会花费 9 便士。”热那亚糖蜜为人急需，因为在约翰写下本信的诺里奇，人们正在死亡，而帕斯顿家族另一座房子所在的斯文斯索普（Swainsthorp）同样如此，所以搬到那里也避免不了疫病。这种疫病最有可能是黑死病，因为糖蜜是预

① 这里指的是第二位约翰·帕斯顿爵士（1444—1504），他曾常住诺里奇，担任诺福克郡郡长。

防这种瘟疫的标准方法。

"甜楂"并不是解决日常疾病的唯一药物，还有许多其他药物，简单到能让玛格丽特这样的女性在厨房里配制，用她从花园、田野、篱笆和林地收集到的草药，或直接用香料柜里的草药。中世纪的家庭主妇会贮存她的药物，随时为家人、朋友或邻居生病做好准备。以下是一本 15 世纪的医书中的一些药方，也是玛格丽特很可能会配置的药方：

药方第 453 号，用于治疗头部的好药：取水苏、马鞭草、苦艾、大黄、车前草、芸香、接骨木、鼠尾草和胡椒粒，压碎并在水中混合，快速饮下。［这里的原料都很容易获得。］

药方第 190 号，用于治疗重咳：取鼠尾草、芸香、孜然和胡椒，与蜂蜜一起煮沸。每天早晚各一勺。

药方第 197 号，用于治疗干咳：取一颗蒜头在火上烤熟，然后剥去外皮，用纯蜂蜜一起食用。

药方第 303 号，用于拔出木刺：配制青蒿敷剂并混以新鲜油脂，能够将嵌入肉中的断刺拔出。［正如 S. J. 朗博士（Dr S. J. Lang）的报告："尽管听起来不太可能，但当 2005 年夏天时，我用这种青蒿和猪油混合的药膏来处理嵌入手指的木刺时，效果非常好。"］[22]

药方第 648 号，用于愈合伤口的药膏：取橄榄油、蜂蜜和任何黄油，还有等量的车前草汁，煎煮至半熟，然后，取这种药膏涂抹在伤口上，它将清洁和愈合伤口；或取一块亚麻布浸入药膏中，将亚麻布放置在伤口上，伤口同样也会愈合。

药方第 133 号，用于治疗咬伤和叮伤：将大蒜压扁，放在伤口上；对于猎犬咬伤，取蜂蜜一同敷用，而大蒜能消灭毒液。

这些药物和烹饪之间的密切关系显而易见，所以难怪女性完全有能力在厨房中配置药品。目前邱园（Kew Gardens）① 正在进行一项研究，旨在扩大我们对英国药用植物的了解，并且已经确定了数种药用植物在多种对症草药中的有效性。

无论使用什么药物、无论是谁实施治疗，哪怕抱着最好的意图都可能把事情搞砸。那么，当行医者犯错的时候会发生什么？由于医疗事故（malpractice）和医疗过失（negligence）② 而闹上法庭并不是新鲜事。

注　释

1. http://www.huffingtonpost.com/2012/08/19/todd-akin-abortion-legitimate-rape_n_1807381.html [于 2014 年 10 月 4 日访问]。

2. http://www.wondersandmarvels.com/2012/10/two-medieval-women-physicianstracy-barrett.html [于 2014 年 9 月 20 日访问]。

3. Green, M. H., *The Trotula—An English Translation of the Medieval Compendium of Women's Medicine* (Philadelphia, USA: University of Pennsylvania Press, 2002), pp. 76—77.

4. Ibid., p. 77.

5. Parker, S., *Kill or Cure: an Illustrated History of Medicine* (London, New York etc: Dorling Kindersley Ltd., 2013), p. 166.

6. Green, M. H., *The Trotula—An English Translation of the Medieval Compendium*

① 即英国皇家植物园，坐落在伦敦三区的西南角，是世界上著名的植物园之一及植物分类学研究中心，始建于 1759 年。

② 医疗事故通常指医疗人员未能遵守专业标准，导致患者受到伤害的行为。这可能包括诊断错误、治疗错误、手术错误、药物错误等。医疗过失是指医疗专业人员未能提供合理的医疗护理，未能履行其对患者的注意义务，从而对患者造成损害。因此，医疗事故在范围上更宽泛，而医疗过失更侧重于法学意义上的"过失行为"及其后果。

of Women's Medicine (Philadelphia, USA: University of Pennsylvania Press, 2002), p. 79.

7. Ibid., p. 82.
8. Ibid., p. 82.
9. Ibid., p. 78.
10. Ibid., p. 68.
11. Brewer, C., *The Death of Kings—A Medical History of the Kings and Queens of England* (London: Abson Books, 2000), pp. 109—110.
12. Green, M. H., *The Trotula—An English Translation of the Medieval Compendium of Women's Medicine* (Philadelphia, USA: University of Pennsylvania Press, 2002), pp. 114—122.
13. Parker, S., *Kill or Cure: an Illustrated History of Medicine* (London, New York etc: Dorling Kindersley Ltd., 2013), p. 167.
14. Wyman, A. L., "The surgeoness: the female practitioner of surgery 1400—1800", in *Medical History* (1984), 28, pp. 22—41, p. 34.
15. *Ibid.*, p. 28.
16. *Ibid.*, p. 26.
17. Beck, R. T., *The Cutting Edge—Early History of the Surgeons of London* (London: Lund Humphries Publishers Ltd, 1974), p. 75.
18. http://rosaliegilbert.com/births.html [于 2014 年 9 月 18 日访问]。
19. *Ibid.*
20. Lang, S. J., the Richard III Society website, 2006.
21. Austin, T. (ed.), *Two Fifteenth-Century Cookery-Books: about 1430—1450* (London: Early English Text Society, 1888), pp. 106—107.
22. 感谢 S. J. 朗博士，她不仅提供了这则引用，还让我接触到她对帕斯顿家族女性医学的深入研究。

第 8 章

医疗事故与行为不端：医学闹上法庭

一个坏药剂师光凭自己就能行骗，可是

一旦和医师狼狈为奸，他就能骗人

千遍百遍。一个开具处方，另一个

配制药片，而病人花了一个弗罗林却只买到一枚纽扣般的破烂。

——约翰·高尔（John Gower，约 1330—1408）

正如我们在上一章中看到的，在中世纪，许多人更喜欢到非官方行医者那里就医，或是在身体不适时想法子自己给自己治疗。最明显的原因可能是去看医生价格昂贵，让他们来家里看诊也不便宜。正如约翰·高尔在上面的题词中告诉我们的那样，人们也害怕高价买了贱药。我相信，大多数的医师、手术师、药剂师以及神婆和助产士都足够诚实，只是通过帮助病人来维持生计，但是，只需要一两起敲诈和骗局，就足以玷污行医者的普遍声誉。在本章中，我们将探索医学不那么光彩的一面。

收费过高和获取报酬

各种行医者经常被抱怨的一点就是他们接待病人时收取的费用。

王室医师和手术师可能报酬不菲——在 14 世纪和 15 世纪，40 英镑的年薪似乎很常见，但也有 150 英镑年薪的情况，而且如果医师或手术师在海外作战的军队中效劳的话，每天还可以获得一份额外报酬。潘奇乌斯·德·孔特罗内（Pancius de Controne）是爱德华二世和爱德华三世的宫廷医师，他的职业生涯中一度领取 150 英镑的年薪。[1]"黑太子"爱德华（爱德华三世的长子）在 14 世纪中叶给他的医师威廉·布莱克沃特（William Blackwater）支付的年薪是 40 英镑。威廉退休后的津贴甚至更加丰厚，并且还包括一份服饰津贴，用来表彰他为王子工作期间提供的良好服务（可能此时他已经不能再工作了）。[2]

14 世纪 60 年代，威斯敏斯特修道院以金钱和实物的形式，为修士们的医师威廉·坦克维尔（William Tankerville）支付报酬：4 英镑的年薪，外加一件匹配其身份的毛皮镶边长袍（价值 26 先令 8 便士）。在 1368—1369 年的记载中，他的服饰津贴涨到了 30 先令 4 便士，让他可以有一件"三重毛皮的"长袍。[3] 是因为那个冬天特别寒冷，修士们不希望医师在他们最需要帮助的时候感冒倒下么？这件昂贵的长袍可能采用了传统的红色和灰色。威廉·朗格兰（William Langland）在《农夫皮尔斯的幻象》（*The Vision of Piers Plowman*）中描述了一位医师，头戴毛皮兜帽，衣着镶金纽扣的精美斗篷。[4] 以下是杰弗里·乔叟在《坎特伯雷故事集》的引言中对"医生"的描述 [①]，讲到了他穿着的精美长袍和对金钱的垂涎欲滴：

[①] 以下引文，引自《坎特伯雷故事》总引，黄杲炘译，上海译文出版社 2013 年版；《坎特伯雷故事》总引，方重译，人民文学出版社 2019 年版。译文在此基础上有所润饰。

> 血红色的衣衫，间以蓝灰色的条纹，
>
> 再用塔夫绸衬里，他哪儿都骑得进去；
>
> 不过在花钱上面，他却相当节俭，
>
> 瘟疫时攒下的黄金，他还留在身边。[5]

这是另一个对中世纪行医者的常见假设——他们靠他人的不幸而发财，尤其是在心心念念的流行病期间，正如以下这段乔叟的《玫瑰传奇》（*The Romaunt of the Rose*）所说：

> 他们希望四十个人立马病倒，
>
> 然后是两百个人，有血有肉的人，
>
> 然后是两千个人，我猜想，
>
> 来让他们财源广进。
>
> 他们什么活儿都不会去干
>
> 除非为了金钱或是满足贪念。[6]

从各种行医者的遗嘱中留下的商品、动产和遗赠来看，他们的职业生涯可能利润颇丰。尼古拉斯·科尔内特（Nicholas Colnet）是一名医师，在 1415 年的阿金库尔战役中为亨利五世效劳。他于 1417 年再次照料国王（这次是法兰西国王）之前写下了遗嘱，并在 3 年后的 1420 年 11 月去世。他的遗赠总金额超过了 115 英镑，此外还有许多奢华的礼物，如金盘、银盘、精美布料以及珠宝。他的慷慨对象包括伦敦城外的伯利恒医院（Bethlehem Hospital），还有他的 2 个姐妹、1 个兄弟和 1 个侄女。[7] 接受这么高的津贴和实物报酬——例如，在成功治愈诺福克公爵夫人之后，医师沃尔特·伦斯特（Walter Leinster）收到了金戒指和红宝石戒指[8]——难免会让人警惕，他们是不是多收了医疗费？

1408年，伦敦的一位医师约翰·鲁特（John Luter）奉命来到伦敦市长德鲁·巴伦廷（Drew Barentyn）面前。鲁特的病人约翰·克洛特斯（John Clotes）指控这位医师不仅收取了高昂的费用，而且还没把他医好。克洛特斯给了鲁特15颗价值9马克的"蛇纹石"半宝石、一块价值3英镑的金板和一把价值6先令8便士的剑。只有治疗成功了，这些贵重物才归医师所有。鉴于治疗没有见效，病人希望东西能被原数奉还。但鲁特主张道，他有权拥有这些东西，因为克洛特斯要求治疗"盐痰"（salsefleume）这种疥疮性皮肤病；在弄清楚病人实际上患有麻风病（无法治愈）后，医生声称医疗费用已经产生了，而且他也教了病人如何进行香脂治疗和服用其他药物，所以尽管没有治愈疾病，但他的费用是应得的。然而，德鲁·巴伦廷支持病人，而鲁特是"用欺诈、欺骗和有害的手段"得到的那些贵重物，因而输掉了这个案子。[9]

并非所有的王室医师的薪酬都这么高，也不是所有医师都收费过高。多米尼克·德·塞尔吉奥（我们之前在第4章见过他）的王室雇主——爱德华四世并不总是按时支付薪酬。尽管在1471年时，塞尔吉奥得到许诺，每年有40英镑的年金，但他直到1475年才开始收到钱，而且其间他还一直在向财政署索求。最终，他得到了一笔用代币支付的款项，但他只"因忠实效力于国王及其配偶和女儿"而收到了53英镑6先令8便士；直到从当年的记载中销声匿迹，他都还有100英镑没有收到。埃塞克斯郡威克斯的约翰·克洛普希尔（我们在第3章见过他）以每次几便士的价格治疗那些地位低下的病人——木匠、鞋匠、牧民和教堂司事，并向更富有的病人收取更多费用来弥补损失：在贝尔斯通（Belstone）村，威廉·佛特里（William Fortlie）仅仅支付 2 便士，而理查·阿弥斯蒂德（Richard Armystyd）却要支付 6 先令 8 便士、约翰·阿弥斯蒂德（John Armystyd）要支付 13 先令 4 便士，毕竟阿弥斯蒂德家族在奥特利（Otley）属于更富裕的那些居民。[10] 托钵修士托马斯·斯坦菲尔德（Thomas Stanfield）支付了一套酒杯，克洛普希尔似乎靠这些杯子吸引了威克斯的好些女士。在当时，这种报酬方式受到人们公认，正如给穷人开便宜药而给富人开金贵药的做法一样。举个例子，有一种适合富人的泻药——三倍量大黄（当时是一种异国进口物）的泡剂；但穷人的泻药就是简单的"李子"，尽管它们可能同样有效。与此相似，那些看着很恶心的药物在给富有的病人服用之前会包裹上金叶，而同样的药物给穷人服用，则建议在黑暗中、用吸管从细颈瓶里饮用即可。[11]

发生于 1320 年伦敦的一起案件表明了一些行医者在获取酬金上有多么强硬。手术师康希尔的约翰（John of Cornhill）收到传唤，要求回应一项非法侵入的指控，这项指控是由他在舰队街（Fleet Street）的病人——斯多金的爱丽丝（Alice of Stockynge）提出的。爱丽丝脚上有疾，约翰上门探视后承诺她能在两周内痊愈。然而，在接受"多种药物"治疗后不到一周，她的脚却没法下地了，所患的病也被认为无法治愈了。在她拒绝向约翰支付酬金之后，约翰强行进入爱丽丝的房子，偷走了一条毛毯、两张床单和一件价值 20 先令的上衣。在法庭上，他否认自己承诺过能让爱丽丝痊愈，也否认使用的药物让爱丽丝的脚感染了，他还说自己绝没有强行进入爱丽丝的房子。尽管他如此声称，但陪审团并不认可，他们支持爱丽丝一方，裁定手术师赔偿她 30 英镑 16 先令 8 便士的巨额损害赔偿金。[12] 这里裁定的损害赔偿金金额很可能反映出，这不仅仅是对一件非法行为的赔偿要求，更是在处理病人经治疗而恶化乃至无法治愈的情况——一桩医疗事故案。

医疗事故和医疗过失

先不论医学专业人士是否收费过高，对病人来说，更严重的问题是医生出错。这不仅仅是在治疗中犯错的问题，更有可能是治疗程序没错，但时间点错了。我们在第 5 章看到了占星术对于行医的重要性——定期使用"黄道人像"来决定何时治疗病人的特定疾病是安全的。1424 年，伦敦手术师约翰·哈维（John Harwe）和两位理发手术师约翰·道尔顿（John Dalton）和西蒙·罗尔夫（Simon Rolf）被提起诉讼，针对他们在紧急情况下治疗威廉·佛塞特 / 佛瑞斯特（William Forset/Forest）受伤的手一事。1 月 31 日，威廉的右手大拇指受了重伤，此时月亮位于"染血的"水瓶宫，并且"身临恶星之下"。记载没有提到他立即寻求了医学救助，但到了 2 月 9 日，威廉的大拇指大量出血，此时月亮移至住在手臂和手掌的双子宫。西蒙·罗尔夫暂时阻断了血流，随后约翰·哈维在约翰·道尔顿的协助下彻底止住了血。然而，记载显示，"它［出血］又爆发了 6 次，次次都九死一生"。最终，在得到病人的允许之后——他当时似乎也生命垂危——哈维给伤口烧灼封口，从而拯救了威廉的性命。但现在，因为大拇指肌肉无法正常使用了，病人想要手术师及其助手支付赔偿金，声称他们不应该违背占星术的星象而给他治疗。[13]

8 位伦敦知名的医师和手术师对此案进行了审判，其中包括吉尔伯特·凯莫、托马斯·莫斯蒂德和威廉·布拉德沃丁。他们得出结论，这

3 名被告在手术中操作正确，没犯任何错误。威廉手上的问题、损伤和伤疤是由以下情况造成的：（1）最初受伤当天的星象情况；（2）求医当天的星象情况，或者（3）病人本人的某种缺陷。审判员说，无论原因为何，被告都是无罪的，而且受到恶意诽谤，其良好声誉也受到了不当损害。威廉·佛塞特将对此事保持沉默，并撤回对他们的所有指控。

在伦敦，手术师理查·切恩杜特（Richard Cheyndut）被提起诉讼，起诉人是他的病人沃尔特·德·赫尔之子。1377 年，沃尔特左腿患病。他接受的所有治疗都让情况变得更糟而非更好。在市长的指示下，3 位手术师检查了沃尔特的腿，认定只有"经验丰富的医生、细心照顾和巨额费用"才有可能阻止情况进一步恶化——让他的肢体永久性损伤。在这件事中，切恩杜特被处以 50 先令的巨额赔偿金和短期服刑。[14]

1433 年的约克有一例案件：吉斯伯勒（Guisborough）修道院院长和他的一名修士理查想要起诉约克的一位医师马修·里尔斯福德（Matthew Rillesford），要求他赔偿 40 英镑。马修在 3 年前成为这座城市的荣誉市民，他被人描述为一位"医师"（拉丁语作 *medicus*），但他似乎没接受过大学教育，也没有行医执照。也许正因如此，本案没有被提呈法院，而是由一位经验丰富的药剂师——约克的罗伯特·贝尔顿（Robert Belton）进行仲裁的。[15]

理查的左胫骨受伤甚至骨折了；他们说，马修承诺治好他，结果理查全身都感染了。马修声称，他从没说过会治好这位修士。理查抱怨道，在"所谓的"治疗过程中，马修有所疏忽过失，从而让他的情况更糟了。马修回应道，这是修士自己的错，因为作为治疗的一部分，马修禁止病人吃不健康的食物，但修士却一直在吃，从而阻碍了药物发挥作用，还导致腹泻发作。在听取双方的争论后，罗伯特·贝尔顿裁定道，马修被给予 8 天时间治好理查，而罗伯特本人将亲自监督其服药。在此之前，修道院院长和修士不得对马修做任何事。由于记载中不再有关于此事的记录，我们可以假定，理查的腿是痊愈了。

根据 1416 年伦敦的一项法令，如果病例严重到病人可能死亡或导致某种残疾，而行医者没有在治疗的 4 天内通知当局（相关公会当权者或市长办公室），那他可能会被处以重罚。这么做的初衷是让行医者在治疗这类病人时咨询同事并听取建议，从而避免这类医疗事故的诉讼。1435 年，对瞒报、不咨询危险诊疗事件的罚款定为 13 先令 4 便士。这项法令保障了病人免受医生鲁莽而不经考量的治疗，也是让医疗行业免于该死的诉讼的方式。

为了保护自己，手术师在接收高危病人时，需要向市长办公室缴纳一种中世纪的保费，这是一份担保金，以防整件事最后演变成一桩医疗事故案。1417 年，有记载显示手术师约翰·瑟维里尔·乐弗（John Severell Love）欠了伦敦城司库（chamberlain of London）20 先令的担保金。在接收危重病人的任何阶段，如果手术师按要求通知了权威人士，这笔钱将原封不动；如果他没能在指定的 4 天内通知他们，而病人或病人家属又将他告上了法庭，那这笔钱就会被没收，其中一半归于城市，另一半归于手术师行会。[16] 还不清楚是不是伦敦的所有行医者都被要求支付这笔担保金，无论接收的病人高危与否。那些刚开始干这行的人似乎不太可能轻松负担起 20 先令这么高的数目；又或者，担保金的规模是浮动的，具体数额取决于行医者在公会中的地位，以及他有多大概率接收到一个几乎不会康复的病人。毕竟，医学书籍都警告医生不要接收那些无益于其声誉的病例。病人死亡或残疾，对行医者来说都是一个糟糕的广告，不过，一例病人克服重重困难最终康复，会大大提升行医者在当地的社会地位；这些情况也需要被考虑在内。

面对专业医师和手术师可能出现的医疗事故，多少还能采取一些预防措施；但对那些伪装成行医者，实际上却根本不是的人，就完全没有办法免受其害了。1376 年，旺兹沃思（Wandsworth，古称"Waldelsworth"）的罗杰·克拉克（Roger Clerk）被传唤到伦敦市长面前，因为该城的医师或手术师"若无经验也无执照，就不得采用药物或疗法插手医疗事务"。罗杰·克拉克从未接受过医学训练，还是个文盲，但他居然给罗杰·阿特·哈奇（Roger atte Hache）的妻子乔安娜看病，她当时"身体虚弱"并发烧。阿特·哈奇提前给了克拉克 12 便士的治疗费，而余款会在乔安娜痊愈后支付。克拉克把一块破烂的旧羊皮纸卷在一块金布里，挂在乔安娜的脖子上，并向病人保证这会治好她的病，让她退烧。这种疗法没起作用，她的丈夫就把克拉克告上了法庭，指控他是一名假医师。这件事相当严重，不仅仅是因为克拉克误导了阿特·哈奇及其妻子，更因为他言辞狡诈、歪曲事实，被市长和市政官视为对伦敦全体人民的威胁。

在法庭上，克拉克坚持说那块羊皮纸是个护身符，上面刻有神圣的拉丁文本。他当着众人的面背诵了文本，并宣称这对病人的疾病来说是可靠的治疗：

Anima Christi, sanctifica me; corpus Christi, salve me; in isanguis Christi, nebria me; cum bonus Christi tu, lave me.

基督之魂，予我神圣；基督之躯，予我救赎；基督之血，将我浸没；基督，以汝之善，将我洗净。

前两节的意思近乎"基督之魂，予我神圣；基督之躯，予我救赎"。第三节语义不通（显然，克拉克不擅长死记硬背），可能本来是"*in sanguis Christi, inebria me*"或近似的"基督之血，将我浸没"，最后用"基督，以汝之善，将我洗净"。文本的语法很糟糕，但可能就是这个意思——如果羊皮纸上真的写了什么。然而，在接受检查后，羊皮纸上并没有发现什么神圣的文本，只有一些不成文字的乱画。经过判决，克拉克犯有冒名顶替之罪，他对用药的技艺一无所知，因而对未来可能寻求他帮助的本地人构成了危险。为了防范这一点，对克拉克的羞辱和惩罚理应在众目睽睽之下进行，以确保市民知道他是个骗子和冒牌货，并威慑任何未经教育和训练却想当个冒牌行医者的人。克拉克被一个骑着马的人用绳子牵着穿过市中心，还有小号手和风笛手随行演奏，吸引人们的注意。他的脖子上挂着羊皮纸片、一块磨刀石和两个尿瓶（医师的通用象征），这样所有人就都知道他犯了什么罪。[17]

更荒诞的是 1371 年约翰·克罗克（John Crok）的案例。伦敦民事法庭的王室法官传唤克罗克到庭，并要求他带上包接受检查——这个包里据说藏着一颗死人的脑袋。克罗克按要求带来了包，并解释道，这是他在西班牙的托莱多（Toledo）买的一颗撒拉森人①的脑袋。他需要这颗脑袋来安置一个精灵，以便自己问它问题；这颗脑袋的耳朵能听见，嘴巴也能回答。他的包里还有一本书，里面包含了对答案的解释和可以尝试问的问题；不过克罗克坚持说，这颗脑袋和这本书他都没用过。尽

---

① 撒拉森人（Saracen）最初是指今天叙利亚到沙特阿拉伯之间的阿拉伯人。随着伊斯兰教扩张，这个词被用来指代所有信奉伊斯兰教的人（不局限于阿拉伯人）。在十字军运动兴起后，"撒拉森人"进一步成为"不信仰天主教的人"的代名词，乃至欧洲对内部的异教徒都曾冠以这一名称。

管如此，他的包及其内容物，都在威斯敏斯特当着爱德华三世的面烧毁掉了，克罗克也被强制要求以福音书发誓，他不会再做任何"与信仰相悖"的事。[18]

伦敦城当局面临的另一个问题是，其他地方来的人虽然有能力，但没有伦敦城的行医执照，也不是对应公会的成员。除从当地医生手里抢病人（这本身就是一个丑闻）以外，人们还担心会遭到这些"无法无天的""乡下来的"行医者的"伤害、欺骗和虐待"。"乡下来的"（from "the sticks"）这个词用来形容外来者，尤其是从英格兰边远地区来的人。守城官被委任来检查这些新进城的人：在证明自己"不仅会医术，而且医术精良"之前，他们拿不到执照；若是不拿执照就行医，他们将被罚款 40 先令。

最后一桩值得一提的医疗事故案例发生在德文郡（Devon）"乡下"；被起诉的是"女医师"珀内尔（Pernell）及其医师丈夫托马斯·德·拉辛（Thomas de Rasyn）。这对夫妇受到指控，因为他们的无知和错误治疗，造成了西德茅斯（Sidmouth）的一名磨坊工死亡。在 1350 年 8 月 7 日被判有罪后，他们被剥夺了法律权益。他们被逐出家门，并且禁止任何人帮助他们，这等同于判了他们死刑。但珀内尔和托马斯没有屈服——他们向王室上诉，并获得了王室的赦免，他们的名誉也得以恢复。[19] 不过，这个结果可谓是相当例外。

行为不端

归根结底，医师和手术师被期望成为当地社会的支柱——他们照顾的都是最脆弱的人，而且，如果你连医生都不能信任，那还能依靠谁？

因此，行医者需要为人体面，以免受人指责；从英格兰到欧洲大陆，各个手术师商会、理发手术师公会和医师学会都要求成员不要做出让协会（无论哪一种）蒙羞的事。虽然理想如此，但行医者终究是人。1474 年，在爱德华四世统治时期，一位伦敦的理发手术师约翰·德尼斯（John Denys）因组织卖淫（bawdry）而遭到逮捕，并被带到市长和市政官的面前。如今，我们会称他为"老鸨"。这桩案件让德尼斯锒铛入狱，但他向处理财务诉讼的衡平法院提起上诉，诉讼事由可能是他在入狱期间的收入经受了损失，以及可能因名誉受损而在获释后收入减少。常来找他的病人在此期间可能不得不去找其他的理发手术师求医，并且再不回头。为了回应衡平法院的传唤，市长不得不为逮捕和关押德尼斯的行为辩护。到了 15 世纪后期，这种回应通常用英文书写，但这次事态严重，因此需要一点拉丁语以示强调。回应翻译如下：

> 正如乌鸦和老鹰会听从本能围着尸体打转，妓女也受邪恶的淫欲驱使，离不开她们的妓院和其他作恶者——这些人谋杀、抢劫、犯下重罪、面临诉讼、陷入纷争，还干下其他恶事，破坏了王国君主的和平、兴旺、明智的统治。[20]

人们一直认为，妓院不仅仅是卖淫的场所，更是罪犯的藏身之处，各种恶行在那里被构想和策划出来。经营这些淫窝的人经常被官方找麻烦，但在德尼斯一案中，官方似乎一丝不苟地执行了法律。理发手术师公会似乎也有所瓜葛。显然，事情已经没有机会保密下去了，为今之计只有让公众看到，正义得到伸张，一个玷污了本职的行医者将要承担后果。这是维持公众信任的必要之举。

还有一位行医者给他本人及其职业带来了耻辱，他就是王室医师兼手术师威廉·霍比斯（我们之前提到过他）。威廉和妻子爱丽丝结婚 20 年并育有 5 个孩子。1475 年夏天，他在法兰西为国王爱德华四世的战争效力，威廉的手术师同侪理查·钱伯（Richard Chamber）和约翰·斯塔维利（John Staveley）——后者正好是霍比斯的女婿，娶了霍比斯的女儿梅西（Mercy）——注意到，威廉在晚上偷偷溜去了当地的妓院。钱伯说，在皮卡第（Picardy）的佩罗讷（Péronne）村，他看到自己的同事和一个妓女赤身裸体地躺在床上，由于不相信对方做出了如此不端的行为，他还和对方说了话。斯塔维利报告说，在法兰西作战期间，他的岳父去过加来、圣奥梅尔（Saint-Omer）和佩罗讷的妓院——"他犯了通奸罪"，他说道。

霍比斯在国外的不端行径还不仅仅是远离家乡时找找乐子。他后来承认，从 1462 年起，他在伦敦和萨瑟克嫖妓成瘾，和"许多不同的女人"上床通奸。1474 年 6 月，理发手术师公会会长罗伯特·哈利德（Robert Halyday）及其同侪托马斯·罗尔夫（Thomas Rolf）被紧急叫去为一名妓院看守问诊，后者在萨瑟克的一家浴室打架时受了重伤。照料完病人之后，两位手术师碰巧通过墙上的窥孔看进下一个隔间，结果发现威廉·霍比斯正躺在一位年轻漂亮的妓女怀中。哈利德大为震惊，以公会会长的身份与霍比斯对峙，狠狠数落他不仅欺骗了妻子爱丽丝，更让公会的颜面扫地。他们威胁说，如果他不改过自新，他们就会告诉爱丽丝。这些威胁毫无用处，但哈利德不是虚张声势，不过他还是给了霍比斯至少一年的宽限期。

1475 年圣诞节前，远征法兰西结束，很显然，霍比斯不打算悬崖勒马，于是他们告诉了他的妻子爱丽丝。她宣称自己不知道丈夫在这些年的婚姻中一直在通奸。1476 年，她在圣保罗大教堂的教堂法院对他提起诉讼，罪名是"通奸亵渎了婚姻"。法院支持她的诉求：从此以后，她不再需要"与被告威廉维持婚姻或同居，也不用偿还婚内债务"（亦即他再也不能行使与她发生性事这一婚姻权利）。丈夫的通奸行为被视为对教会法的严重违背，这种情况十分罕见。这个案件记载于伦敦大都会档案馆（London Metropolitan Archive）的一份文件中，在这份文件记录的 250 起通奸案中，这是唯一法律裁定配偶分居的案件。[21] 似乎教会当局和理发手术师公会都打算把霍比斯作为典型，除了表明对行医者的这种不端行为零容忍，还意在恢复公众对医疗界整体的信心。中世纪的英格兰从来没有离婚这个选择，但爱丽丝还是获得许可，远离她丈夫的日常生活，尽管他们俩都没有权利再次结婚。[22]

令人惊讶的是，这个案件似乎没有对霍比斯的职业生涯造成任何损害。他继续担任爱德华国王的医师兼手术师，还在国王理查三世时期继续担任这一职位。他在 1488 年对遗嘱进行了公证，从遗嘱的语气来看，在和爱丽丝分居之后，他改过自新，更加虔诚地对待宗教，"相信圣母马利亚……和所有圣徒……相信他们能助我抵御恶魔的桎梏"。[23]

法医学

也许和我们期待在电视上看到的、在犯罪惊悚片中读到的那种法医学家不同，但中世纪的行医者偶尔会被传唤到一个可疑死亡的现场，或被传唤到法庭上做专家证人。1281 年，威尼斯通过了一项法律，要求医师和手术师向当局汇报所有重伤或不明死亡的病例，而且任何麻风病病例也要通知他们。英格兰没有这样的法律，但验尸官有权在需要的时候传唤医学专业人士来确定死因；如果有由他人造成的外伤，那要看这个外伤是否可能在 101 天这个给定的期限内致命，因为在这种情况下，这个外伤将构成谋杀。作为封圣程序的一部分，对于任何待定的圣徒实施的所谓的治愈奇迹，教会都需要医学专业人士的证词。

如今的法医学证据通常是由详尽的尸检程序而获得的，但是在中世纪，由于教会裁定禁止对人类进行解剖，尸检主要局限于外观上的所见。即使允许进行体内检查，似乎也只有最显眼的那些创伤能够一目了然，因为当时的行医者对人体器官的"正常"外观知之甚少，而后者在慎重的对比过程中是不可或缺的。

在任何历史时期，医生可能面临的一个难题都在于确定一具躯体是已经死了还是只是陷入深度昏迷。例如，至少在两起现代的案例中，尽管经过了现代医学手段检测，但是"尸体"最后都还活着。斐济出生的德瑞克·德瑞纳拉吉（Derek Derenalagi）加入了英国陆军，2007 年 7 月，他在阿富汗赫尔曼德省（Helmand Province）服役时，乘坐的车辆被简易爆炸装置（IED）炸毁。被带回堡垒营①后，他被宣布死亡，但在为其准备尸体袋时，医务人员发现他仍有脉搏。由于伤情，德瑞纳拉吉的双腿从膝盖上方的部位被截肢。他在昏迷状态下被送回英国，9 天后在伯明翰的一家医院醒来。他之后成了一名铁饼运动员，代表英国参加了残奥会。[24]

第二个案例是 79 岁的密西西比州农民沃尔特·威廉姆斯（Walter Williams）。2014 年 2 月，他由于充血性心衰住进了临终安养院。2 月

———————————

①　堡垒营（Camp Bastion）是阿富汗战争时期英军的军事和后勤中心。

27 日，护士、医生和验尸官寻找脉搏未果后，宣布了他的死亡；他被放进尸体袋，并转移到一家殡仪馆里。当他在袋子里醒来并开始动弹时，惊愕的工作人员叫来了救护车，将沃尔特带回了临终安养院，他在那里又继续活了 3 周。[25] 显然，这里面仍然可能出差错，那么中世纪的行医者靠什么来确保尸体真的毫无生命迹象呢？

有一系列的检测可供尝试，虽然其中没有哪一个能做到绝对确定，但合在一起，它们几乎可以打消任何怀疑了。诱发"剧痛"足以唤醒最深度的睡眠者，例如，医生可以将指关节用力压在病人的胸骨上，或是用两个硬物挤压病人的指甲床（有点像拇指夹 ①）。外伤或药物（如睡眠药水）导致的昏迷则需要更详细的检查。

牛津博德利图书馆的阿什摩尔抄本 399 号（Ashmole MS 399）是一份 13 世纪的手稿，可追溯到 1280 年左右，其中一系列图片（第 33 页正面至第 34 页正面）显示了一位医师治疗一位女性的全过程，从她最初发病直至死亡。一位理发手术师自此接手，挥舞着尸检用的匕首，让女性体内的器官一览无余。在一张图中，医师正在她的鼻子底下焚烧一根羽毛（这相当于中世纪的嗅盐），以让她苏醒，然后在第 33 页背面，他将一碟水放在病人胸上并保持其平衡，这样水面的任何涟漪都将证明她还在呼吸。

在其他病例中，眼睛成了一个很好的指标。翻开眼睑时，瞳孔会先受光线刺激而收缩，然后略微扩张，以适应光线和环境——在室内或者

---

① 拇指夹（thumbscrew），由一个构造简单的老虎钳组成，用来挤压罪犯的大拇指或其他手指，折断指骨，碾碎手指上的肌肉，从而强迫罪犯招供。15 世纪晚期的拇指夹得到了宗教裁判所的支持，因为使用拇指夹并不违背天主教反对教士杀人流血的法律。

夜晚，中世纪的医生需要为此点亮一根优质蜡烛。瞳孔过度扩张或收缩都可能表明某种药物过量。如果瞳孔没有类似的正常反应，意味着头部遭受创伤，例如脑震荡或中风[26]（中世纪叫作"apoplexy"）。如果瞳孔完全没有反应，或者触碰眼球也没有反应，那么，是时候将病人交给神父了。

进入近代早期之后（可能从 1550 年起），女性越来越被捆缚在家务上，这时，助产士却逆潮流而行。作为为数不多向女性开放的公共职位之一，助产士得到允许，在当地社会承担多种职责。作为社会关怀政策的一部分，市镇议会（尤其是在欧洲）雇用了官方助产士，主要用来照料贫穷女性分娩。助产士还被要求监管人们的道德水平，并且对未婚女性怀孕的情况进行汇报。另外，她们还应该在涉及女性尸体的案件中出庭提供专家证词，这类案件包括强奸案，还包括对那些没能让新娘"失贞"（de-flower）的男性的索赔案。

1432 年约克的一桩案件就同时涉及了助产士和妓女——还有她们的专业能力。26 岁的爱丽丝·罗素（Alice Russell）和约翰·斯加瑟罗克（John Skathelok）已经结婚两年了，而爱丽丝宣称，约翰"还没碰过她的身子"。琼·塞莫（Joan Semer）是一位"人身自由、声誉良好的" 40 岁女性，她也在庭上表达了同样的意思。她还宣称，爱丽丝"身形姣好、体格强壮，还很愿意做一位母亲"，只要其丈夫有足够的性能力。虽然报告并未言明琼的职业，但她似乎是一名执证的助产士，因为她对爱丽丝进行了检查。其他 9 名给予证词的女性是妓女。她们和约翰一同前来——他的长裤短衩都已解开并脱到膝盖——并用尽浑身解数让约翰的阴茎勃起。她们亲吻他、抚摸他，还任他上下其手，但都无法激起他任何反应。这份用拉丁语撰写的报告详细介绍了这些女性试过的一切手段。法院以约翰没有性能力为由裁定爱丽丝胜诉，允许她解除婚姻，可以不受限制地找新丈夫。[27]

在涉嫌杀婴的案件中，助产士需要检查被告的身体，并为她最近是否生过孩子作证。1517 年，在温莎附近的伊顿（Eton）就发生了这类案件。爱丽丝·里丁（Alice Ridyng）受到指控，在男婴刚出生几个小时就将他闷死，并把他埋在她父亲果园的粪堆里。爱丽丝没有告诉任何人自己怀孕了，妊娠期间也没人做伴，但是"一些温莎和伊顿的妇女有所怀疑"，尽管爱丽丝对此进行否认，坚持说"她的肚子有些其他问题"。孩子生于一个周日，到了周二，"诚实的助产士带上了她，并且检查了她的肚子和胸脯，从而确定她肯定生过孩子"。爱丽丝随后承认，她的父母对此一无所知，并且手按福音书发誓，只有附近医院的神父托马斯·德尼斯（Thomas Denys）和她上过床。在杀婴一事上，没有人怂恿她或是支持她。[28] 没有记载显示她是否受到惩罚或受到何种惩罚，但这是助产士作为"专家证人"参与法庭案件的另一个例子。

占尽便宜

正如我们所见，有些行医者破坏了规则——从对病人收费过高到不合格的江湖骗子公然欺骗，从不讲道德到医疗过失。但是，或许最糟糕的逾矩行为之一，乃是利用人们对其专业和个人的信任来谋反。1483 年夏天，威尔士医师、数学家和占星师路易斯·卡利恩（Lewis Caerleon）就犯了大不韪。

随着国王理查三世在动荡中登基，亨利·都铎（Henry Tudor）之母玛格丽特·博福特（Magaret Beaufort）① 正忙于策划召回流亡的儿子以取代理查。玛格丽特自称健康不佳，因此聘请了卡利恩前来效劳，在医疗及其他事务上寻求他的建议。她打算让儿子亨利·都铎迎娶已故的爱德华国王的长女，从而将针锋相对的约克家族和兰开斯特家族合而为一，为亨利夺取王位铺平道路。否则，亨利要求继承王位再怎么都是站不住脚的。拟议的婚姻必须与已故国王的遗孀伊丽莎白·伍德维尔进行讨论，而这位遗孀带着孩子一直在威斯敏斯特修道院中避难。然而，玛格丽特是一位意志坚定、手段高明的女性。行医者由于职业天性，可以公开出入任何场所，甚至可以进入避难所而不引起猜忌。玛格丽特需要一位备受尊敬、不受谴责的中间人，在两位女士之间自由行动，并且传递她们谋反的通信。卡利恩听从安排，打着照料对方健康的幌子前去探望这位寡妇，实质上是参与策划一场谋反的阴谋，代表玛格丽特之子去发动一场叛乱。[29]

　　事情并没有像他们计划的那样发展。这一次的叛乱惨遭失败，国王理查逮捕了路易斯·卡利恩，没收了他的所有财产并将他囚禁在伦敦塔。尽管卡利恩在这场阴谋中发挥了重要作用，但他并没有因谋反罪而被处决，而是被允许在塔中写下一篇占星术的文章。他的沉思是否成功预测了未来，我们不得而知；但若是成功了，那卡利恩想必已经知晓，亨利·都铎下一次推翻国王理查的尝试最终会彻底胜利。为玛格丽特的谋反行径效劳让卡利恩获益匪浅，他晋升为王室医师，年薪 60 马克。

---

① 玛格丽特·博福特（Magaret Beaufort，1443—1509），"玫瑰战争"中以"红玫瑰"为家徽的兰开斯特家族的后代（她的祖先是兰开斯特公爵冈特的约翰）。她的儿子即为都铎王朝的亨利七世，他娶了以"白玫瑰"为家徽的约克的伊丽莎白，故而结束了"玫瑰战争"在英格兰导致的分裂。

他还将继续照料都铎王朝的新王亨利七世及其王后约克的伊丽莎白，并帮忙促成他们的婚姻。但在此之前，亨利还需要在 1485 年 8 月 22 日的博斯沃思战役（Battle of Bosworth）中击败国王理查，这就把我们带到了下一章的主题——战场上的医学。

注　释

1. Rawcliffe, C., *Medicine & Society in Later Medieval England* (Stroud: Alan Sutton Publishing Ltd, 1995), p. 111.

2. Ibid., p. 110.

3. Talbot, C. H. & Hammond, E. A., *The Medical Practitioners in Medieval England—A Biographical Register* (London: Wellcome Historical Medical Library, 1965), p. 417.

4. Rawcliffe, C., *Medicine & Society in Later Medieval England* (Stroud: Alan Sutton Publishing Ltd, 1995), pp. 12—14.

5. Coghill, N. (ed.), *Geoffrey Chaucer—The Canterbury Tales* (Penguin Books, 1977), p. 31.

6. Chaucer, G., *The Romaunt of the Rose*, Fragment B, lines 5733—5738，由笔者将其转写为现代英语。

7. Voigts, L. E., "Nicholas Colnet", *ODNB*.

8. Talbot, C. H. & Hammond, E. A., *The Medical Practitioners in Medieval England—A Biographical Register* (London: Wellcome Historical Medical Library, 1965), pp. 369—370.

9. Ibid., p. 164.

10. http://www.bl.uk/manuscripts/Viewer.aspx?ref=harley_ms_1735_f036v-f.37v.

11. Talbot, C. H., *Medicine in Medieval England* (London: Oldbourne, 1967), p. 137.

12. Talbot, C. H. & Hammond, E. A., *The Medical Practitioners in Medieval England—A Biographical Register* (London: Wellcome Historical Medical

Library, 1965), p. 137.

13. *Calendar of Pleas and Memoranda Rolls of the City of London, 1413—1437* (Cambridge: University Press, 1943), pp. 174—175.

14. Cosman, M. P., "Medieval Medical Malpractice", *The Bulletin of the New York Academy of Medicine* 49(1) (January 1973), p. 27.

15. Ussery, H. E., *Chaucer's Physician—Medicine and Literature in Fourteenth Century England* (Tulane University, 1971), pp. 27—28.

16. Cosman, M. P., "Medieval Medical Malpractice", in *The Bulletin of the New York Academy of Medicine* 49 (1) (January 1973), pp. 22—47.

17. Ibid., p. 29.

18. Getz, F. M., *Medicine in the English Middle Ages* (Princeton University Press, 1998), p. 79.

19. Talbot, C. H. & Hammond, E. A., *The Medical Practitioners in Medieval England—A Biographical Register* (London: Wellcome Historical Medical Library, 1965), p. 241.

20. McSheffrey, S., *Marriage, Sex and Civic Culture in Late Medieval London* (Philadelphia: University of Pennsylvania Press, 2006), p. 170.

21. Ibid., note 9, p. 251.

22. Castor, H., BBC TV, *Medieval Lives: Birth, Marriage, Death—A Good Marriage* (screened on BBC 4, 16 October 2013) and McSheffrey, S., *Marriage, Sex and Civic Culture in Late Medieval London* (Philadelphia: University of Pennsylvania Press, 2006), pp. 166—176.

23. PROB 11/8 William Hobbys, "Milles", 17 October 1488, William Hobby's will, National Archives online [于 2005 年 1 月访问]，由笔者翻译并转录于 Mount, T., *The Professionalisation of Medicine in the Fifteenth Century* (Open University BA Honours thesis, 2005)。

24. http://en.wikipedia.org/wiki/Derek_Derenalagi [于 2014 年 10 月 19 日访问]。

25. http://www.denverpost.com/breakingnews/ci_25340662/mississippi-man-who-woke-up-body-bag-dies [于 2014 年 10 月 19 日访问]。

26. 感谢开放大学高级创意写作 2011 年研讨班的 "G. P. 苏"（"G. P. Sue"）提供这则信息。

27. Goldberg, P. J. P. (trans. & ed.), *Women in England c. 1275—1525* (Manchester: University Press, 1995), pp. 219—222.

28. Ibid., pp. 119—120.

29. Griffiths, R. A. & Thomas, R. S., *The Making of the Tudor Dynasty* (Gloucester: Alan Sutton Publishing, 1985 [pbk edition, 1987]), pp. 91—93.

第 9 章

战场上的医学

［手术］主要在于亲自动手实施医术，

使用铁器或其他工具止血、寻找伤口，

在手术中使用类似器具，切开头骨……取骨缝肉……

——托马斯·罗斯（Thomas Ross），《手术的定义》(*Definition of Surgery*), 1519

中世纪的战斗是残酷而血腥的。随着时代的不同，骑士穿着锁子甲或板甲，手持骑枪、"晨星"① 或狼牙棒，挥舞着剑、长矛和战斧朝着敌方的人马冲去；交战双方都沐浴在箭雨、炮火以及中世纪末期的枪林弹雨中。无尽的伤亡避无可避。那些直接死去的可能反而是幸运儿，因为一道恶伤可能意味着缓慢而痛苦的死亡。一些人十分不幸，遭受的痛楚远不止是轻微的割伤和瘀伤；对于他们，手术师可以做些什么？他们长期生存与康复的可能性有多大？令人惊讶的是，这个可能性或许比你想象的要高。

---

① 即长柄钉头锤，其特点是在一端有一个圆球，圆球上布满了尖刺或星状的钉子。这使得"晨星"在战斗中能够造成严重的钝击伤害，尤其是在对付穿戴盔甲的敌人时。

"狮心王"理查

　　有一位战场受害者，尽管得到了当时最好的治疗，却依然没能熬过去，他就是被称为"狮心王"的国王理查一世。尽管他在各方面都更像法兰西人而非英格兰人，但理查其实于1157年9月8日出生在英格兰牛津的博蒙特堡（Castle Beaumont）。他于1189年成为国王，并立刻计划前往圣地进行十字军东征。在接近10年的统治期间，他只在英格兰待过几个月，其余时间要么是在打仗或者去打仗的路上，要么就是身陷囹圄。拉努尔弗斯·贝萨斯（Ranulphus Besace，死于约1243年）在十字军东征期间担任国王的医师，从去世的日期来看，他担任医师时可能还很年轻。与此同时，约翰·德·布里德波特（John de Bridport）在伦敦和诺曼底担任王室医生。[1]

　　与伊斯兰势力的战斗、疾病或是海难之险，以及长期被囚禁在德意志，似乎都没有对"狮心王"造成损害，不过这一切的确损害了他的财产。他亟须填平金钱上的窟窿，因此，在得知法兰西北部利穆赞（Limousan）的沙吕城堡（Chalûs Castle）领主发现了某种珍宝时，理查决定要去分一杯羹。然而，这位领主大人无意分享，理查不得不动用了围攻沙吕的手段。在围攻时，他被一支从城垛射来的弩箭射中了肩膀。当时他以为不过是个小伤，结果12天后他就因此病亡了。圣奥尔本的编年史家马修·帕里斯（Matthew Paris）为此事提供了十分详细的描述：

　　　　3月25日，他［国王］被彼得·巴西尔（Peter Basil）的据说涂毒的箭射伤，但他没有重视。12天后，他在猛攻之后占领了城堡。

这时，他之前没能料理好的伤口开始肿胀，且其中夹杂着黑脓，蔓延到伤口整片区域，给国王带来了剧烈的疼痛。4 月 6 日，火星上冲，肿胀突然传到胸口，这位矢志于征战沙场的人，在上述的城堡中咽了气。[2]

马修·帕里斯似乎认为，国王的手术师应该为"没能料理好的"伤口负责。很可惜，对国王来说，他的手术师可能没读过意大利萨勒诺医学院的罗杰里乌斯〔Rogerius，也被称为罗杰里乌斯·萨莱尼塔努斯（Rogerius Salernitaus）或罗杰·弗罗盖德（Roger Frugard）〕关于手术的最新著作——《手术实践》(Practice of Surgery)，这本书可能写于1180 年左右（有的人认为早至 1170 年，有的人认为稍晚至 1230 年）。罗杰的著作内容清楚、简短而实用，以解剖学顺序排列，并对每种疾病提出了治疗建议。他推荐用蛋清敷料来治疗颈部伤口，这可能有助于国王理查的病情，因为它能密封住伤口。罗杰·弗罗盖德还对脸上的箭伤提出了明智的建议：

> 如果箭镞已经分离，那就需要向患者了解他是如何受伤的：他被射中时是什么姿势？箭是从上面还是下面射中的？是从前面还是侧面射中的？然后，将撑杆插入伤口，试着确定箭镞的路径，从而找到并移除箭镞。如果这么做会伤害病人，那就别处理它了。许多人体内带着金属……也活得好好的。[3]

显然，拿破仑战争时期的手术师用了同样的简单方法来寻找"失踪"的滑膛枪子弹：他们让病人"摆成中弹时的姿势，说出子弹是从哪边来的"。罗杰的警告——如果试图取出它们会让情况更糟，那就将它们留在原处——很可能也会得到赞同。苏格兰国王戴维二世（David Ⅱ）在 1346 年的内维尔十字战役（Battle of Neville's Cross）中可能就遇到了这种情况。在被俘虏之前，他被两支英格兰的箭矢刺穿了脸。他被作为因犯带到了约克，由两名当地的理发手术师——博尔顿的威廉（William of Bolton）和亨利·德·吉尔韦顿（Henry de Kilvington）进行治疗。他们成功移除了一枚箭镞，但另一枚则因难度太大而留在原处。在多年后的 1363 年和 1370 年之间，戴维造访了法夫（Fife）的圣莫南（St Monan）圣祠；据说当他跪下祈祷时，箭镞从脸上冒了出来，他也奇迹般地痊愈了。[4]

说回"狮心王"理查。根据 2013 年 3 月 1 日的报道，在一项新的研究中，科学家已经着手揭示一个关于国王的谜团。当他去世时，人们没有将他完好地埋进坟墓里。理查不仅统治过英格兰，而且还统治过法兰西的大片地区，如此重要人物的遗体会被分往四处，由他领地内的重要城镇所共享。他的尸体被去除了内脏并进行防腐处理。他的躯体葬于安茹的希农（Chinon）附近的丰特弗洛修道院（Fontevrault Abbey），他的父亲葬于此处，他的母亲、著名的阿基坦的埃莉诺（Eleanor of Aquitaine）也在 1204 年跻身其中。但理查的心脏被放在一个小盒里，一直存于其诺曼底公国首府的鲁昂大教堂（Rouen Cathedral）。在 1838 年的一次大教堂发掘过程中，这颗心脏重现天日，它装在一个铅盒中，盒盖上的拉丁铭文写道："此乃英格兰国王理查之心。"盒中的心脏已不再像是人类的器官了：剩下的只有一堆泛棕的粉末和曾将其包裹的碎布片。

正如上文中马修·帕里斯所写，在理查去世时，有传言说那枚弩箭淬过毒；人们一度希望现代科学能够证实理查的血中存在感染或某种毒物（并导致他在 42 岁时英年早逝）。在 812 年后，杰出的法医学专家菲利普·夏里耶（Philippe Charlier）及其团队对国王的心脏进行了微量样本分析：据夏里耶先生说，仅是 1—2 毫克遗骸（不足 1%）的化学检测就足以在 3 个月内提供确定的结果。[5]

实施检测的法国科学家没有发现任何毒药的痕迹。结果要乏味得多：伤口感染后，国王最有可能死于坏疽。不过，他们发现了其他外部元素的痕迹，例如汞，科学家认为防腐过程中会用到汞来保护心脏。他们还发现了焦油和乳香的痕迹，以及各种芳香剂，它们可能是防腐过程的一部分。[6] 就理查的情况而言，防腐在实质上是有必要的，因为从他去世的沙吕到埋葬他心脏的鲁昂之间路程遥远（约有 330 英里 [①]）。一些历史学家推测，《圣经》中的香料（如乳香）可能也被加进了防腐剂中，从而让理查更快升上天堂。13 世纪的记载表明，教会认为他的灵魂在炼狱中枯坐了 33 年，用来净化犯下的罪孽。约克大学历史学教授马克·奥姆罗德（Mark Ormrod）认为，

> 有意识地使用时髦而稀有的高档草药、香料及其他材料，的确增添了它那基督一般的质感。人们认为，中世纪的国王代表尘世的神圣——他们被视作独树一帜、与众不同，有别于其他凡人。因此，对心脏进行这样的处理，让我深受触动并笃信不疑。

无论当时的专业人士保存死后心脏的方式多么有效，手术师的知识

[①] 1 英里约合 1.61 千米。

都不足以挽救"狮心王"理查的性命。但那是在 1199 年。到了 1403 年，战地手术师的能力和技术已经更上一层楼，得以更好地挽救另一位伤病的国王了。

哈尔王子（Prince Hal）：什鲁斯伯里战役

威尔士亲王亨利，亦即莎士比亚笔下的"哈尔王子"和后来的国王亨利五世，于 1403 年 7 月 21 日参加了什鲁斯伯里战役，当时他只有 16 岁［他于 1386 年 9 月 16 日出生于蒙茅斯（Monmouth）］。一支锥头箭（bodkin arrow）射入脸中，让他受伤倒地。箭已深入脸颊，箭镞陷进鼻子旁的肉里。人们将箭杆移去，留下"箭头……深入到头骨后部。足足有 6 英寸①"。[7]"很多博学的医生"尝试过移除箭头，直到手术师约翰·布拉德莫使用了"支撑帐"——它由很多小的撑杆组成，能让伤口保持打开并略微扩张；这些"支撑帐"用的是裹着细亚麻布、蘸过玫瑰蜂蜜的老树皮。与此同时，布拉德莫指示铁匠制作出一对精美而特殊的"夹钳"，它们小巧、光滑且向内凹陷。[8] 这些设备没有时间也没有办法提前进行测试。夹钳的顶端闭合着深入伤口空腔里，直到进入了布拉德莫"想象中的"（当时可没有 X 光）箭头的空心部分，这个部分之前用来固定箭杆。随后，他巧妙地利用了螺丝的原理：他打开夹钳的顶端，直到其与箭头内部紧密贴合，这样他就能一边夹牢箭头一边收回钳子，从而将箭头取出。这一手术大获成功，不过仍然存在感染的可能。布拉德莫用葡萄酒清洗伤口，还把含蜂蜜的药膏作为防腐剂来为伤口清

---

①　1 英寸约合 2.54 厘米。

洁。治疗持续一周后，"伤处得以治愈"。布拉德莫在他的著作《菲洛梅娜》（*Philomena*）中记录了手术和后续治疗的所有细节。[9]

如今，我们知道蜂蜜能从伤口中吸收液体，并将细菌一同带出。蜂蜜的酸性也会抑制细菌生长。四千年来，人类一直这样使用蜂蜜，但其功效不久前才在临床试验中得到科学的验证并证实有效，尤其是在治疗老年人持续性的腿部溃疡时。

至于哈尔王子，他想必终生都带着伤疤，无疑，这也是为什么作为国王亨利五世的他是侧面肖像，有别于其他大多数英格兰君主的半侧面（three-quarter pose）肖像。不过，其中还有一个谜团。手术师托马斯·莫斯蒂德可能是这一手术的见证者，这在他的著作《手术正典》（*Fair Book of Surgery*）中也有写道。[10] 他说王子受伤、让布拉德莫做手术的是"左"脸，而这正是国王的肖像中露出来的那一面。莫非莫斯蒂德是左右不分吗？我认为一个可能的解释是，当面对面地看病人进行手术时，伤口是在手术师的左侧，也就是病人的右脸上。莫斯蒂德的著作包含了手术器械制作的示意图和说明，其中就有布拉德莫的夹钳。有时，国王与其医疗团队会在作战前夜拟定合约，其中会明确道，他们不仅要携带手术器械，还要携带设备用来按需制作新的手术器械。因此，手术师似乎也涉猎匠人的技能，只不过这份活儿想必更类似金匠而非铁匠；不过我们已经知道，布拉德莫的确雇用了一名铁匠，以便能在仓促之中制作出那些特殊的夹钳。

血腥一日：陶顿战役（Battle of Towton）

1461 年 3 月 29 日棕枝主日，在约克和利兹（Leeds）之间，英格兰北部小村陶顿历经了英格兰历史上据说是最血腥的一天。许多人从未听说过这里，而听说过的人也需要殚精竭虑才能在路边找到那些小十字架——它们标志着英格兰有史以来最血腥的战斗。这场战斗是兰开斯特与约克两大敌对家族的斗争——玫瑰战争的转折点。在这之前当然还有其他争吵、阴谋、小规模冲突和战斗，但在陶顿，对战双方都下令绝不让步。这场战斗残酷至死。连天气都前来插手：一场猛烈的暴风雪迎面吹向兰开斯特军队，遮蔽了弓箭手的视线，还让指挥官没办法弄清楚发生了什么。约克家族由此取得了压倒性的胜利，英格兰发现它又有了一位年轻的新王——爱德华四世。

英格兰大法官乔治·内维尔（George Neville）在战后第 9 天发出的一封信里写道，作战当天死了 28000 人，这个数字和爱德华寄给母亲的信一致。当时，英格兰的总人口可能不到 300 万，乔治·古德温（George Goodwin，他于 2011 年写了一本关于陶顿的书，以纪念战役 500 周年）估计，当天有多达 75000 人参战，这可能占到了英格兰战龄人口的 10%。[11]

由于缺乏常备军，宣称有王室继承权的双方都开始动员他们的贵族盟友，向郡里的行政人员发放"征兵令"（commissions of array）来募集兵力。大贵族有被称为"亲随"的追随者，他们由正式的家仆（契奴）和其他具有较轻封建义务的人组成。这些士兵加上双方都有的国外佣兵，是当时经验更丰富、装备更精良的武士。与他们并肩作战的是来自更低的社会阶层的人，法律要求他们每周日在村里的公共绿地练习箭术。除此以外，他们没受过什么训练，也不太可能负担得起头盔和/或小圆盾之外的防御装备。小圆盾大约有餐盘那么大，能够用来抵御撞击。

1996 年夏天，在距离主战场约 1 英里的陶顿市政厅（Towton Hall）工作的建筑工人发现了一个乱葬坑。主持工作的布拉德福德大学（University of Bradford）考古学家挖掘出近 50 具尸骨，其中 28 具有完整的骨架。（陶顿市政厅的餐厅下面后来找到了更多尸骨。）这些尸骨显然遭受了暴力和疯狂的攻击，其中许多伤口都在头上。埋葬地点和随后的碳测年代法测定出的日期，都决定性地将他们与陶顿战役关联起来了。这是英国发现的唯一已知的中世纪战役的受害者乱葬坑。在被扔进坑前，他们都被剥光了衣服。

考古学家蒂姆·萨瑟兰（Tim Sutherland）从那时起一直在研究陶顿的战场，在他的监督下，这些尸骨得到了细致的记录：他们按顺序编号，并在坑内标好位置后再移出，以便能在实验室中重新组合起来。法医的骨骼分析发现，所有尸骨都是男性，死亡年龄从 16 岁到 50 岁不等。许多尸骨的上肢发育不平衡，这表明他们生前是弓箭手。在所有尸骨中，第 16 号（如今被称为"陶顿 16 号"）被证明是一个重要的发现。他强壮、高大、体格结实，年龄接近 50 岁。[12] 他的头部伤包括剑刃的划伤、重击造成的钝伤以及贯穿伤（很可能由入脑的斧刃造成）。其中许多创伤都会致命，但有一些可能是死后遭受的，但陶顿 16 号的有趣之处在于，他从前就在战斗中受过重伤，但这处伤痊愈了。

陶顿 16 号的左脸下颌曾经受过割伤。下颌骨（mandibular corpus）的损伤有 6.5 厘米长，说明划伤之深足以破骨，因此肌肉的伤口本身会更长。他也失去了臼齿的一部分。[13] 这种可怕的伤口需要最精深的手术。手术师削掉了部分骨头并取出了臼齿。伤口周围有许多迹象表明其恢复良好，且看不出来受过感染。这让陶顿 16 号身体良好，足以再次投身战场——直到他的好运用光。尽管如此，他的康复乃是中世纪战场手术能力的绝佳证明。

在面部修复手术中，病人会有意识并遭受痛苦吗？不一定。正如我们在第3章中看到的，虽然有风险，但人们会使用诸如"德瓦勒"的麻醉剂，现代历史电影和戏剧中乐于展示伤员在取出箭支、滑膛枪子弹或在截肢之前使用某种酒精来减轻疼痛的场景。然而，一个好的手术师会知道，酒精会稀释血液并使其凝固速度更慢，这在手术中可不是件好事。中世纪的手术师无疑会用葡萄酒清洗伤口，将其作为防腐剂来清洁患处，然而，给醉酒的病人进行手术并不明智。

在爱德华四世的另一场胜利之后——这次是在1471年4月的巴尼特战役（Battle of Barnet）——约翰·帕斯顿爵士给身在诺福克的母亲玛格丽特·帕斯顿写了一封信。为败方作战的约翰爵士向母亲通报了伤亡者，其中包括他自己的兄弟（也叫作约翰）。他向她保证：

> 我们这两个约翰算幸运的了：许多其他兰开斯特人——其中一些地位尊贵——要么死在了战场上，要么在逃离战场时死了。这场战役不像十年前的陶顿那么血腥，不过沃里克伯爵理查·内维尔（Richard Neville）和他的兄弟蒙塔古侯爵（Marquis Montague）约翰都被杀了。[14]

赴法作战

1475年夏，爱德华四世再次奔赴战场，不过这次是与法国人开战，而且提前经过了周密的谋划。6月初，人们着手起草一份长文件。它被称为"效劳契"（indenture），所有那些在赴法作战中为国王效劳的人——他们"与前述国王［爱德华四世］一同踏上旅程、前去征战那些世界之外的敌人"——无论重要与否都名列其中：从王室的克拉伦斯（Clarence）公爵和格罗斯特公爵及其麾下的小型军队，到带着 30 名工人参加远征的威廉·沃德（William Ward）。[15] 效劳契的中间部分有一份随军医疗队的名单，其中我们能发现一些熟悉的名字。

作为御用医师，雅各布斯·弗里兹先生（Magister Jacobus Frise，也被称为"詹姆斯"或"雅克"）领导整个医疗团队，并领受 2 先令的日薪。弗里兹之后是医师兼手术师威廉·霍比斯（他将因法兰西妓女一事而颜面扫地），他因这两个职位领受 10 先令 3 便士的丰厚日薪。霍比斯可能还需要从薪水里掏出钱来提供各类装备：手术器械、绷带、药物、用于伤员的担架和床，以及用来搬运这一切的马和马车。霍比斯之后是 7 名手术师，他们领受 12 便士的日薪，其中有理查·埃斯蒂和理查·钱伯；此外还有 5 名助理手术师，他们领受 6 便士的日薪，其中包括霍比斯的女婿约翰·斯塔维利（后来的抄写员将其误写作"斯坦利"）。出于某种原因，威廉·哈特克里夫出现在文件更后面的部分，与医疗团队的其他成员不在一起；他也以 2 先令的日薪受雇于这场战争。

在陷入作战的危险之前，那些尚未起草遗嘱的人被要求尽快这样做。理查·埃斯蒂于 1475 年 6 月 2 日起草了遗嘱，自称是"侍从手术师，职责是照料我们至高君主的身体"。事实证明，（他口中的）爱德华的第二次阿金库尔战役不过是徒劳无功。国王与法国国王路易十一世签署了条约，他的手术师们也不必怒气冲冲地挥舞手术刀了。不过，法兰西人给英格兰士兵提供了免费的葡萄酒，因此医疗团队可能会被召去治疗几例头痛，或是救治一些醉酒斗殴造成的损伤。

除设备之外，手术师可能还有"伤员人像"的示意图。这些图像十分生动，而且通常是用全彩绘制的，它们列明了一个人在战斗或意外中可能遭受的各类损伤，并通常伴有文本说明各种损伤的疗法。从头插棒楔到脚踩蒺藜，"伤员人像"包含各种想象得到的战斗损伤。后来的版本除常见的炮伤和剑伤之外，还包含了弯刀和手枪等新武器造成的损伤。一些历史学家认为，这些示意图是为手术师进行紧急手术时提供协助的，但我更倾向于赞同另一些人的观点：这些示意图作为广告展示，在手术师家的前窗或野外医疗帐篷外的杆子上都见得到，这样，每个人都知道要把伤员带到何处。已知最早出现在印刷书籍中的"伤员人像"是约翰内斯·德·凯瑟姆（Johannes de Ketham）于 1492 年制于威尼斯的《医学汇编》（*Fasciculus Medicinae*），但纵观 16 世纪乃至 17 世纪，它们在手术教科书中都颇受欢迎。另一个骇人的图例来自汉斯·冯·格斯多夫（Hans von Gersdorff）的《创伤手术手册》（*Fieldbook of Wound Surgery*），该书于 1519 年在斯特拉斯堡出版。

最不幸的国王：理查三世

1485 年 8 月 22 日博斯沃思战役之后，理查三世成了另一个手术师无力回天的战场受害者。2012 年 9 月 4 日，考古学家在一座停车场——曾是英格兰莱斯特（Leicester）的灰衣修士教堂（the church of the Greyfriars）——地下发现了一具尸骨。遗骸分析、DNA 证据以及埋葬地点的考古学证据证明，这座尸骨属于理查三世这位最后一个战死沙场的英格兰君主。许多领域的法医专家使用最新技术详细分析了这具尸骨。其骨骼属于成年男子，骨形瘦削，并有严重的胸骨侧弯，年龄估计在 30 至 34 岁。这些发现与同时代文献中对理查的记载一致：他在

1485 年的战役时 32 岁，身材纤细，右肩上耸。[16]

理查至少有 11 处濒死伤（peri-mortem injuries）——亦即死亡前后受到的损伤，因此没有迹象表明愈合过程已经开始——其中 9 处在头骨上。这还不包括软组织损伤（它们不会在骨骼上留下痕迹）。所有损伤都与中世纪晚期的武器类型一致，头部的损伤也符合同时代前后的战斗描述。这些来源表明，在马沉入沼泽之后，理查就弃马了，并在徒步与敌人战斗时被杀。伤口表明，他要么持续遭受攻击，要么就是同时受到多人攻击。头部损伤的数量和严重程度意味着，理查要么丢弃了头盔，要么在头骨受伤之前被强行取下了头盔。[17]

手臂和手掌没有留下抵抗伤的事实，意味着理查在死的时候仍然穿着盔甲的其他部分但没有戴头盔。最有可能致命的是下颌骨上的两处伤口。一处是左侧的贯穿伤，意味着有武器的刃尖刺穿头骨和大脑，距离头骨另一侧的内表面只有 10.5 厘米。这一伤口可能是由剑尖或戟尖造成的。身体所处的俯卧姿或垂头跪姿也与受伤情况一致。[18]

脸上的 3 处伤口可能是死后造成的，但与 24 年前陶顿战役中一些骇人的面部伤相比，这 3 处伤口相当轻微。历史学家认为，整张脸相对来说没有受损，因为战后在莱斯特展示时，国王的尸体需要能够辨认出来，[19] 以确切地传递这一信息——理查三世已经死了。

这具尸骨还遭受了另一处重伤，这是由一种细刃武器造成的（不是棒状武器，更可能是一柄剑），它贯穿了右臀和盆腔右侧，直到盆骨前才止住。在日常生活中，这样的损伤可能会对包括肠道在内的内脏器官造成损害，并导致大量出血，危及生命。在战斗中，理查的盆骨区域会受到板甲、锁子甲或这两者的保护，在外甲底下可能还有一条短的锁子裙甲或一对短的锁子臀甲。因此，这一损伤最有可能是在理查的盔甲被脱下之后造成的。当时对这场战斗的记录中描述道，他的身体被挂在马背上并惨遭侮辱，这与损伤的角度是一致的。[20]

正如我上文所说，即使在墓坑里，理查尸骨的脊柱也是肉眼可见地弯曲着的，这意味着他患有脊柱侧弯。这引发了一系列的医学问题：他是否生来就患有这一疾病？当时的医学能够帮助到他吗？脊柱弯曲是否影响了他的日常生活？他是否已经残疾了？专家已经断定，理查的脊柱侧弯并非与生俱来，而是在他生长期的最后几年才出现的。这种被称作"青少年特发性脊柱侧弯"（adolescent onset idiopathic scoliosis，AIS）的疾病可能在他 10 岁时开始发作。当时的医学根本无法避免病情的发展；即使是现在，也只有大型手术①才有作用，而且也存在风险。如果侧弯不超过 40 度，那支架会有帮助，但这对理查来说用处不大。

即便如此，当他穿着衣服时，身体缺陷可能并不明显，因为侧弯得到了很好的平衡。他的身体相对于四肢的长度来说偏短，右肩也比左肩略高。不过，一个好裁缝和量身定做的盔甲想必能掩盖这些问题。在分析理查的脊柱时，专家表示，高达 70—90 度的侧弯导致的肺活量下降并未损害他的锻炼能力，也没有证据表明理查走路时是跛的，因为他的腿骨是对称的，且发育良好。[21] 他当然也不是都铎时期宣传的驼背形象。

---

① 大型手术（major surgery）通常指的是一种复杂、耗时较长且可能涉及多个身体系统的手术，可能涉及开放手术，即切开皮肤表面，让内脏暴露在手术团队视野中。如今，相当部分的开放手术可以由微创手术代替。但由于这类手术伴随着较高的风险和并发症，如感染、出血、麻醉并发症等，因此依旧会由一组专业的外科医生、麻醉师、护士和其他医疗专业人员共同完成。

从 2014 年 8 月 17 日英国第四频道（Channel 4）播出的电视节目《理查三世：新证据》（*Richard Ⅲ : The New Evidences*）中，人们能直观了解到理查的行动能力和身体机能。扮演理查的演员 27 岁的多米尼克·斯密（Dominic Smee）与国王脊柱侧弯的程度几乎相同，他证明了哪些事情是有可能的。没穿衬衫时，他的脊柱侧弯很明显；但穿上衣服后，他看起来只是肩膀有些不平。托比亚斯·卡普韦尔（Tobias Capwell）是一位研究 15 世纪盔甲的专家，也是一位经验丰富的国际竞技选手；他展示了如何制造一套量身定制、无比契合的盔甲，其间的差异只有最亲密的观察者才会发现。

多米尼克会进行各种日常训练（有的训练还穿着盔甲），且能力不亚于同龄的任何人；他的肺活量也在正常范围之内。他能弯腰和转身的幅度远大于 CT 扫描展示的情况，所以对理查来说似乎也是如此。多米尼克以前从没骑过马，但为了本次实验学会了骑马。显然，他通过全身佩甲骑自行车来进行联系，发现这基本上不会造成阻碍；膝关节部分对于踩踏板来说足够灵活。令人惊讶的是，理查在马背上会用的桶状鞍能支撑多米尼克的背部，因此对他来说比现代马鞍更有支撑性，也更舒适。为了证明这一点，多米尼克全身佩甲、手持骑枪，参加了一场骑马比武赛——他大获成功，这说明理查丝毫不会因为脊柱侧弯而残疾，即便是他的敌人，也会把他看作一位可怕的武士。

中世纪战场的手术师会从实地经验中学到很多东西。几个世纪前的盖伦通过照料受伤的角斗士来学习解剖学（尽管并不总是正确的），还实践了各种清洁、缝合及护理手段，并将它们一一写下；中世纪的手术师也如法炮制。在下一章中，我们将看到他们如何将知识记录下来，并传给下一代人。

注 释

1. Lamont-Brown, R., *Royal Poxes & Potions—The Lives of Court Physicians, Surgeons & Apothecaries* (Stroud: Sutton Publishing, 2001), p. 15.

2. Brewer, C., *The Death of Kings—A Medical History of the Kings and Queens of England* (London: Abson Books, 2000), p. 43.

3. Rosenman, L. D. (ed. and trans.), *The Chirurgia of Roger Frugard* (Xlibris Corporation, 2002), p. 47.

4. Goodman, K., *Ouch! A History of Arrow Wound Treatment* (Dudley: Bows, Blades and Battles Press, 2012), p. 73.

5. http://www.dailymail.co.uk/news/article-2149710/Richard-Lionhearts-death-investigated-French-forensic-scientist--812-years-infection-killed-him.html#ixzz3GgQqUrJe [于 2014 年 10 月 20 日访问]。

6. http://motherboard.vice.com/en_uk/blog/scientists-analyze-the-long-dead-heartof-richard-the-lionheart [于 2014 年 10 月 20 日访问]。

7. MS Harley 1736, f.48, (British Library)，我将拼写转为了现代英语。

8. 感谢 S. J. 朗博士，她发给我一张照片，上面是布拉德莫的手术器械的复原件，她成功复原并在猪的尸体上试用成功。

9. Lang, S. J., "John Bradmore and his Book Philomena"，in *Archives and Sources*, The Society for the Social History of Medicine, 1992.

10. Beck, R. T., *The Cutting Edge—The Early History of the Surgeons of London* (London: Lund Humphries, 1974), p. 117.

11. "The battle of Towton: nasty, brutish and not that short"，http://www.economist.com/node/17722650 [于 2014 年 10 月 21 日访问]。

12. Miller, H., *Secrets of the Dead* (London & Oxford: Macmillan Publishers Ltd, 2000), pp. 33—34.

13. Fiorato, V. et al., *Blood Red Roses—The Archaeology of a Mass Grave from the Battle of Towton AD 1461* (Oxford: Oxbow Books, 2000), pp. 246—247.

14. "The Wars of the Roses"，*Military History Monthly* 50 (November 2014), p. 36.

15. MS. Stowe 440, "extracted out of the indentures of military service preserved in the Office of Pells by the industry of Sir William Le Neve, Knt, Clarentius King of Arms", before 1664 in the British Library.

16. Appleby, J. et al., "Perimortem trauma in King Richard III: a skeletal analysis", in *The Lancet*, http://dx.doi.org/10.1016/ S0140-6736(14)60804-7 [于 2014 年 9 月 18 日访问]。

17. Ibid.

18. Ibid.

19. Ibid.

20. Ibid.

21. Appleby, J. et al., "The scoliosis of Richard III, last Plantagenet King of England: diagnosis and clinical significance", *The Lancet* 383(9932) (31 May 2014), p. 1944.

第 10 章

观念传承

医学乃是科学，人们借此探寻

健康与疾病下的人体状况……

从而有病治病，无病强身。

——伊本·西那①，《医典》，约 1025

医师在大学学习期间，依赖的是希波克拉底、盖伦、亚里士多德和索拉努斯等古典时期作家撰写的古代教科书，因此，医学领域从罗马时代直到 15—17 世纪的欧洲文艺复兴时期都进步甚微，这一点并不令人奇怪。然而，阿拉伯学者（许多希腊文本经由他们翻译为阿拉伯文而得以幸存）很乐于将自己的观念汇入医学知识的河流中，其中就包括了波斯的拉齐（al-Rhazi，约 886—925）和来自乌兹别克斯坦的伊本·西那。他们的著作之后被翻译为拉丁语供西方学者使用，一同传入的还有在 12 世纪的"小文艺复兴"中被"重新发现"的希腊著作。[1]

---

① 伊本·西那（Ibn Sina，980—1037），即前文所提到的阿维森纳。

吉尔贝图斯·盎格里库斯（约 1180—约 1250）

吉尔贝图斯·盎格里库斯是从这些新发现的学问中受益的英格兰人之一。吉尔伯特 ① 从小在英格兰接受教育，随后前往意大利，在欧洲第一家，也是最重要的医学院——萨勒诺医学院学习。他的导师很可能是著名的医师和手术师奥尔马的罗杰（Roger of Oarma），因为吉尔伯特在其著作中大量引用了罗杰的作品。吉尔伯特回到英国待了几年，效劳于坎特伯雷大主教休伯特·沃尔特（Hubert Walter），但在大主教于 1205 年去世后再次离开英格兰，并在欧洲大陆度过了余生。他在国外被称为"英格兰人吉尔伯特"。

吉尔伯特汇编了一本医学百科全书《医学纲目》（*Compendium of Medicine*，拉丁语作 *Compendium Medicinae*），成书时间很可能在 1230—1250 年之间。这本书试图将当时最优秀的医学和手术的实践放在一起。它共有 7 卷，吉尔伯特承认，其中大部分材料来自希波克拉底和盖伦等希腊人、拉齐［拉丁文名为"拉齐兹"（Rhazes）］和伊本·西那（拉丁文名为"阿维森纳"）等阿拉伯医师，还有奥尔马的罗杰以及其他萨勒诺的医师。吉尔伯特在世时就以医师的身份名扬欧洲，死后依然声誉斐然，持续了好几个世纪。他的《医学纲目》于 1510 年首次印刷出版，到了 1608 年还在重印。杰弗里·乔叟的《坎特伯雷故事集》总引 ② 中甚至都提到了他，并将他与乔叟所知的最伟大的医学作家并列：

---

① "吉尔伯特"（Gilbert）是"吉尔贝图斯"的昵称。

② 引自《坎特伯雷故事》总引，黄杲炘译，上海译文出版社 2013 年版；《坎特伯雷故事》总引，方重译，人民文学出版社 2019 年版。译文在此基础上有所润饰。

> 他十分熟悉老埃斯库拉庇乌斯 ①，
>
> 还有狄奥斯科里德斯和鲁弗斯 ②，
>
> 老希波克拉底、哈里 ③ 和盖伦；
>
> 塞拉皮昂 ④、拉齐兹和阿维森纳，
>
> 阿威罗伊 ⑤、达马斯基奥斯和君士坦丁 ⑥，
>
> 伯纳德 ⑦、加蒂斯登和吉尔伯特。2

　　吉尔伯特的《医学纲目》在 15 世纪初被翻译成中古英语，以便那些对拉丁语知之甚少的人能够阅读。尽管书籍仍很昂贵，但随着受众更

---

①　埃斯库拉庇乌斯（Aesculapius），罗马神话中的医神，相当于希腊神话中的阿斯克勒庇俄斯（Asclepius）。他是医学和治疗的守护神，通常被描绘为手持蛇杖的形象。

②　以弗所的鲁弗斯（Rufus of Ephesus），公元 1 世纪的希腊医师。

③　指哈里·阿巴斯（Haly Abbas，949—982），阿拉伯语名为阿里·伊本—阿巴斯·马居西（Alī Ibn al-Abbās Maǧūsī）。其主要成就为完成于 980 年的医学著作《医学艺术全书》(*Kitab al-Maliki*)，其中对各类大脑和神经类疾病进行了研究。

④　应指小塞拉皮昂（Serapion the Younger），以区别于老塞拉皮昂（又名"Yahya ibn Sarafyun"），后者是一位 9 世纪叙利亚的医学作家。小塞拉皮昂的主要著作《单方医药之书》(*Simple Medicaments*) 于 13 世纪后期被译成拉丁文，在西欧广为流传。

⑤　阿威罗伊（Averroes），全名伊本·路西德（Ibn Rushd），是 12 世纪的安达卢西亚（现西班牙）的穆斯林医学家、哲学家。

⑥　指 11 世纪的医师君士坦丁（约 1020—1087），他是最早将阿拉伯语医学著作（以及翻译成阿拉伯语的古典著作）翻译为拉丁语的医师和学者之一。

⑦　指伯纳德·德·戈登（Bernard de Gordon），14 世纪法兰西的医师与手术师，曾在蒙彼利埃大学任教。他在手术治疗（尤其是战场伤）上贡献颇多，并编写了多部著作，其中包括《百合药术》(*Lilium medicinae*)，这本书被广泛用作中世纪和文艺复兴时期的教材。

广，书中关于妇科和产科的章节与一些新材料一起，被扩展为一本单独的书——《女性的疾病》(*The Sickness of Women*)。这本书想必卖得很好，因为它很快就与特罗图拉的作品并驾齐驱，成了获取女性健康信息的首选书目。[3]

虽然吉尔伯特曾是一名医生，并在奥尔马的罗杰（被看作一位医学和手术大师）的指导下学习，但他在百科全书中并没有忽视手术医学这一面。[4] 他还囊括了一些药剂师的药方，否则这本书将是不完整的。以下是治疗耳痛的处方，出自吉尔伯特《医学纲目》的中古英语版本，不过同一疗法也能在其他拉丁语、英语和荷兰语书中找到：

> 取绿色的榿木枝条，放在火上，收集枝条末端滴下的水约一勺半；加入两勺橄榄油或黄油、一勺长生草汁、两勺蜂蜜和一勺喂过男孩的乳汁，混合；然后滴 1—2 滴入耳，再将耳朵堵住。[5]

正如我们在上一章所见，手术的历史非常不同。这是一种通过经验学习、需要亲手实践的技艺，特别是在战场上，处理伤员、护理损伤和给药的各种技术取得了重大进展。显然，需要一种文化来让手术师之间分享新获得的知识，否则，进步该如何发生？我们已经看到，约翰·布拉德莫在著作《菲洛梅娜》中详细描述了 1403 年从哈尔王子的脸上取出箭头的方法以及相关护理工作。布拉德莫的助手托马斯·莫斯蒂德在著作《手术正典》中重复了他师傅的说明，并附上了手术器械的示意图，其中包括取出箭头所用的特殊"夹钳"。除向学徒和助手进行实地展示之外，手写的书籍、小册子和文章，以及 15 世纪中叶之后的印刷品，都是手术师将知识传承给后代的方式。

居伊·德·肖里亚克（约 1295—1368）

　　法兰西人居伊·德·肖里亚克是中世纪最著名的手术师之一。来自农民家庭的他可能生于法兰西北部①奥弗涅（Auvergne）南部边界附近的村庄肖里亚克，或至少曾居住于此。除他在著作中偶尔提到的以外，我们对他的早年生活和教育经历知之甚少。居伊写到过他在图卢兹的导师，所以我们推测，他是在那里开始学习医学和手术的。他随后去了蒙彼利埃大学，在那里接受了最好的医学教育并取得医学硕士学位。为了获得学位，他需要领受低级神品，而我们知道，这意味着他不能成为一名手术师。然而，他前往博洛尼亚参加了尼科洛·贝尔图乔（Nicolò Bertuccio）的解剖学课程，然后前往巴黎继续学业，当时，著名的手术师亨利·德·蒙德维尔（Henri de Mondeville）就在巴黎任教和行医。

　　不久后，居伊就搬到了南方的里昂地区，并在那里当了 10 年的手术师。随后，他搬去阿维尼翁，成了教皇克雷芒六世（Clement Ⅵ）的医师，时间介于 1342 年教皇当选和 1348 年瘟疫席卷阿维尼翁之间。人们认为，“[肖里亚克]似乎是从书本上学习手术的……他在给去世的教皇尸体防腐时应该用到了刀，但他很小心避免了给活着的病人操刀。”[6]

　　当瘟疫降临到阿维尼翁之时，居伊正在这座城市中。和许多逃命的行医者同侪不同，他留了下来，救治病人，还写了一份关于疫情的详

---

① 原文即如此，疑有误。奥弗涅（Auvergne）是法国中南部大区，而肖里亚克（Chauliac）又在奥弗涅南部，因此不可能在法兰西西北部。

尽报告。他很鄙夷医疗界同人抛弃苦痛之人的行为，但他也感到无能为力：

> 这场瘟疫让那些无计可施的医师颜面扫地，更有甚者，由于害怕染病，竟然犹豫要不要去给病人看诊。即便他们一事无成且分毫未获，那些染上瘟疫的也都死了，除了少数人在疫情将要结束时，淋巴结炎康复，从而得以逃脱。[7]

据推测，他就是幸存的少数人之一，因为他声称自己也感染了瘟疫，并通过自我治疗活了下来。通过密切观察，居伊将疾病分为两类，分别表现为淋巴腺和肺炎；作为预防措施，他建议教皇克雷芒在房间里持续烧火，并且拒绝访客进入。他向教皇法庭这样描述道：

> 我们的死亡人数从［1348 年］1 月开始累积，整整持续了 7个月时间。病人表现出两种情况：第一种情况持续 2 个月，病人持续发烧，还会吐血，并在三日内死亡；第二种情况持续了剩下的时间，病人也持续发烧，四肢出现溃疡和疖子，集中在腋下和腹股沟，并在五日内死亡。［它］传染性极强（尤其出现吐血时），别说是住在同一座房子里，甚至仅仅通过目视都能让一个人传染给另一个人。[8]

居伊发现瘟疫有不同的种类，并为同侪解释这一发现。他所描述的第一种肺炎性瘟疫，也就是会有"吐血"症状的这一类，传染性要强得多。1363 年，此时作为教皇乌尔班五世（Urban V）首席医师的他，汇编完成了他最重要的著作《大手术》(*Chirurgia magna*)。本书开篇回顾了他眼中的医学史，并囊括了他对 14 世纪中叶其他可及的医学文献的看法。他完全赞同盖伦的文本（当时刚从希腊语翻译为拉丁语不久），但对加德斯登的约翰所著的《英格兰玫瑰》评价不高。居伊的《大手术》被翻译为多种语言，印刷量极大，直到 18 世纪都是最重要的手术相关著作之一。而在汇编完《大手术》仅仅 5 年后，居伊就于 1368 年去世了。[9]

托马斯·费利福德（Thomas Fayreford，活跃于 1400—1450）

托马斯·费利福德是 15 世纪上半叶英格兰西部的一位行医者。若非他的札记（"commonplace book"），我们无从知晓他的存在；这是一本笔记和日记的结合，其中包括了他在 15 世纪头十年在牛津行医的疗法清单。这本札记仍存于大英图书馆，被称为"哈雷 2558 号抄本"（Harley MS 2558），目前已被数字化，可以在线查看。[10] 这是我们有关他生平和工作的唯一信息来源。他提到自己在牛津见到过正在行医的尼古拉斯·科尔内特，时间可能在 1410 年之前。学者认为，托马斯可能在牛津大学学习过，并在那里的图书馆收集所需的信息。

这本札记主要是用拉丁语和部分中古英语写就，其中包括尿检、手术和炼金术的文章，还有一部分内容讨论的是草药。这些部分是他从其他文献中抄录而来，其风格表明，他是在 1425—1450 年间写进札记中的。但在名为"托马斯·费利福德在不同地方实施的治疗"的疗法清单中，罗列了病人的姓名、职业、居住地、所生的病以及接受的治疗，这份清单可谓独一无二。[11] 一些病例的预后如此说道：所有人都对生活感到绝望。[12] 这一清单有 103 个条目，不幸的是，它们全部没有注明日期。书中提到一位病人住在格洛斯特郡的费尔福德（Fairford），那里可能是托马斯的家乡和主要工作地，不过他在行医期间时常会四处奔走。

我们知道，他在萨默塞特（Somerset）的布里奇沃特（Bridgwater）和德文郡的蒂弗顿（Tiverton）工作过，也有病人散布在德文郡西北部，从林顿（Linton）到巴恩斯特珀尔（Barnstaple）。我们实在不知道他是如何安排这么大一片地区的出诊的。他的病人不仅散布在至少 3 个郡，而且他们似乎也来自截然不同的社会背景：从波伊宁斯夫人①到一个名叫杰弗里的卑下厨师之女，从神职人员到经商之人，还包括一名磨坊工和一名酒窖工人。他一半以上的病人是男性，但也给女性和儿童治疗，通常是尖碎片、烧伤、烫伤乃至手脚骨折，所有这些都是手术师的职责。他治疗了一位眼伤的年轻人：

> 有一个来自德文郡的蒂弗顿的男孩，他大约 12 岁，一只眼睛在受到重击后失明了，所以另一只眼睛闭上后就什么都看不见了。我每天两次将燕子血倒入伤眼中，并把水苏捣碎，让他每天和着麦芽酒饮下；蒙上帝恩宠，他在 15 天内复明了。[13]

他继续指出，以这种方式服用水苏，并用玫瑰水敷眼同样有效。托

---

① 应是指伊丽莎白·帕斯顿（Elizabeth Paston，1429—1488），她是爱德华·波伊宁斯勋爵（Lord Edward Poynings，1459—1521）的母亲。波伊宁斯勋爵是国王亨利七世的重臣，主持起草了《波伊宁斯法案》以限制爱尔兰议会的权力，恢复英格兰国王对爱尔兰的统治。因此，波伊宁斯夫人是当地的顶层贵族。值得一提的是，她也是上一章中约翰·帕斯顿（1421—1466）的姐妹。

马斯的专业领域继续扩张，涉及的通常是由医师处理的问题，包括发烧和妇科疾病。最常见的妇科疾病是"子宫堵塞"，波伊宁斯夫人和一些其他女性深受其扰。托马斯不忌讳私密的妇科疾病，尽管同时代的文献表明，男性行医者对这类疾病敬而远之。不幸的波伊宁斯夫人在妇科疾病之外还罹患狂躁症、晕厥症（syncope，又称"晕倒症"）和重度扁桃体炎等。不过托马斯说，她在 3 周内就痊愈了。[14] 他还治好了波伊宁斯夫人的痛风。

托马斯在札记中记下了他使用过的药方。有一些来自伯纳德·德·戈登或吉尔贝图斯·盎格里库斯等人的著作，例如托马斯在一名来自萨默塞特的诺索弗（Northover）的老年妇女身上使用的疗法。她患有头痛（cephalargica，头痛伴有恶心）和胃部颤痛。她的嘴扭曲变形，舌头说话也不灵活，说明她可能患有轻度的中风。整整三周，托马斯给她漱口，通过鼻腔给她输液，从她舌下放血，给她头上涂油，为她催泻，给她服用耶路撒冷的药丸，还给她服用底野迦。[15] 耶路撒冷的药丸是一种强效的泻药。[16] 他在工作中收集和使用的其他药方，分别列在了其所治疗的疾病项下。有一些药方是从医学同侪那里搜集来的，有一些来自病人，还有一些来自他在工作中遇到的人。在几个例子中，托马斯坦言了药方来自谁，以及"实验"是否成功。波伊宁斯夫人告诉他一种治疗偏头痛的药，伦敦的约翰修士则就同一种疾病给了他另一个药方。还有一个用到青蛙的拔牙药方，托马斯说，这是他的"隐私"或秘密，后来"卖"给了另一位行医者。[17] 他治疗了患有头痛、谵妄和发烧的约翰·克鲁德（John Cloode）：

> 这个人（克鲁德）时常头痛到了谵妄的程度。我剃掉他的头发，用混有车前草、长生草和马鞭草的苦酒为他洗头。然后我给他

抹上杨树芽、玫瑰油和洋甘菊油混合而成的药膏。他立即表示头痛痊愈了，不过，他之前很长时间一直患有消耗热①。[18]

我们从托马斯的书中了解到，他既会用医学进行治疗，也会用到护身符；我们知道其他医生也会做同样的事，毕竟这种做法在当时备受推崇。例如，治疗癫痫（跌倒病）的护身符，与治疗同一疾病的药方就列在一起：

> 将魔力之词"阿南札普塔"（ananzapta）②写在羊皮纸上。将其与一片取自橡树的槲寄生一起，让病人戴在脖子上。病人必须每天念诵三遍三一主日弥撒经，还要每天服用牡丹根。[19]

他还用到了具有宗教意味的咒语，例如下述这个就取自他的《札记》，是"用来凝血的疗法"：

> 首先要知道这个男人或女人的名字，然后到教堂去说出这个咒语，并确保专为这个男人或女人而说，"当我主耶稣基督被钉上十字后，朗基努斯（Longinus）前来，用长矛刺伤他肋间。血与水从伤口流出，而他拭眼复明"。然后直接说道："以上帝（给予？）的圣恩，血，我以咒术命令汝不得从这个基督徒体内流出。"再然后

---

① "消耗热"（hectic fever），指体温一天内变动幅度在 4—5 ℃，自高热降至正常体温以下的发热。常提示毒血症严重，病情凶险，多见于败血症、重症肺结核等。

② 意为"黑死病"（Black Plague）。

念两遍这个人的名字，最后说，"以圣父、圣子和圣灵之名，阿门"；将以上咒语重复三次。只要知道这个人的名字，甚至不需要知道这个人身在何处。[20]

历史学家认为，托马斯写这本书的目的是把信息和医学"秘密"传给学徒[21]（如果他有的话）或是医生同人。

分享知识和信息

通过撰写札记来保存和传承在治疗病人期间所学到的东西的行医者，并非只有托马斯·费利福德。约翰·阿仁蒂医生也用拉丁文将医学疗法记录在了札记里，其中包括关于一名特福德郡女性的实验——她在1476年治好了一位修士的坐骨神经痛（sciatica）；还包括阿仁蒂的同事威廉·奥迪尤（William Ordew），他成功治好了剑桥郡一位患有消耗热的教区长。[22] 这表明，即使是经过大学训练的医师，也乐于利用行医者同侪（无论男女）的发现，同时乐于分享他们自己的知识。一份用英语写于1471年的疗法归到了国王爱德华四世名下，它能预防或治愈瘟疫，[23]这表明，乃至王室都认为分享医学知识是多么重要。

我们已经知晓了托马斯·莫斯蒂德的《手术正典》，这本书似乎从约翰·布拉德莫的著作中借鉴颇多，但莫斯蒂德用中古英语写就的这本书里，还涵盖了其他实用知识、专业技能以及理论的条目：

> （为了了解正确的做法，了解静脉、动脉、心脏和其他事物是如何运作的，以便手术师在切口时能避免危险）。[24]

莫斯蒂德继续详细介绍了如何给骨折复位，并指示道，在纠正骨骼时切莫损坏韧带和神经；这些建议都很实用。他对各种手术器械进行了描述和图示，包括其用法和用途，还介绍了药物、糖浆、敷剂和石膏的配方，同时还关注手术和医学之间的理论关联："可以说，医学是一门通用的技艺，而手术是一种特别的技艺。"[25]

他还列出了一位手术师为了获得"专家"资格而要达到的成就：他应该"能说会写"，"在理论和实践中"都通晓手术原理，"对人体解剖学了如指掌"，同时还要长得赏心悦目、手法稳定、对穷人心怀仁慈。[26]莫斯蒂德的著作看上去相当全面，几乎涵盖了手术的各个方面。

这些知识和专业技能的分享范围远远超过了师傅和学徒的范畴；许多手术师和理发师将书遗赠给后代就体现了这一点。理查·埃斯蒂是爱德华四世的理发手术师和侍从手术师，在 1475 年的遗嘱中，他将 7 本手术书和其他物品留给了伦敦的手术师协会。[27]理发师托马斯·科拉德（Thomas Colard）于 1481 年给儿子留了两本书，"涉及医学和手术"，并要求儿子去世后将书捐赠给理发师协会图书馆。理发手术师休·赫特（Hugh Herte）于 1467 年留下一本手术书，"献给手术师的共同技艺"。[28]约翰·霍比斯（威廉·霍比斯的父亲）和小约翰·达格维尔的遗赠清单上都有《圭多》这本书，这本书可能就是《解剖学》（Anathomia），因为含有解剖示意图而被理发手术师用作教学辅助工具。《解剖学》是由意大利人圭多·德·维格瓦诺（Guido de Vigevano）于 1340 年汇编而成的，14世纪声名斐然的教师亨利·德·蒙德维尔用它来讲授解剖学课程。[29]因此，用《圭多》来教学已有悠久的传统，理发手术师可能也在继续传承。

圭多·德·维格瓦诺（约 1280—约 1349）是一位意大利医师和工程师，他是第一个使用图片来阐述其说明的人，将医学研究和艺术绘画结合在了一起，我们将在第 11 章看到，这一观念在文艺复兴时期得到了进一步发展。在他的教科书《解剖学》中，有 6 张图片首次展示了各种解剖学结构，同时还有解剖它们的技术。头颅需要通过环钻术（trephination/trepanning，即在头骨上钻孔）以呈现脑膜（保护大脑和脊髓的三层结缔组织）及大脑和脊髓本身。圭多是第一个为解剖描述配上示意图的人，目的是帮助学生理解复杂的结构。[30]

圭多也是一位发明家，是莱昂纳多·达·芬奇的先驱；他绘制了装甲车和攻城机的草图。作为法兰西王后勃艮第的珍妮 [Jeanne de Bourgogne，也被称为"跛足的琼"（Joan the Lame）] 的医师，圭多创造了一种风力驱动的车，通过类似于风车磨坊的齿轮系统来转动车轮。[31] 这是否是历史上第一辆车？

这些证据表明了行医者在分享知识和信息上是多么自由和公开。一些行医者汇编了自己的医学著作，或是将其加入现有抄本的副本中，并明确表示道，它们是供同僚使用和自己参考用的。不过，有些著作是用拉丁语写的（如约翰·阿仁蒂），而还有一些作者（如托马斯·莫斯蒂德）是用本国语言写作。另有一些人（如托马斯·费利福德）则是拉丁语和英语混用，让越来越多识字的读者能获取他们的所写所作。用中古英语写作也有助于让医学界以外的公众了解行医者的"职业"态度和专业技能，同时还能鼓励医师、手术师甚至药剂师的学徒们去学习这些汇编的信息。

自从盖伦"改进"希波克拉底的著作、将体液学说阐释到了极致，时间已经过去了接近 1500 年，然而，盖伦的著作依然是科学界的"圣书"。但事物不可能如此长时间地一成不变；进步必然已经发生。在下一章中，我们将探索都铎时期发展出的一些医学新观念，从而确定进步的确发生了——抑或尚未如此。

注 释

1. Parker, S., *Kill or Cure: an Illustrated History of Medicine* (London, New York, etc: Dorling Kindersley Ltd, 2013), pp. 100—102.

2. Skeat, W. W. (ed.), *The Complete Works of Geoffrey Chaucer* (Oxford: University Press, 1912 [1946 edition]), p. 424, lines 429—434.

3. http://en.wikipedia.org/wiki/Gilbertus_Anglicus [于 2014 年 11 月 1 日访问]。

4. Getz, F. M., *Healing and Society in Medieval England: a Middle English Translation of the Pharmaceutical Writings of Gilbertus Anglicus* (Wisconsin and London, 1991), p. 353.

5. Getz, F. M., "Gilbertus Anglicus Anglicized", in *Medical History* 26 (1982), p. 441.

6. Lindberg, D. C., *Science in the Middle Ages* (University of Chicago Press, 1978), p. 410.

7. Ziegler, P., *The Black Death* (Cambridgeshire and St Ives: Penguin Books, 1969 [reprinted 1982]), pp. 71—72.

8. Ibid., p. 19.

9. http://biography.yourdictionary.com/guy-de-chauliac [于 2014 年 11 月 2 日访问]。

10. http://www.bl.uk/manuscripts/FullDisplay.aspx?ref=Harley_MS_2558 [于 2014 年 11 月 3 日访问]。

11. British Library, Harley MS 2558, f. 9.

12. Jones, P. M., "Thomas Fayreford", ODNB.

13. Jones, P. M., "Thomas Fayreford: An English Fifteenth-Century Medical Practitioner" in French, R. et al. (eds), *Medicine from the Black Death to the French Disease* (Aldershot: Ashgate, 1998), p. 173.

14. Ibid., p. 170.

15. Ibid., p. 173.

16. Wallis, F., *Medieval Medicine: a Reader* (Toronto University Press, 2010), p. 314.

17. Mitchell, L., Thomas Fayreford and the transmission of secrets and recipes in Harley MS 2558 (Canada: University of Saskatchewan), http://www.ichstm2013.com/programme/guide/p/1622.html [于 2014 年 11 月 3 日访问]。

18. Jones, P. M., "Thomas Fayreford: An English Fifteenth-Century Medical Practitioner" in French, R. et al. (eds), *Medicine from the Black Death to the French Disease* (Aldershot: Ashgate, 1998), p. 168.

19. Ibid., p. 177.

20. Thomas Fayreford's Commonplace Book, digitalised Harley MS 2558, f.125r at: http://www.bl.uk/manuscripts/Viewer.aspx?ref=harley_ms_2558_f125r [于 2014 年 11 月 4 日访问]。感谢 S. J. 朗博士，她纠正了我的翻译，并填补了大多数空白——只有一处将我们两人都难倒了。

21. Jones, P. M., "Thomas Fayreford", *ODNB*.

22. Jones, P. M., "Information and Science" in Rosemary Horrox (ed.) *Fifteenth Century Attitudes* (Cambridge: University Press, 1994, pp. 97—111), p. 107.

23. Macdougall, S., "Health, Diet, Medicine and the Plague" in Chris Given-Wilson (ed.), *An Illustrated History of Late-Medieval England* (Manchester: University Press, 1996), p. 99.

24. Beck, R. T., *The Cutting Edge—Early History of the Surgeons of London* (London: Lund Humphries Publishers Ltd, 1974), p. 109.

25. Ibid., p. 108.

26. Ibid., p. 108.

27. Richard Esty's will: Guildhall Library, London, Guildhall MS.9171/6, "Wilde", f. 192v.

28. 两者均见于 Beck, R. T., *The Cutting Edge—Early History of the Surgeons of London* (London: Lund Humphries Publishers Ltd, 1974), p. 163, 166。

29. Rawcliffe, C., *Medicine & Society in Later Medieval England* (Stroud: Alan Sutton Publishing Ltd, 1995), p. 129.

30. http://www.ncbi.nlm.nih.gov/pubmed/17961048 [于 2014 年 11 月 3 日访问]。

31. http://en.wikipedia.org/wiki/Guido_da_Vigevano [于 2014 年 11 月 3 日访问]。

第 11 章

都铎时期的医学

> 一个好厨师算得上半个医生。首席医生总是来自厨房，因此医生和厨师必须共同参谋。
>
> ——安德鲁·布尔德（Andrew Boorde），《健康饮食法》(Compendyous Regyment or Dyetary of Health，1542)

在本章中，我们将要看看 16 世纪的医学发生的一些变化。我们已经知道，通过实际治疗伤病的实验并让知识在师徒间薪火相传，手术是如何缓慢发展起来的。那么，那些经过大学训练的医师呢？他们的理论知识有过进步么？还是说，他们仍然依赖亚里士多德和盖伦，依赖那些从罗马时代就是知识来源的古旧教科书？

安德鲁·布尔德（约 1490—1549)

都铎时期的医师安德鲁·布尔德出生于英格兰萨塞克斯郡库克菲尔德（Cuckfield）附近的博尔德丘（Borde Hill）；他将自己的新观念记录了下来，尽管它们并没有十分先进。布尔德在牛津大学接受教育，1515 年，25 岁的他宣誓成为一名修士。他加入了位于伦敦切特豪斯

（Charterhouse）的加尔都西会①，但仅仅 2 年后，他就被指控"与女性有染"。[1] 他忍受不了加尔都西会严格的规章制度——不准喝酒，不准吃肉——因此申请解除誓言。他的请求于 1528 年获得批准，随后布尔德离开英格兰，到尽可能多的大学学习医学；他造访了奥尔良、普瓦捷、图卢兹、蒙彼利埃和维滕贝格（Wittenberg）的大学。在罗马，他目睹了"诸多可憎的恶习"，并决定前往西班牙的圣地亚哥—德孔波斯特拉（Santiago de Compostela）朝圣，作为他欧洲之旅的结束。[2] 他关于健康饮食的观念表明了他自己为什么无法像修士一样生活：

> 以下是一道好菜，它有益于英格兰人，能让人强壮耐寒：牛肉，牛要年轻，不能是母牛，肉也不要过分腌制；小牛肉很好，也易于消化；野猪肉是英格兰人冬天常用的菜肴。
>
> 麦芽酒是英格兰人天然的饮料。麦芽酒必须具有以下特性：它需要新鲜清澈，不能太差劲，不能有烟熏味，更不能有漂浮物和头发……啤酒是由麦芽、啤酒花和水制成的，对于荷兰人来说，它是天然的饮料，最近也被大量引入英格兰，害了许多英格兰人……它的确会让人变胖，肚子鼓鼓，就像荷兰人的脸和肚子那样。[3]

布尔德于 1530 年回到英格兰，负责照料生病的诺福克公爵托马斯·霍华德（Thomas Howard）。公爵想必对布尔德的工作颇为满意，因为他请布尔德去给国王亨利八世看病。我们不知道布尔德是否去了，

---

① 加尔都西会（Carthusian order），西欧修会之一，于 1084 年创建于法兰西的加尔都西山，并由此得名。该修会会规以本笃会的为蓝本，但更为严格。

不过，国王的私人账目开支中没有任何向布尔德付款的记录。在业余时间，布尔德还写了一本旅行指南，这是已知的第一本英格兰旅行者介绍欧洲的旅行指南。

正如他为英格兰人提供的健康生活方式的建议一样——包括不喝啤酒，不洗澡——他所谓的新观念并不总是具有探索性的。在 1542 年出版的《健康饮食法》一书中，他十分机敏地观察到，吃得太多会缩短一个人的生命；除需要吃三顿的体力劳动者以外，正常人一天吃两顿足矣。"至于运货的车夫和犁田的农夫"，布尔德继续说道，"培根对他们有益。对他们来说，几片培根配上鸡蛋非常健康。"他的饮食说明解释道：

> 面包里只应该有小麦而不是多种谷物混杂，不过燕麦饼也是一道好菜。在基督教世界中，英格兰人比其他任何地方的人都更常吃浓汤，它是往沸腾的肉汤中加入燕麦片、香草和调味料制成的。英国人还会享用一道滋养、强身的小麦粥，它是往牛奶中加入炖肉和小麦制成的。除此以外，牛奶只对老人、抑郁质的人、孩童和肺痨病人有益。
>
> 鸨肉富含营养；麻鹬不像苍鹭那么难以消化；鸻鸟和麦鸡不如斑鸠有营养。在小型鸟类中，云雀是最好的鸟；画眉也不错，但比不上山雀或鹡鸰，因为后两者会吃蜘蛛。[4]

鸨鸟当时在低地丘陵较为常见（近来，人们在努力重新引入这一物种）。它们很沉，更喜欢奔跑而非飞翔，所以很容易被人抓住。有一个中世纪笑话是这样说的：如果你想抓住一只鸨鸟，就带着一张网到山坡上，当你注意到鸟时，就紧盯着地面，好像看到了什么很有趣的东西；好奇心十足的鸹鸟就会走近，看看你在看什么，这时你就大网一挥，将鸟捕住。

布尔德写道，英格兰有最好的鱼——海鱼、淡水鱼和各种腌鱼。他说，海鱼比河鱼（有泥巴味）更有益于健康。由于亨利八世裁定，所有的英格兰人在周六都必须吃鱼——这是因为格里姆斯比（Grimsby）的渔民没有其他办法处理多捕的鲱鱼了——同时教会要求周三和周五也要吃鱼，布尔德提醒他的读者，无论多么美味，食客们都不要同时吃鱼和肉。他建议英格兰人吃芜菁、欧防风、胡萝卜、洋葱、韭菜、大蒜和萝卜。熟透的红苹果被认为是上好之物，但"要当心绿色的沙拉和生的水果，因为它们会让你头痛"。

正如你所看到的，在医学上被认为是合理、健康的饮食方面，几乎没有发生什么变化；但在饮水上，布尔德认为永远不能单独饮用水，但可以拿水来稀释葡萄酒。他足够博学明智，所以能意识到"雨水是最好的，其次是流动的水，最差的就是井水。死水会导致疾病，麦芽酒则是英格兰人天然的饮料"。对于那些前一夜喝了太多麦芽酒或葡萄酒的人，他建议早上喝一碟牛奶。

在《健康饮食法》中，睡眠是布尔德论述的另一个话题。显然，一个健康人不该在白天睡觉，但如果他一定要睡，

> 让他靠在橱柜上睡，或是在椅子上坐直了睡。在晚上，卧室里必须要有火来净化空气、烧灭恶心的蒸汽，同时窗户需要保持关闭。7个小时的睡眠对一个人来说已经足够，但一定要右侧卧着睡，将头抬高，有一条又好又厚的被子，睡帽还要是猩红色的。找个好

伴儿来抵御恐惧，带着欢笑起床，并把上帝放在心中。欢笑是医学中最主要的事物之一。

尽管这位英格兰医师游遍了欧洲各地，拜访了欧洲大陆的各所大学，但他的医学知识似乎几无进展，不过在其他地方，已经有人开始开辟新天地了。

在欧洲，艺术、文学和文化的文艺复兴正如火如荼。科学和艺术的各个领域都有人在探索新观念。无论教会、国家或正统观念如何想尽办法，都无法阻止新颖而富有争议的思维方式开始风靡。

帕拉塞尔苏斯（Paracelsus，1493—1541）

生于瑞士的医师之子——特奥弗拉斯图斯·奥里欧鲁斯·邦巴斯图斯·冯·霍恩海姆（Theophrastus Aureolus Bombastus von Hohenheim）是这次风靡的潮头。在意大利学习医学后，他成了威尼斯军队的一名手术师。和之前的盖伦和狄奥斯科里德斯一样，他随军走遍欧洲，到过埃及、阿拉伯乃至俄罗斯。他将军医的经历写进了《大手术》（*Die große Wundarzney*），这可能是第一部关于抗菌药的著作。当许多医生还认为感染是愈合过程的天然的一部分时，他就开始倡导对伤口进行清洁和保护，并且对饮食进行管理了。[5]

无论走到哪里，他都对当地人及其药方、当地植物和地质的知识很感兴趣。他后来承认，自己并不耻于从"流浪汉、屠夫和理发师"那里了解信息。[6] 从这些另类的来源获得许多知识后，他开始意识到大学教授的医学缺点所在，甚至就此开始质疑古典的权威。

凭借革命性的思想，他将自己的名字改为帕拉塞尔苏斯（意为"比肩凯尔苏斯"①），以表明他自认为与盖伦和凯尔苏斯等古人不相上下。②他抛弃了盖伦关于健康与疾病的解释（四种体液平衡与否的结果）。他声称，学习医学的唯一途径是研究自然，并且（更惹争议地）亲自进行试验和观察。他认为"病人是唯一的书本"，并把盖伦称作"骗子和冒牌货"。[7] 这一切听上去都很现代，然而奇怪的是，他依旧相信黑暗时代的仙子、精灵和矮人。

1526 年，他被任命为瑞士巴塞尔大学（University of Basel）的医学教授。的确，他曾对盖伦、希波克拉底和其他人的著作评价不高，但帕拉塞尔苏斯证明，他完全把古典医学拒之门外——他让学生在大庭广众下，将传统的教科书在篝火里付之一炬。[8] 他反对放血，质问减少体内的血量怎么可能净化或去除致命成分。在驳斥了四体液说后，帕拉塞尔苏斯代之以同样复杂的"三源说"，其基本元素是硫、汞和盐。他在1530 年③的《奇迹之书》（*Opus paramirum*）中对其进行了解释。硫、汞和盐在中世纪炼金术中一直很重要。帕拉塞尔苏斯通过燃烧一块木头来证明他的理论：火是硫的产物，烟雾是汞，灰烬是盐。根据这一观念，所有疾病的致命成分都来自这三个源头，因而每种疾病都有三种不同的疗法，取决于它是由硫、汞还是盐的致命成分引起的。

他在大学里做出了前所未有之事：他欢迎巴塞尔的民众参加他的讲

---

① 即奥卢斯·凯尔苏斯（公元前 25—公元 50 年在世），罗马百科全书的编撰者，撰写了《论医学》（*De Medicina*），见第 3 章。

② 另一说是"celsus"本身有"崇高"之义，"paracelsus"指"超越崇高"，这可能与帕拉塞尔苏斯追求炼金术的高深玄妙之境有关。

③ 原文即如此，疑有误。《奇迹之书》应出版于 1531 年。他的另一著作《谷粒之书》（*Opus Paragranum*）完成并出版于 1530 年。

座，因为他愿意和普通人分享知识，同时向他们学习。为了强调对正统教学的鄙夷，他更喜欢穿炼金术士的皮革围裙，而不是穿学士长袍。

帕拉塞尔苏斯也是一名炼金术士，他用化学家的方式开展实验：对各种化合物进行加热，使其蒸馏、反应和升华。通过这个领域的研究，他认定金属是构成宇宙的关键元素。它们反过来受上帝统治，而上帝被他认为是创造"自然"的"大法师"。[9] 他是第一个用到"zink"（指锌元素）这个词的人：1526 年，他从古德语的"zinke"（指"尖的"）引申而来，用以表示冶炼后晶体的尖状外观。他对德意志的矿工和冶炼业工人所患的疾病特别感兴趣，也由此成为工业疾病领域的先驱；他撰写了一部宏伟的著作《论矿工病 ① 和矿工的其他疾病》(*On the Miners' Sickness and Other Diseases of Miners*)，讨论金属加工的职业危害、治疗手段以及可能的预防措施。

虽然很难证明，但帕拉塞尔苏斯可能是第一位将鸦片酊（laudanum）用作镇痛剂的欧洲医生。鸦片酊是溶于酒精的鸦片制剂，对缓解战场损伤的疼痛特别有效。他可能是在游历君士坦丁堡时遇到这种药品的。更为确定的是，他在医学上的另一个重要贡献是研究了阿尔卑斯山矿泉水的益处和疗效。他的旅途涵盖了阿尔卑斯山地区，当时"饮水"疗法在那里早已实施，在其他地方却还不为人知。这类疗法会被当作炼金术。

帕拉塞尔苏斯将自己对炼金术的看法总结如下："许多人都曾谈及炼金术，认为它的目的是制造金银。但我的目的不在于此；我仅仅是为

---

①　可能指尘肺病（Pneumoconioses），指生产过程中，因长期吸入有害粉尘，引起以肺广泛纤维化为主要病变的疾病。

了凝想——药物中可能存在何种品质和能量？"[10] 他把人体想象成一个化学系统（而非一个体液系统）：为了保持健康，它必须内在平衡，同时与外在环境达到和谐。下表展示了他信念中的宇宙、已知金属和人体器官相互之间的和谐联系：

行星	金属	受影响的器官
太阳	金	心
月亮	银	脑
木星	锡	肝
金星	铜	肾
土星	铅	脾
火星	铁	胆
水星	水银	肺

对身体的化学反应而非四大体液进行的思考，让帕拉塞尔苏斯将一系列新的化学物质和矿物质作为可能的药物引入医学中。例如，他是第一个用汞来治疗梅毒的人；尽管汞是一种致命的药物，但直到 19 世纪都仍在使用。

根据他的经验，如果一种有害物质引发了疾病，只要给予了正确的剂量和配方，同一种物质也能治愈疾病——"万物皆可致命，不致命之物不存在；只有剂量能决定一物是否致命。"他确实认为，恶可以战胜恶，致命之物也能产生有益的医学作用。由于宇宙中的万事万物都相互关联，因此所有的草药、矿物以及它们的随意组合，都可以得到有益的医疗品。他认为，包含人类在内的宇宙是一个单一连贯的有机体，由一个赋予生命的实体——上帝所统治，这种异端邪说与教会相悖。故而，大学当局毫不意外地反对他的授课风格和离经叛道的新观念。1538 年，他被逐出了巴塞尔。

帕拉塞尔苏斯并没有因为被排斥而屈服。毕竟用他的话说:

> 我是特奥弗拉斯图斯,我比你拿来和我做比较的人更伟大……对付你,我不需要锁子甲或是圆盾,因为你的知识和经验都不足以反驳我的只言片语……让我好心地告诉你:就连我颈上的毛发都比你和你的抄写员懂得更多,我的鞋扣都比你的盖伦和阿维森纳更有学问,我的胡须都比你所有的高档学院经验更足。[11]

1541 年,他流亡至奥地利萨尔茨堡去世,但人们对古典医学的一些思想和理论已经产生了怀疑——这些怀疑将永不消失。

安德烈·维萨里(1514—1564)

随着帕拉塞尔苏斯对古代权威的勇敢质疑,其他人很快跟上他的脚步。出生于布拉班特(Brabant,现位于比利时)的安德烈·维萨里便是其中的先驱。他的《论人体构造》(*De humani corporis fabrica*,英文为 *On the Fabric of the Human Body*)或许是关于人体解剖学最有影响力的早期著作之一;同时,他还被认为是现代解剖学的开创者。年仅 23 岁时,他就成了帕多瓦大学的手术学和解剖学教授。

自 13 世纪初,人体解剖学开始逐渐成为医学训练的一小部分。最早参与解剖学课程的是意大利博洛尼亚的学生,随后,这一观念开始在意大利传播,并发展到了西班牙和其他地区,而英格兰的大学则落后了。实际上,无论是学生还是主管的医师师傅,都没有把他们的手弄脏。师傅们坐在解剖室的高处，指挥一名理发手术师进行解剖，学生们则负责观察。而维萨里改变了这一整套传统做法。

从很早开始，他就对直接从人体上而非古代教科书上学习人体解剖学感兴趣了。以下故事讲述了年轻时的他在比利时鲁汶（Louvain）时，如何从绞刑台上偷走一具吊死之人的尸体：

> 这些骨头光秃秃的，仅凭韧带连在一起……我爬上绞刑架，将股骨从髋骨上扯下……在秘密将腿骨和臂骨带回家后（留下了头和躯干），晚上我甘愿被锁在城外，好让自己获得躯干……第二天，我把这些骨头零碎地运回了家。[12]

除了在帕多瓦教学，维萨里还在博洛尼亚和比萨授课。正如我们所见，从前的解剖学主要通过阅读古典时期的教科书（主要是盖伦的）来授课，同时辅以动物解剖。至于盖伦所说的人体形态，没有人试图去实际调查——盖伦的话就是毋庸置疑的。然而，维萨里对于这门学科的教学有一些新想法。他亲自挥舞手术刀进行解剖，并将其视为最好、最主要的教学辅助，他还让学生进行解剖，以便他们亲眼看到人体内部构造如何。虽然他最开始只是检查吊死之人的骨骼结构，但他也解剖了肌肉组织、主要器官、神经系统和动静脉系统。他教导说，亲自动手获得的直接观察结果，是解剖学知识唯一可靠的资源。

这种教学方式彻底突破了中世纪的实践模式，但维萨里的新教学方法并非止步于此。当时，印刷机在整个欧洲轰隆作响，维萨里充分运用了这一最新的技术来传播他的人体解剖学知识。他的《论人体结构》于1543年首次印刷出版，为了帮助读者阅读，书中有23张全页解剖图和 180 张较小的示意图。维萨里在帕多瓦认识一些艺术家，他们通过解剖尸体来提高绘画人物的真实感，其中就有维萨里的一位同乡扬·斯蒂芬·范·卡尔卡（Jan Stephan van Calcar）。作为艺术大师提香的学徒，[13] 卡尔卡绘制了一些素描，用在维萨里的著作中——著作由约翰内斯·奥波里努斯（Johannes Oporinus）在瑞士巴塞尔印刷，后者以制作最好的木刻画而闻名——这些插图让《论人体结构》成了独一无二的医学教科书。[14]

维萨里在亲自解剖时发现，盖伦有时错误地将猴子和猪身上的东西应用于人体解剖学中了。维萨里在研究人类下颌之后写道：

> 大多数动物的下颌骨由两块骨头组成，在下颌顶端的点上连接在一起。然而，人类的下颌骨是由一块骨头组成的……盖伦，以及希波克拉底时代之后的大多数老练的解剖者，都断言（人的）下颌骨不是一整块骨头。不管怎么说，到现在为止，我还没发现由两块骨头构成的人类下颌。

盖伦还认为，血液在心脏中通过隔膜（心脏中心的膜）孔，从器官的一侧渗漏到另一侧，这些隔膜孔则因太小而看不见。维萨里和后来的英格兰人威廉·哈维（William Harvey，1578—1657）证明了为什么看不见这些孔——因为这些孔根本不存在！盖伦不知道心脏的两半部分是完全隔离的：一半通过静脉从身体各处接收血液，并把它们泵入肺部，排出二氧化碳，吸收氧气；另一半从肺部接收含氧血，并通过动脉把它们泵回身体各处。心脏具有这两种不同的循环系统，而盖伦甚至不知道血液会循环。维萨里发现了这一迹象，而威廉·哈维则在 1616 年的授课中解释了运作机制，并将这一发现发表在其著作《论心脏的运动》（*De motu cordis*）①中。哈维提出了血液单向循环的理念，而盖伦以为血液像大海一般涨落。哈维从前在意大利帕多瓦大学的解剖学教授希罗尼姆斯·法布里修斯（Hieronymus Fabricius，约 1533—1619）注意到，静脉中有小的组织皮瓣，作为单向瓣膜防止血液回流。[15] 哈维对这一发现探究到底，从而揭示了血液循环。英格兰的医学终于开始进步了。

莱昂纳多·达·芬奇（1452—1519）

在一本关于医学的书中囊括一位以艺术而闻名的人可能会显得奇怪，但在维萨里为其《论人体结构》汇编精美的解剖图的几十年之前，莱昂纳多就针对人体的内外部形态画出了精细的素描，从而让他在作品中描绘人体时能够做到栩栩如生。他对人体的兴趣似乎始于职业生涯之初的学徒期，而到了 15 世纪 90 年代，这已经成了其研究中的重要组成部分。在研究人体结构时，莱昂纳多试图理解它是如何运作的。20 年来，他先是在米兰，随后在佛罗伦萨、罗马和帕维亚的医院动手进行解剖。1506 年，莱昂纳多认识了一位年轻的解剖学教授马尔坎托尼亚·德拉·托雷（Marcantonio della Torre），他引导莱昂纳多进行了许多第一手的人体解剖。莱昂纳多估计，德拉·托雷一生中解剖过 30 具尸体。[16]他在德拉·托雷的帮助下获得的专业技能，四年后被证明是有助于其胚胎学研究的。他在 1510 年至 1512 年间完成的一系列图画是用黑色和

---

① 这本书全称为 *Exercitatio Anatomica de Motu Cordis et Sanguinis in Animalibus*，直译作《关于动物心脏与血液运动的解剖研究》，一般简称为《心血运动论》，见第 12 章。

红色粉笔绘制而成的，其中部分淡水彩画用笔和墨绘在纸上。这些开创性的插图正确描绘了人类胎儿在子宫中的正确位置。莱昂纳多也是第一个熟练绘制子宫动脉、子宫颈和阴道血管系统的人。他将子宫绘制成了单一腔室，这有悖于古老的理论——子宫是由多个腔室组成的；人们也由此认为，子宫会将双胞胎胎儿分入不同的腔室中。

他最著名的一幅画是子宫中未出生的婴儿（正确地连着脐带），但这幅画有一个明显的错误：其子宫壁上有名为子叶（cotyledon）的突起物，这在牛羊这样的有蹄类动物体内存在，但在人类体内并不存在。[17]

尽管存在错误，但这些图画都与婴儿在子宫中的中世纪图像截然不同。在这些更早的插图中，子宫像一个倒置的窄颈球状烧瓶，其中的胎儿是一个缩小版的成人，有着成人的身体比例——相对于躯干而言，头较小，四肢较长；胎儿在子宫中自由漂浮，没有连着任何东西。这是另一个未解之谜：中世纪的医生怎么会将子宫中未出生的胎儿想象得与新生儿比例如此不同。[18]

除了女性解剖学图画，莱昂纳多的素描还揭示了他对人体运作机制的深入了解，其中大部分与我们如今的解释仍然一致。直到 20 世纪的现代，解剖学家才像莱昂纳多一样详细研究手指的肌肉和肌腱。他是第一个以正确的曲度绘制人类脊椎的人，并几乎了解了血液流经身体的机制——我们将在第 12 章中看到，这个谜团直到一个多世纪后的威廉·哈维才最终解开。[19]

王室医师学会

16 世纪的前 25 年间，伦敦的医师们认为，是时候拥有自己的权威机构来规范英格兰的医学实践了。手术师和药剂师有各自的商会来监督执照发放和行医许可，这让医师感觉正在错失良机。顶尖的医师也希望有权给那些有资格行医的人颁发执照，同时有权惩罚未经训练的行医者和那些涉及各种医疗事故的人——无执业资格、医疗过失或彻头彻尾的骗子。1518 年，一小群医师向国王亨利八世请愿，请求他允许他们建立一座医师的学会。[20] 国王同意并授予了他们王室特许状，就此成立了伦敦医师学会，它成了英格兰最古老的医学会。特许状规定，该学会被授权"遏制那些坏人为非作歹，他们行医是出于贪婪而非良心不安，这可能会给天真轻信的民众带来诸多不便"。[21]

起初，该学会只在伦敦有管辖权，但在 1523 年，一项议会法案将其许可权扩大到了整个英格兰。在最初的特许状中，这一权威机构被称作"医师学会"（College of Physicians）或"国王医师学会"（King's College of Physicians）。在 17 世纪，它才逐渐被称作"伦敦王室医师学会"①。

在那些向国王请愿的人当中，最有影响力的是王室医师托马斯·林纳克尔（Thomas Linacre，约 1460—1524），他走遍欧洲，见过其他城市对医学的监管方式。林纳克尔出生于德比郡（Derbyshire）的切斯特菲尔德（Chesterfield）附近，但就读于坎特伯雷座堂学校（Canterbury Cathedral School），随后进入牛津大学万灵学院（All Souls College），最后去往帕多瓦大学学习。他是亚瑟王子（亨利八世已故的哥哥）的医生和导师，并于 1509 年成了亨利的医师。除处理宫廷事务之外，林纳克尔还是玛丽·都铎公主的拉丁语老师，同时，红衣主教沃尔西也是他

---

① 即如今的英国皇家（内科）医学会/医学院。

众多富裕病人中的一员。林纳克尔被任命为医师学会的第一任会长，学会成员们就在他的家中（位于伦敦圣保罗大教堂附近）举行会议。

作为会长，林纳克尔希望该学会成为一个医师的学术机构，而非成为像监管手术师和药剂师那样的商业公会。医师被看作医学界中受过教育的精英，因为必须要有大学学位才能获得医师执照。想要进入学会的候选人必须参加口试，以展示他们的古典学知识和医学专业技能。

从建立之初，医师学会和伦敦其他行医者的管理机构就存在冲突。对首都的许可证制度控制权的争夺，引发了医师学会和（尤其是）理发手术师商会之间的激烈竞争。精英作派的医师抓住一切机会怠慢手术师，这与1423年时的情形截然不同——当时，两个群体还尝试共同合作，建立联合的医师—手术师学会。然而，整个16世纪，医师学会都只有不到60名会员，拥有执照人数从未超过100人；这就让人数更多的手术师和药剂师可以无拘无束地为伦敦迅速增长的人口提供治疗，根本无须考虑医师，尽管后者尽了最大努力来执行其规章和许可程序。学会提出的罚款威胁和强行施加的限制，同样也无足轻重。

这种现象一部分得怪学会自己。它并未在更广泛的医疗界独领风骚，反而更希望守株待兔，因此，人们将它视为一个极为保守的机构。学会不允许非牛津、剑桥大学的人加入，这一规定持续到了1835年。自不用说，女性更是被排除在外，直到1909年，学会才通过了一条章程，允许她们参加准入考试。

约翰·凯乌斯（1510—1573）

继林纳克尔之后，伦敦王室医师学会的会长中有一位名叫约翰·凯乌斯（John Caius）①。凯乌斯于 1510 年在诺福克郡的诺里奇出生。他就读于剑桥大学（当时的）冈维尔学院（Gonville Hall），在那里学习神学。1533 年毕业后，他前往帕多瓦，在安德烈·维萨里的指导下学习医学，并于 1541 年获得医学学位。1543 年，他游览了意大利、德意志和法兰西的其他地区，随后返回英格兰。他于 1547 年成为一名伦敦的医师，并被接纳为医师学会的成员（他后来 9 次成为该学会会长）。1557 年，作为玛丽·都铎的王室医师，他极为富有，足以为母校支付扩建和重建的费用；他还将学院的名称从"冈维尔学院"改为如今的"冈维尔与凯乌斯学院"（Gonville and Caius College）。为了支付新学员的维护费，凯乌斯向学院赠予了几座大庄园，还耗资 1834 英镑新增了一个庭院。他于 1559 年 1 月成为学院院长，直到去世前不久都担任这一职位。[22]

　　凯乌斯刚开始作为医师为王室服务时，从什罗普郡（Shropshire）的什鲁斯伯里的诊所一路被传唤到亨利八世的宫廷。他在宫廷中一直研究神秘的"汗热病"的病例，并就该主题撰写了一篇文章，于 1556 年以《一份对英格兰汗热病的描述》（*An Account of the Sweating Sickness in England*）之名出版；不过他不知道，到那个时候，这种疾病正从历史中消匿。在亨利八世统治期间，他一直担任宫廷医师，并继续为爱德华六世和玛丽·都铎效劳，但伊丽莎白一世将他免职，因为他是一名虔诚的罗马天主教教徒，而她的宫廷遍布新教徒。

　　1557 年，他在伦敦圣保罗大教堂建了一座纪念碑，以纪念同为宫

---

① 他原名约翰·凯斯（John Kays），从意大利求学归来后，将自己的姓改为更拉丁化的"凯乌斯"（Caius）。

廷医师的前任医师学会会长——托马斯·林纳克尔。1564 年，他获得
冈维尔和凯乌斯学院的资助，每年能拿两名罪犯的尸体用于解剖，由此
成为先驱，推动英格兰的解剖学这一新科学向前发展。他设计并展示了
一个银制蛇杖，这是阿斯克勒庇俄斯的权杖，上有双蛇缠绕，如今时而
被当作药学的标志。作为徽章的一部分，它仍属于凯乌斯学院，不过凯
乌斯先把蛇杖交给了医师学会，随后在凯乌斯学院展示了替代品。

　　凯乌斯于 1573 年 7 月 29 日在伦敦的家中（位于圣巴托洛缪医院
旁边）去世，不过他的遗体被带到剑桥，埋葬在冈维尔和凯乌斯学院礼
拜堂中，就在他为自己设计的纪念碑之下。

都铎王朝君主的健康

　　托马斯·林纳克尔和约翰·凯乌斯都是都铎王朝宫廷里的王室医
师，但是，困扰君主的都是什么样的健康问题？尽管当时的编年史家记
述了亨利八世身体状况的某些细节，但很少提到国王健康中的不良方
面。健康公告必须内容正面、鼓舞人心，仿佛陛下将永远活着，要不
然，医师就会有麻烦了——提到国王的身体有任何恶化的迹象，都会被
视为叛国行为。

　　1513 年，亨利八世（1509—1547 年在位）患上了一种不知名的皮
肤病，不久之后，他又染上了轻微的天花。他还反复被头痛所扰。[23] 除
此以外，他就如同年轻、健康形象的缩影。国王身高六英尺两英寸 ①，
头肩高出了宫廷中的大部分人。他体格健壮，擅长运动，经常在决斗场

————————

① 接近 1.88 m。

上展现威风。他继承了外祖父爱德华四世的堂堂样貌，1515 年时，被人描述为"所见过最英俊的君主"，后来又被称为"小腿健硕、肤色白皙的阿多尼斯 ①……他的圆脸如此美丽，甚至可以说是一个貌美女子的脸庞"。[24] 有记载显示，国王在 1521 年遭受过一次三日疟，当时这一疾病甚为流行，特别是在英格兰东南部的沼泽地区 [25]——那里不仅适合感染的蚊虫繁殖，还适合国王带着鹰隼狩猎，以为消遣。亨利似乎从中完全恢复，并继续参加比武竞技、射箭比赛、滚木球和真正的（王室）网球。

1536 年，这一切都变了：国王（当时他四十多岁）在骑马比武中腿部受了重伤。伤口未能完全愈合，并且长了溃疡，让亨利越发行动不便。四年后，他似乎大量地借酒消愁、以食自慰，结果腰围从相对瘦削的 32 英寸扩大到了 52 英寸。在去世前的几个月里，他不得不让人把他吊到马背上去。尽管给他画下多幅肖像的艺术家十分谨慎，没有展现出任何一丝腿部肿胀、缠满绷带的迹象，但可悲的是，亨利最有名的肖像反而是那些臃肿、年迈的国王肖像。

一些文献表明，国王可能患有梅毒 [26]，虽然这可以解释他剧烈的情绪波动、长了溃疡的腿部乃至鼻子旁的异样，但也有人指出，内分泌（荷尔蒙）疾病同样可以解释他的症状。没有证据表明亨利接受过水银疗法——帕拉塞尔苏斯用来治疗梅毒的新发明——但无从判断是因为亨利没得这种疾病，还是英格兰的医生尚未了解到这种疗法。

布鲁尔认为，国王可能患有垂体异常（嗜碱性腺瘤）和肾上腺素

---

① 阿多尼斯（Adonis）是古希腊神话传说中的美男子，受到美神阿芙罗狄忒和冥后珀耳塞福涅的争抢，最后死于狩猎女神阿尔忒弥斯派出的野猪的攻击。

功能亢进（肾上腺位于肾脏上方），后者如今被称为库欣病（Cushing's disease）。[27] 患有这些疾病时，病人会变得肥胖，脸部臃肿。他会变得"明显具有进攻性，喜好争吵，并伴有头痛反复发作"，同时丧失性功能（肾上腺性男性化[①]）。[28] 这似乎符合我们对亨利晚年的健康问题的了解。还有专家认为，2 型糖尿病可能加剧了他的病痛。亨利于 1547 年 1 月 27 日或 28 日晚在威斯敏斯特去世，死因是肾脏和肝脏衰竭，而肥胖加重了病情。[29] 他享年 55 岁。

　　爱德华六世（1547—1553 年在位）继承父亲的王位时年仅 10 岁，他一生饱受溺爱，被谨慎保护，免受疾病感染。王子的家臣中，任何人身体不适都会被送走；任何造访肮脏的、当时正疾病肆虐的伦敦城的人，都必须隔离一段时间之后才能重新陪伴在王子的身边。王室寓所每年春季都会定期进行彻底的清洁。然而，即便如此注意——抑或正因为这些措施完全防止爱德华接触了任何传染源——他还是患上了天花或（更可能是）麻疹，自 1552 年 4 月起，他的健康就每况愈下。爱德华本人写道："我因麻疹和天花，身感虚弱。"[30]1552 年圣诞节时，他仍很虚弱，布鲁尔指出："麻疹之后很容易并发肺部疾病，即使健康人也会如此。"我们知道，爱德华的祖父亨利七世可能死于肺结核（pulmonary tuberculosis），而他的叔叔亚瑟王子则肯定死于这种疾病（年仅十几岁），因此，都铎王朝的男性似乎是结核病的易感人群。第二年春季，王室医师已经明白，年轻的国王正在被肺痨（也就是肺结核）夺去生命。他遵循医嘱搬到了格林尼治——如今位于伦敦东南部，但当时处于

---

① 肾上腺性男性化（virilism）是一种因肾上腺分泌过多雄激素而引起男性化的综合征。这种疾病在成年女性身上会带来一系列男性化特征；在成年男性身上则会抑制性功能，造成不育。

乡村地区——那里的空气更好，也没有肮脏的瘴气。此时爱德华已经骨瘦如柴，咳嗽都带着血痰。无论叛国与否，一份坦陈国王健康状况的医学公告都发布了：

> 医师们一致认为，他的肺部患有脓性肿瘤。他开始爆发溃疡[可能是褥疮]，并受到剧烈而持续的咳嗽折磨；他的身体燥热，腹部肿胀[可能是结核性腹膜炎]；他一直低烧，从未消退。[31]

1553 年 7 月 6 日，爱德华念出了最后的祷言后去世，年仅 15 岁。

继位的是爱德华同父异母的姐姐玛丽·都铎（1553—1558 年在位）。玛丽在登基时，以及随后于 1554 年 7 月 25 日在温切斯特与西班牙国王腓力二世结婚时，健康状况似乎良好。婚后不久，玛丽相信自己怀孕了——尽管她已经 38 岁了。事实证明，这是一次假性怀孕，随后又出现了不明的肠胃道疾病。这一度健康不佳后，似乎又一次发生了假性怀孕，但实质上这是卵巢癌的早期症状，这一疾病最终于 1558 年 11 月害死了女王。不过，《玛丽的一生》（可能是同时代作品，但直到 1682 年才出版）这一消息来源指出，女王"高热缠身，并一点点被它吞噬了生命；这一高热当时在英格兰大部分地区肆虐，收割了许多人的性命"。[32]这里提到的是"汗热病"可能正是玛丽之死的根本原因。

都铎王朝的下一任，也是最后一任君主是伊丽莎白一世，她的确比同父异母的姐姐和弟弟寿祚绵长，不过她同样有自己的健康问题。尽管如此，她精力充沛，是一位技艺娴熟的女骑手，并且每天都骑马，直到生命的最后几个月才作罢。她能在议会会议上一站就是几个小时，丝毫不感到疲倦；这让那些年长的议员深感痛苦，因为君主站着时，他们就不能坐下。但在 1559 年，伊丽莎白反复发烧，可能是感染上了疟疾。[33] 我们在第 6 章中得知，女王在 1562 年染上了天花，而且，她似乎一生都经受着让身体虚弱的头痛的困扰，有时头痛发作得特别赶巧，例如玛丽女王要求她在宫廷出席的时候。

终其一生，伊丽莎白一直受到牙痛和蛀牙的困扰，但她的医师太过谨慎，因而不敢建议她把恼人的臼齿拔掉。她的一位廷臣自告奋勇，在女王面前拔掉了自己的坏牙齿，这样女王就能明白整个过程没那么糟糕了。女王让步了，同意让人拔掉这颗恼人的王室之牙。

伊丽莎白统治期间，王室医务人员人数不多——这也许是因为女王认为，任何提到疾病的举动本身就会成为弱点——不过这些人都是从医学界的各行各业招募而来的。她的医师中有朗瑟洛·布朗（Lancelot Browne）、医师学会会长罗杰·吉佛德（Roger Gifford）、罗伯特·雅各布（Robert Jacob）、"常设医师"爱德华·利斯特（Edward Lister）、同为医师学会会长的理查·马斯特（Richard Master），还有罗杰·马贝克（Roger Marbeck），他既是一名海上漫游的冒险家，也是一名医师。团队中还有罗德里戈·洛佩兹（Roderigo López），他是一名葡萄牙裔犹太人，于 1586 年被任命为伊丽莎白的首席医师。遗憾的是，为了让女王大人高枕无忧，洛佩兹于 1594 年遭到逮捕，并被起诉参与了一起谋杀女王的阴谋。尽管遭受了严刑拷打，但他声明自己是无辜的；然而，他还是经由审判被定罪，在伦敦城外的泰伯恩（Tyburn）被绞死。[34] 伊丽莎白并未确信自己的医师有罪，然而人们认为，莎士比亚在《威尼斯商人》中所写的人物"夏洛克"的原型正是洛佩兹医生。

女王的手术师似乎嫌疑没那么大；他们当中有约翰·伍达尔（John Woodall）和威廉·克劳斯（William Clowes），他们俩都曾是军队手术师。一些文献认为伍达尔是第一个用柑橘汁治疗坏血病的人。最后，女王雇用了异端神秘主义者约翰·迪（John Dee）作为她的牙痛专家、全科医学顾问和占星术士。迪给出了他个人的健康养生法："每天学习8小时，吃饭2小时，睡觉4小时。"[35]

1603年3月，伊丽莎白（此时69岁）深感不适，情绪也低落沮丧。她隐居到最喜欢的屋宅——位于伦敦上游宜人的萨里（Surry）乡村的里士满宫（Richmond Palace）。她一如既往地固执，不允许医生进行检查，坚持认为她没有生病。她拒绝卧床，反而连续站了几个小时，中途偶尔坐椅子上休息。随着身体状况变差，她又不肯上床睡觉，侍女们只好为她在地上铺满软垫。最后，女王屈服了，终于躺在了软垫上。她在地上躺了差不多四天，几乎没怎么说话，只是坚持不上床睡觉。即便是伊丽莎白也不能无限期地否定死亡；当她虚弱失声到了没法回复时，再也无法与仆人们争论时，他们这才成功地将她移到床上。安抚她的柔和乐声响起，议员们聚在了一起。[36]

她的死因不明，因为从未进行过尸检。她可能死于败血症（血液中毒），这或许归咎于她多年来涂抹被称作"铅白"（ceruse）的化妆品——这是一种白铅和醋的有毒混合物。如果最终原因是败血症，那伊丽莎白的烂牙也脱不了干系。女王可能患有牙脓肿，在有效的抗生素诞生之前，这种症状可能会危及生命。例如，重度牙脓肿导致的并发症之一是路德维希咽峡炎（Ludwig's angina），这是一种严重的口底蜂窝组织炎。在极端情况下，这种疾病可能锁闭气管，造成窒息。它会让说话乃至吃喝都变得十分困难，而这正是女王的症状。随后，感染会蔓延到胸腔位置，对心肺产生严重影响。脓肿如果不消失，就可能导致败血症，这种全身性的感染会导致截肢、器官功能障碍乃至死亡。[37]伊丽莎白的医师、手术师乃至"梅林"① 约翰·迪都无法推迟命中注定的时刻。作为都铎王朝的最后一任君主，伊丽莎白于 1603 年 3 月 24 日去世。

安布鲁瓦兹·帕雷（1510—1590）

欧洲大陆在伊丽莎白统治的岁月里见证了无数的战争；战争带来了一些创新，尤其是战地手术的创新。法兰西人安布鲁瓦兹·帕雷（Ambroise Paré）和许多手术师一样，通过战争获得了许多手术经验。在一位理发手术师手下担任过学徒后，帕雷开启了军事生涯。1536 年的一天，橄榄油短缺——橄榄油用于烧灼截肢病人和其他伤员的伤口，当时的手术师常用沸油来密封伤口，这个过程极其痛苦，而且通常无法像希望的那样防止感染——作为新兵的帕雷不愿意去抱怨橄榄油短缺的事，于是铤而走险，赌上他在军队的前途和他照料的士兵的生命，发明了他自己的密封伤口的方法。他没有用橄榄油，而是用蛋黄、松节油和玫瑰油制成的酊剂，将其用在人的伤口上。但他后来写道：

> 我忐忑不安，整晚都睡不着；我觉得那些敷料……不合适，这件事让我心神不定，我担心第二天会发现，那些我没用沸油敷涂的人都死了，或是因为伤口的致命物质［感染］而濒临死亡。[38]

第二天上午，帕雷惊讶地发现，接受酊剂治疗的士兵，状况要大大好过那些接受沸油治疗的士兵。[39] 帕雷保住了工作，并在法兰西的军

---

① 亚瑟王传奇中的魔法师，曾多次拯救亚瑟王于危难当中。

队中继续服役了 30 年，这很可能要归功于他调配的制剂中松节油的防腐特性。随着职业生涯的发展，帕雷拒绝在截肢后通过烧灼来封闭残肢端；他回到了通过结扎来绑住血管的方式，就像盖伦对罗马角斗士所做的那样。用热铁烧灼并非总能阻止血液流失，有时候，这一做法带来的休克会杀死病人。虽然对病人来说，帕雷的手术没有烧灼那么痛苦，但结扎本身可能会导致感染、并发症乃至死亡，因此也并非万无一失，其他手术师也不经常采用。帕雷为新技术设计了"鸦喙"（bec de corbin），它是现代止血钳（用来夹紧血管的动脉钳）的前身。帕雷在 1564 年的《手术论》一书中详细介绍了这项技术。在与截肢病人待在一起时，帕雷注意到了他们对"幻肢"会有感觉。他认为，这些幻肢痛发生在大脑中，而不在残肢上；当今的医学认同此说。[40] 帕雷为他的截肢病人设计了假肢，还发明了一些眼部假体——他给金、银、陶瓷和玻璃涂上瓷釉，制成了人造眼球。

然而，对于医学界来说，尽管帕雷可能有一些新观念，但他其余有用的知识都起源于一些老掉牙的故事。帕雷至少让其中一个派上了用场：

> 蒙特亚诺的马沙尔（Marshall of Montejan）的一名厨童偶然掉进了几近沸腾的油锅里。我被叫去给他敷涂膏药，并去往药剂师那里，获取这类事故常用的降温药。一位乡下老女人恰好在那里，她听说我需要烧伤药，告诉我说，应当在伤口上敷涂含盐的生洋葱，这样就可以阻止水泡或脓疱破裂；她通过多次有效的实践经验发现了这一点。[41]

帕雷没有像其他医学专业人士那样忽视这位乡下女人的建议，而是认为这种药方可能值得一试。第二天，他报告道，男孩身体上敷有洋葱的位置没有水泡，而其他没有用洋葱治疗的位置则水泡频发。这项实验后不久，蒙特亚诺的一名卫兵的火药壶着火，导致他受了重伤。他的脸和手都"严重烧伤"。帕雷再次使用洋葱制剂治疗病人，但由于他认为这是个实验过程，因此只在病人脸上的部分位置涂抹，而其他位置则"用烧伤常用的药物"治疗。在更换敷料时，他发现和第一例一样，洋葱可以防止起泡和脱皮，而用常见方式处理的其他位置则"既会起泡，也会脱皮"，他由此写道，"我认为是［洋葱］这种药物的功劳"。[42]他在 1545 年出版了第一本书《治愈火绳枪和火器造成的伤口的方法》（*The Method of Curing Wounds Caused by Arquebus and Firearms*），在其中驳斥了同时代人的想法，当时的人认为火药有毒，无论手术师做什么，这种毒药都会导致受伤的人死亡。被认为是能解所有毒的底野迦，由此也被用来治疗火枪伤。

对于安德烈·维萨里和这一领域其他人引介的新式解剖学观念，帕雷也很感兴趣。帕雷开发了一系列的手术器械和假肢，在产科引入了新观念，并重新引介了"足位分娩"的实践——在这个过程中，需要改变子宫里胎儿（通常是双胞胎中的第二个，呈横向或斜向）的位置，使其脚部首先分娩，从而增加其存活机会。他还引入了在婴儿长牙期间切开牙龈的做法，认为这将有助于新生的牙齿；当时人们认为，婴儿可能会因牙齿长出牙龈时"缺乏通道"而死。这种富有争议性的做法一直持续到了 19 世纪末，谢天谢地，它已经不再盛行了。

1552 年，帕雷离开军队，转而为王室效劳，照料法兰西国王

亨利二世（1519—1559 年在位 ①）。尽管他医术高明，但在国王于
1590 年 ② 的一次比武竞技中头部遭到重击时，帕雷无力回天；但他继
续为法兰西国王——亨利二世、弗朗西斯二世 ③、查理九世和亨利三
世——效劳。据国王的一位教士萨利（Sully）称，帕雷是胡格诺派教
徒（Huguenot，是信奉罗马天主教的法兰西国内的新教徒）；在 1572
年 8 月 24 日臭名昭著的圣巴托洛缪大屠杀（St Bartholomew's Day
Massacre）当天，国王查理九世将帕雷锁在衣柜里才让他得以幸存。这
是一个好故事，可惜没有证据表明，这位王室手术师不是一位虔诚的罗
马天主教教徒。1590 年，帕雷在巴黎自然老死，享年 79 岁。

　　在 16 世纪，像安布鲁瓦兹·帕雷这样有突破性的创新者将医学向
前推进，那想必在 17 世纪，越来越多的进步会继续发生。现实果真如
此吗？还是说，旧的观念会继续阻碍医学理论和实践的进步？这将是下
一章的主题。

注　释

1. Furdell, E. L., "Andrew Boorde", *ODNB*.

2. http://www.britannica.com/EBchecked/topic/73671/Andrew-Boorde [于 2014 年
   10 月 28 日访问]。

3. Boorde, A., *Compendyous Regyment or Dyetary of Health, 1542*.

4. Ibid.

5. http://en.wikipedia.org/wiki/Paracelsus [于 2014 年 10 月 29 日访问]。

---

① 　原文即如此，疑有误。亨利二世的生卒年为 1519—1559 年，在位时间为
　　1547—1559 年。

② 　原文即如此，疑有误。应为 1559 年。

③ 　该名为英语化的名称，法语一般称弗朗索瓦二世（Francois Ⅱ）。

6. http://www.sciencemuseum.org.uk/broughttolife/people/paracelsus.asp［于 2014 年 10 月 29 日访问］。

7. Dawson, I., *The History of Medicine: Renaissance Medicine* (London: Hodder Wayland, 2005), p. 16.

8. Pickover, C. A., *The Medical Book—from Witch Doctors to Robot Surgeons, 250 Milestones in the History of Medicine* (New York: Sterling Publishing, 2012), p. 70.

9. http://www.sciencemuseum.org.uk/broughttolife/people/paracelsus.asp［于 2014 年 10 月 29 日访问］。

10. http://en.wikipedia.org/wiki/Paracelsus［于 2014 年 10 月 29 日访问］。

11. Jacobi, J. (ed) & Guterman, N. (trans.), *Paracelsus, Selected Writings* (New York: Pantheon, 1951), pp. 79—80.

12. Dawson, I., *The History of Medicine: Renaissance Medicine* (London: Hodder Wayland, 2005), p. 12.

13. Pickover, C. A., *The Medical Book—from Witch Doctors to Robot Surgeons, 250 Milestones in the History of Medicine* (New York: Sterling Publishing, 2012), p. 72.

14. Dawson, I., *The History of Medicine: Renaissance Medicine* (London: Hodder Wayland, 2005), p. 15.

15. Ibid., p. 18.

16. http://www.britannica.com/EBchecked/topic/336408/Leonardo-da-Vinci/ 59785/ Anatomical-studies-and-drawings［于 2014 年 11 月 4 日访问］。

17. http://embryo.asu.edu/pages/leonardo-da-vincis-embryological-drawings-fetus#sthash［于 2014 年 11 月 1 日访问］。

18. Bodleian Laud Miscellaneous MS 724, f.97r at: http://bodley30.bodley.ox.ac. uk:8180/luna/servlet/view/all/who/Albucasis%20(Abu%20al-Qasim%20 Khalaf%20ibn%20'Abbas%20al-Zahrawi)/what/MS.%20Laud%20Misc.%20 724?os=0&pgs=50［于 2014 年 11 月 1 日访问］。

19. http://www.livescience.com/20157-anatomy-drawings-leonardo-da-vinci. html［于 2014 年 11 月 4 日访问］。

20. https://www.rcplondon.ac.uk/about/history［于 2014 年 10 月 29 日访问］。

21. Ibid.

22. http://www.nndb.com/people/759/000082513/ [于 2014 年 10 月 30 日访问]。

23. Brewer, C., *The Death of Kings—A Medical History of the Kings and Queens of England* (London: Abson Books, 2000), p. 123.

24. http://www.historyextra.com/feature/tudors/5-things-you-probably-didn% E2 %80%99t-know-about-henry-viii [于 2014 年 10 月 30 日访问]。

25. Lamont-Brown, R., *Royal Poxes & Potions—The Lives of Court Physicians, Surgeons & Apothecaries* (Gloucester: Sutton Publishing, 2001), p. 33.

26. Ibid., p. 33.

27. 感谢海伦·柳尔，她指出这一疾病被称作"库欣病"。

28. Brewer, C., *The Death of Kings—A Medical History of the Kings and Queens of England* (London: Abson Books, 2000), pp. 123—124.

29. Lamont-Brown, R., *Royal Poxes & Potions—The Lives of Court Physicians, Surgeons & Apothecaries* (Gloucester: Sutton Publishing, 2001), p. 33.

30. Brewer, C., *The Death of Kings—A Medical History of the Kings and Queens of England* (London: Abson Books, 2000), p. 128.

31. Ibid., p. 128.

32. Ibid., p. 136.

33. Ibid., p. 146.

34. http://news.bbc.co.uk/1/hi/magazine/5159022.stm [于 2014 年 10 月 31 日访问]。

35. Lamont-Brown, R., *Royal Poxes & Potions—The Lives of Court Physicians, Surgeons & Apothecaries* (Gloucester: Sutton Publishing, 2001), pp. 35—36.

36. http://www.elizabethan-era.org.uk/death-of-queen-elizabeth-i.htm [于 2014 年 10 月 29 日访问]。

37. http://www.yourdentistryguide.com/tooth-abscess/ [于 2014 年 10 月 31 日访问]。

38. Elmer, P & Grell, O. P. (eds), *Health, Disease and Society in Europe, 1500—1800—a source book* (Manchester University Press, in association with the Open University, 2004), p. 257.

39. http://www.sciencemuseum.org.uk/broughttolife/people/ambroisepare.aspx［于 2014 年 10 月 30 日访问］。

40. http://en.wikipedia.org/wiki/Ambroise_Par%C3%A9［于 2014 年 10 月 30 日访问］。

41. Elmer, P & Grell, O. P. (eds), *Health, Disease and Society in Europe, 1500—1800—a source book* (Manchester University Press, in association with the Open University, 2004), p. 258.

42. Ibid., pp. 258—259.

第 12 章

医学取得了进步？

国王的死加大了后续治疗的难度。

——查尔斯·斯卡伯格爵士（Sir Charles Scarburgh）的日记，
1685

　　中世纪时期的行医者对医学领域的知识贡献颇多，尽管这一点并不那么为人所知。当时，手术、医学化学、解剖学和实用医学方面都取得了进展。虽然可能没有取得重大飞跃，但它们无疑为后来的发现奠定了基础。医学研究和实践以缓慢而持续的方式进步着，尤其是手术师，为大学的理论方法增添了实用的知识；当时关于新思想和新发现的著作，则对口述传统和古代文本有所补充。

　　对活体解剖的初期尝试发生在 1474 年，当时是为了观察活人身体内部的运作。这一证据出自特鲁瓦的约翰（John of Troyes）所写的《路易十一世史》（*The History of Louis XI*）。根据这位作家的说法，一名法兰西弓箭手因抢劫教堂，将要在巴黎被绞死。这名弓箭手患有腹绞痛、结石以及肋部疼痛，而国王路易最喜欢的一位廷臣也有这类症状。一群巴黎的医师和手术师向国王建议，为了找出这些疾病的根本原因，看看活人体内的运作机制会有帮助，而这位弓箭手已经被定罪，难逃一死，正是理想的标本。路易同意了，这位弓箭手将获得王室赦免，只要他同意让医生进行如此极端的体内检查：

> 这位弓箭手身体的相应位置被切开了，上述疾病部位也被一一找出并得到检查，人们给他换了肠子，并把他重新缝合起来。在国王的命令下，伤口得到细心敷涂，让他得以在两周内痊愈。[1]

这位弓箭手带着赦免令和一些钱自由离开了。文献记载没有告诉我们，医生们从这次侵入性手术中了解到了什么，但这次手术想必对标本来说极为痛苦。我们也不知道，其中的发现对这位弓箭手和那位廷臣有什么好处。

从炼金术到化学 ① 的进步

植物仍是中世纪药物的主要来源，但在 16 世纪初，随着炼金术的

---

① 中文无法完全体现两者之间复杂而紧密的联系。该词原文为"[Al] chemical studies"，其中"alchemical studies"指炼金术，而"chemical studies"指化学。然而，"炼金术"其实就是中世纪的"化学"，其理论基础（元素说）、实验方法（加热反应、沉淀析出、纯化分离、蒸馏升华等），乃至实验设备（烧杯、坩埚、细颈瓶等）都与近现代以来的化学有很多相似之处。只不过，其崇尚的"元素"与近现代以来的化学所谓的"元素"是两个概念。在中世纪晚期，炼金术的基本元素由抽象的"气""水""火""土"变为硫、汞、金及一系列金属，这些物质正因其在自然界中多以单质形式存在，所以构成了炼金术向化学进化的媒介；而更为复杂的碳、氢、氧、氮等组成有机体化合物的元素，则在更晚才被认识到。17世纪之后，研究物质基础的"chemical studies"占据上风，"alchemical studies"的定义才窄化为以"点石成金"为目的的炼金术。事实上，16 世纪正有一个词来形容从"alchemical"到"chemical"之间的过渡状态——"chymical"。

工序与药物的制备相适应，医学化学变得愈发重要。随着手段（例如蒸馏过程）愈发精细、愈发有技术含量，终于有办法去除任何非必要成分、纯化重要成分，药物也由此变得更加纯净而有效。使用酒精作为溶剂，让一些不溶于水的主要成分溶解是另一项进步。例如，帕拉塞尔苏斯发现，鸦片的活性成分在酒精中（制备鸦片酊）的溶解性远高于水；香草提取物也能溶于酒精，但不能溶于水。

在通往化学这门新科学的路上，有一些阶段肯定还是有骗术和黑魔法的成分，旨在追寻"贤者之石"（Philosopher's Stone）和"不死药"（Elixir of Life）。乔治·里普利（George Ripley）于15世纪初生于约克郡哈罗盖特（Harrogate）附近的里普利。他在罗马、鲁汶和罗德岛学习炼金术。在罗德岛时，他每年为圣约翰骑士团创造出10万英镑的黄金——至少他声称如此；当然，这一过程非常复杂，是故天机不可泄露。

1471年，乔治是布里德灵顿修道院（Bridlington Priory）的修士，他的静室（实验室）中散发的浓烟和臭味，让修道院院长和修士兄弟们都感到恼火。他撰写了关于炼金术技艺的著作——《论贤者之石和不死鸟》（*On the Philosophers' Stone and the Phoenix*）是对13—14世纪早期作家作品的重写，所以争议不大。他于1471年写下史上第一部英语炼金术著作——《炼金术的复合物》，又名《发现贤者之石的十二道门》（*Compound of Alchemy or the Twelve Gates Leading to the Discovery of the Philosophers' Stone*），为了安全起见，他将这本书献给了国王爱德华四世；他于1476年用拉丁文撰写的《炼金术之髓》（*Medulla alchemiae*）则献给了约克大主教。《发现贤者之石的十二道门》一节包含了当时已知的各种化学技术（例如煅烧、冷凝和升华），正是这些操作为现代化学家铺平了道路。为了让大家稍加了解一位炼金术士为了伪装其秘方会做到何种程度，以下是里普利在《炼金术的复合物》中对制作"不老药"（除贤者之石外，这是炼金术士的另一个目标）的描述，其色彩之丰富，仿佛置身于一个充满隐喻的动物园：

> 伴有假柠檬色的灰色和黑色，还有不完美的白色和红色，
> 如孔雀羽毛一般缤纷而盎然，如彩虹一般转瞬即逝，
> 如带斑点的黑豹，如绿色的狮子，如乌鸦的喙，色如蓝铅，
> 这之后将出现完美的白色以及其他诸般色彩。
> 在完美的白色之后，又会有灰色和假柠檬色，
> 在这一切之后，将会有恒定不变的红色，
> 如此你就有了第三级的灵药，其自身还可以倍增。[2]

显然，绿色的狮子象征汞元素：狮子经常被提到会"吞食太阳"，其中太阳则代表黄金；汞会熔解金（和银），形成汞合金，可以用来给其他金属镀金。炼金术士认为，汞是一种基本元素，是所有其他已知金属的成分之一，它让金属在加热后可以变为液体。正因为汞如此重要，所以需要用最有名的动物——狮子作为象征；但为什么是绿色的呢？到目前为止，我还没有找到答案。汞也被炼金术士称作"看门人""五月露""母蛋"和"赫耳墨斯之鸟"——这只是其迷人称呼中的一部分。

在 1490 年左右去世时，乔治·里普利很富有——比一个卑微的修士理应拥有的财富多得多，所以人们认为他一定成功制造了黄金；但他在临终前承认，他将一生浪费在了徒劳的追求中，并敦促人们将他的著作尽数烧毁，说它们仅仅是一些推测，没有基于有效的实验。当然，他

的书没有被毁。乔治终究是通过某种方式致富了，如果不是炼金术，那是通过什么？

托马斯·诺顿（Thomas Norton）是一位布里斯托人，来自一个受人尊敬的家庭。他的祖父曾是布里斯托的市长。托马斯生于 1433 年左右，与乔治·里普利一起上了一门类似炼金术的课程，在 28 岁时，他更是与里普利形影不离地一起学习了 40 天。托马斯本来已经成功制作出不老药，而且成功了两次，但都被偷了：一次被仆人偷走，另一次则被左邻的布里斯托商人之妻偷走。根据他的曾孙塞缪尔·诺顿（Samuel Norton，也是一名炼金术士）的说法，托马斯是国王爱德华四世的枢密院成员。这完全有可能。爱德华对炼金术非常感兴趣，这可能是因为，炼金术会充盈他常年空荡荡的金库（甚至他本人可能也涉猎其中）。1477 年，托马斯出版了一部名为《炼金术序曲》（*Ordinal of Alchemy*）的著作，这本书到 1652 年时仍在印刷；但他不敢公开宣扬自己是该书的作者，因此将名字编成了密码作为掩盖。

1479 年，托马斯指控当时的布里斯托的市长叛国。在调查过程中，托马斯自己反而受到了质询，结果他并非白璧无瑕：他经常光顾酒馆，不参加礼拜，还在周日打网球。市长面临的指控被撤销了——像托马斯这种堕落之人在法庭上毫无说服力。

无论乔治·里普利和托马斯·诺顿这类人的著作对如今的我们来说多么怪异和费解，他们都为中世纪的医师敞开了许多大门，因为他们在决心发现贤者之石的过程中，（经常出于偶然）造出了新的化合物。他们从矿物中发现越来越多的东西，其中一些变成了与日俱增的药物名录中的一员。

威廉·哈维（1578—1657）

我们已经对威廉·哈维有了一定的了解，但近距离看看他的职业生涯，就会发现医师们正在经历的挣扎——他们正试图摆脱中世纪医学的古典传统。哈维生于肯特郡的福克斯通（Folkestone），他的父亲四度担任当地镇长。10 岁时，年轻的威廉被送到坎特伯雷的寄宿学校，即附属于座堂的国王学校（King's School），他在那里掌握了希腊语和拉丁语，这正是后来让他名声斐然的著作中所用的语言。1593 年，他就读于剑桥大学冈维尔和凯乌斯学院，并于 1597 年毕业。他决定继续学医，于是去了帕多瓦大学——据说这是欧洲最好的医学院。伽利略在那里当教师，毫无疑问，哈维对"科学方法"的兴趣正是在这里形成的。科学方法在于第一手知识，在于通过实验而非阅读古旧的教科书来有所发现。像其他学生一样，哈维了解到了伽利略的新式教学方法，他自己也从解剖和观察中不断学习。两年半以来，他在著名解剖学家和教师——法布里修斯的指导下学习，学习场所即如今著名的"解剖室"（Anatomy Theatre），至今依然存在于帕多瓦大学。

哈维发现，活体心脏的功能以及流经它的血液的特性会带来一些问题。他的导师法布里修斯详细介绍了其他器官的运作机制，甚至解剖出了静脉瓣，以展示它们是如何让血液单向流动的。然而，法布里修斯避开了心脏的运作机制和目的；哈维决定纠正这一疏漏。作为学生，哈维很受欢迎，他还被选为"Conciliarius"，亦即帕多瓦的英格兰学生中的领袖。不过，与历史上的医生们一样，他的笔记显然也很糟糕。

资质合格后，哈维于 1603 年回到伦敦。为了行医，他必须获得执照，因此 1603 年 5 月 4 日，25 岁的他当面接受医师学会监察官的检视，并获得了执照。在那之后，他开始飞黄腾达。他于 1604 年 4 月成为医师学会的一员，并与伊丽莎白·布朗（朗瑟洛·布朗之女）结婚。布朗是一位大人物，是女王伊丽莎白一世（在哈维申请执照的一周前葬于威斯敏斯特）的王室医师，也是国王詹姆斯一世及其王后丹麦的安妮（Anne of Denmark）的医师。布朗还是医师学院的资深成员，这些高层人脉对年轻的哈维可谓助力良多。1607 年，在成为医师学会会员两年后，哈维被任命为圣巴托洛缪医院的医师；1616 年，他成了医师学会的拉姆利讲席人（Lumleian Lecturer）①。

　　圣巴托洛缪医院当时有 12 个病房，约 200 张床位。哈维的职责包括每周在主厅至少接诊一天。主厅的大壁炉烧着温莎的森林供应的木柴，这一特权由亨利三世在 300 多年前授予；哈维就坐在大壁炉前的桌旁，为来来去去的病人问询和看诊。他的年薪为 25 英镑，外加 2 英镑的制服费（实为食物津贴和服装津贴），还有 8 英镑是补贴住房的——他不住在医院的医师住所，而是更喜欢和妻子住在附近的圣马丁。

　　1612 年，"整个学会的医师"都被召去护理国王詹姆斯最重要的大臣罗伯特·塞西尔（Robert Cecil）。塞西尔"因身体虚弱而卧床"，一个敌人将他恶意描述为"脖子扭曲、背部佝偻、脚部分叉"的畸形，另一个敌人则称他是个"驼背的侏儒"。御用医师托马斯·梅恩爵士（Sir Thomas Mayerne）自信能治好塞西尔，但却无法正确地进行诊断。最后

---

① 　始于 1582 年的拉姆利讲座（Lumleian Lecture）是由约翰·拉姆利男爵（1533—1609）资助举办的，故此得名。它最初以每周授课的形式讲解手术学课程，至 1616 年降至每年 3 次。威廉·哈维最早便是在 1616 年的拉姆利讲座上介绍了血液循环理论。拉姆利讲座一直延续到了今日，每年举办 1 次，（依旧）由伦敦皇家医学会承办，内容则转向了全科医学。

是哈维及其手术师约瑟夫·芬顿（Joseph Fenton）从圣巴托洛缪医院被召来，他们将病人"尽可能"治好了，尽管无法让他痊愈。两个月后，塞西尔去世（可能死于坏血病）。哈维在圣巴托洛缪医院任职 34 年，在奥利弗·克伦威尔（Oliver Cromwell）在伦敦当政时，才出于政治原因被逐——克伦威尔政权不喜欢，也不信任这位医师的王室人脉。

　　在医师学会授课时，他被期待使用真正的尸体来展示人体的器官和功能。这可能有点麻烦，因为只有绞刑犯的尸体才被允许解剖，但这一来源时有时无，并不可靠，更别提对于需要他们的讲席人来说，只能称得上僧多粥少。此外，在冷藏技术发明之前，特别是天气温暖时，尸体会很快腐烂和发臭。哈维会在短时间内进行三场系列讲座，每场持续约一个小时：第一场讲座了解身体外部的形态和功能，第二场讲座查看胸腔、心脏和肺部等，第三场讲座则关注头部、大脑和神经系统；三场讲座在三小时之内完成。

　　他一直通过切开动物尸体来学习知识，同时磨炼解剖技能；他甚至得到国王的许可，能使用温莎的王室庄园中死掉的鹿。每当有受伤的动物被带给他时，他都很高兴，因为只有活的动物才能为他正在推进的血液循环理论提供证据。在他的职业生涯中，他解剖过猫、鸡、豚鼠、海豹、蛇、鼹鼠、老鼠、青蛙、鱼、鸽子、鸵鸟、妻子的鹦鹉、宠物猴子、人类胎儿、他的父亲和他的妹妹。

物之心

　　哈维弄清了以下机理：动脉血从左心室流向主动脉，随后通过主动脉和动脉分布到全身；此时动脉血变成了静脉血，它流经静脉，并通过腔静脉回到右心房，之后流入右心室；右心室将血泵入肺动脉，并在肺部短暂停留，在那里，暗色的静脉血重获氧气、排出二氧化碳，变成了鲜红色的动脉血，通过肺静脉返回左心房，随后进入左心室，重新开始循环。

血液循环中仍有一部分是个奥秘：动脉血在抵达身体各处并发挥作用后，是如何重新进入静脉并返回心脏的。当时显微镜才刚刚发明，因此哈维无从使用。即便他用了，早期的显微镜可能也看不到精细的毛细血管，而正是它们使血液循环得以完成；不过哈维足够聪明，可以推断出这些微小的血管必定存在。

在哈维之前，已经有一些医生认为盖伦的古老学说是错误的了，明白肝脏并不会将血液送到全身。盖伦的理论是，血液到达心脏右腔后，通过无形的隔膜孔渗入心脏左腔（隔膜分隔了心脏的两侧）。空气与血液在左腔中得以混合，然而，没有人在隔膜上发现任何细孔——因为它并不存在。1553 年，西班牙医生和神学家迈克尔·塞维图斯（Michael Servetus）[1] 出版了《基督教的复兴》(*Christianismi Restitutio*)，这部著作拒斥了盖伦的观念，让他因异端思想被处死。如今，他的著作举世罕见，因为宗教裁判所下令烧毁每一本副本，但至少有一本得以幸存，因为我们从中得知，其中（几乎以旁白的形式）说明了肺循环的存在，并对隔膜上有孔进行了否定。

---

[1] 即西班牙人米格尔·塞尔维特（Miguel Serveto, 1511—1553），"Michael Servetus"是其英语化后的名称。米格尔曾是维萨里的学生和助手，但他更著名的身份是新教改革家。《基督教的复兴》一书除了宣扬肺部理论，更关键的是反三位一体，这才是让宗教裁判所封禁本书的主要原因。米格尔也因其神学信仰，最后在日内瓦被处以火刑。

哈维的伟大成就在于，他从实验中得到支撑证据证实了假设，从而为这个问题做出了圆满的解答。他认为，心脏是一个泵，在肌肉的推动下运作；他观察到了"心脏收缩"（心脏壁在收缩的瞬间将血液压出）和"心脏舒张"（心脏壁松弛使血液回填心脏）的现象。结合对心脏瓣膜和静脉瓣的了解，以及在结扎时观察到的静脉肿胀，他弄清了血液流动的方向和心血管系统的运作机制。心脏让哈维不能自已。面对其他器官，哈维都能用临床医生的"冷漠"进行描述，但面对心脏，他如此说道："心脏所支配的是身体最主要的部分……它是热量的堡垒和家园，是大厦［指身体］的家神；它是生命的源泉、管道和领导：一切都统一在心脏之下！"[3]

大约 12 年来，哈维一直在教授学生血液循环的知识，但他的发现直到发表之后，才引起医学界的注意。这本书于 1628 年在法兰克福发表，以拉丁语写成，题为《关于动物心脏与血液运动的解剖研究》（ *Exercitatio anatomica de motu cordis et sanguinis in animalibus* ），它有整整两页的示意图，用以解释文本，该书至今仍是最伟大的生理学著作之一。毫不意外，一些医学界人士（尤其是在欧洲大陆）对他的发现存在异议，并认为他"脑子抽风了"。有一段时间，由于受到少部分人非常强烈的嫉妒，以至于哈维都害怕他本人会受到伤害；但他依旧耐心且和善地为自己辩护。他声名日隆、日进斗金，因为越来越多的人希望得到这位杰出医师的治疗，不过他的同时代人约翰·奥布里（John Aubrey）告诉我们，哈维还是失去了一些更保守的客户，后者不赞同他那些新奇而疯狂的想法。

1618 年，哈维被任命为詹姆斯一世的特别医师，当国王于 1625 年去世时，他被召去捍卫国王挚爱的白金汉公爵的名誉，后者受到了毒害国王的指控。医师的证词让公爵得以无罪开释。詹姆斯罹患慢性胸部感染已有一段时间，现代诊断表明它是肺结核球（fibroid tuberculosis）。1625 年春季，伦敦再次陷入瘟疫，为了国王的健康，王廷搬迁到了赫特福德郡（Hertfordshire）的哈特菲尔德（Hatfield）附近一座精美的庄园——西奥博尔兹（Theobalds）。但情况并没有如希望的那样有所改善。詹姆斯罹患重病，反复发烧（被称为"疟疾热"），并偶尔抽搐。随着病情逐渐恶化，他说："我再也见不到伦敦了。"医生开具的各种敷剂和饮剂都毫无缓解作用。

　　白金汉公爵提出使用一种药物，他说他自己曾用过，发现"药效显著"。詹姆斯起初拒绝服用这种白色粉末，但在白金汉公爵的坚持下，他终于决定和着酒服下，随后突然感到"腹部翻江倒海"。与此同时，他还同意白金汉公爵之母在他的胸口涂抹药膏，可随后他便头晕目眩，呼吸急促，痛苦万分。药膏的气味引起了医师们的注意，他们冲进房间，夺走恼人的药膏，高呼国王中毒了。"给我下毒?!"据说詹姆斯如此喊道，随后在惊恐中昏了过去。白金汉公爵随后威胁医师们，"如果他们管不住自己的舌头"，就会被赶出宫廷。其中一位医师乔治·埃格林顿（George Eglington）观察到："此时，国王的身体和头肿胀过度，头上的毛发和皮肤粘在枕头上，手指甲和脚趾甲都松了，四肢也发黑了。"这些可能是砒霜和升华汞中毒的症状，但这两种物质在当时都算合法的药物，因此詹姆斯更有可能是受害于药物意外过量，而非故意的投毒。无论是哪种情况，国王的身体每况愈下，他经受了严重的腹泻和脱水，这导致他于 1625 年 3 月 25 日过世。正如我们所知，哈维发挥了关键作用，证明白金汉公爵于国王之死一事并无罪责，因此，他要么认为那些药物是无害的，要么认为詹姆斯不小心服药过量。无论真相如何，哈维在几周内就从新国王查理一世那里收到了 100 英镑的 "礼物"，"以感激他对陛下已故的慈父在生病期间的辛苦照料以及其他的美好回忆"。

新国王的慷慨证明了哈维依然在查理身边占据着特殊位置，在这一英格兰历史上最艰难的统治时期，他仍是国王最忠诚虔敬的仆人。查理一世与哈维成了好友，每当国王旅行时，哈维都会与他做伴。在对苏格兰进行国事访问时，哈维借机参观了巴斯岩（Bass Rock），他此行的目的是研究饲养的鹅鹕群，这延续了他始于学生时代的博物学兴趣；此行让他着迷于对海鸠的发现中——海鸠似乎能将蛋粘在悬崖上，以防止它们从陡峭的岩架上坠入海中。他写下了观察记录，并且一有机会就解剖鸟或其他动物，了解其内脏的排列方式；他一生中如此观察过 60 种不同的物种。

1634 年，4 名兰开夏郡（Lancashire）的女子被指控施行巫术，一个由 10 名助产士和 7 名手术师组成的审查委员会由此成立，哈维受命领导委员会。委员会在她们的身体里没有发现任何非自然的事物，她们也随之得到赦免，尽管在此之前，她们当着委员会的面，羞辱地挨个儿接受了委员会亲手进行的检查。不过，哈维也并非无可指摘—— 一个被描述为 "性无能的理发手术师" 宣称，哈维给一名女仆治疗时发生了医疗事故，这位女仆随后死亡。在一番严谨的自辩后，哈维得以名誉无损。另一桩著名的病例是他对什罗普郡的工人托马斯·帕尔（Thomas Parr）进行的尸体解剖，他被认为已经活了 152 年零 9 个月。尤其有趣的是，尽管年逾百岁，帕尔居然曾经因为通奸而被起诉，因此，国王想知道这个人是否仍有能力犯下这一罪行。哈维报告说，尸检显示，这根年老的生殖器 "完全符合通奸的起诉"。

　　哈维这位实验主义者喜欢让国王参与到他的"发现"当中。其中一例便发生在 1640 年，事关休·蒙哥马利子爵（Viscount Hugh Montgomery）这位年轻、"肤色良好、身体健康"的爱尔兰贵族。哈维将子爵带到查理一世面前，解开他的衬衫，露出了附在年轻人胸部左下角的金属板。哈维取下金属板，向国王展示了子爵胸前的洞，还邀请查理把手指插进去。查理感觉到"一个活生生的东西伸了出来，不停地收缩和舒张着"。其他人曾认为，这是一层瘢痕组织膜下呼吸着的肺，但从来都会观察仔细的哈维意识到，这种律动是与年轻人的脉搏而非呼吸相吻合。因此，国王感受到的是跳动的心脏。哈维很高兴地向查理展示了这一切，因为它证明了哈维此前以国王之名发表的理论。蒙哥马利解释道，他在小的时候断过肋骨，从而有了这个洞。伤口感染了很长时间并最终痊愈，留下的这个洞却再也无法闭合。每天早上，他的男仆都会清理这个洞，并用特制的金属板盖住它作为保护。除此以外，年轻的子爵与其他 18 岁的年轻人一样健康。

　　作为国王的私人医师，哈维被卷入了英格兰内战 ①，尽管他对这整部大戏及其政治都兴趣寥寥。1642 年 8 月，国王意欲让战争升级并在诺丁汉（Nottingham）集结军队时，哈维去德比郡探望了一位医生朋友帕西瓦尔·威洛比（Percival Willoughby），并记录下他们关于子宫疾病的对话。这一主题与哈维的下一本书有关。他追随国王去了牛津，并被任

① 指 1642—1649 年由议会党和保王党展开的斗争，起因是斯图亚特王朝的查理一世试图加强君主专制，而议会主张限制王权。内战爆发后，奥利弗·克伦威尔领导的议会军占据上风；查理一世节节败退，并最终被捕，于 1649 年被处决。英格兰自此成立共和国（The Commonwealth of England），奥利弗·克伦威尔任护国公。

命为默顿学院（Merton College）院长。在学校期间，他借机开展研究并专注于胚胎学实验——他研究了鸡蛋中小鸡的发育情况。他对生育能力很着迷，这或许是因为他和妻子伊丽莎白没有孩子。与此同时，伦敦是议会党人（Parliamentarians）的据点，那里传来的新消息让他备受打击：一群暴民攻占并洗劫了他在怀特霍尔（Whitehall）的公寓，烧毁了他所有与行医、工作和实验相关的著作和论文。

1642 年冬季，仍在牛津的他听闻了更悲伤的消息：他的胞亲马修和迈克尔在伦敦重病缠身。马修在圣诞节将至时去世了，哈维赶忙送出了对迈克尔的治疗说明。不幸的是，迈克尔在治疗说明于 1 月中旬抵达伦敦之前就已离世。1645 年，哈维的妻子伊丽莎白也去世了；第二年的 1646 年 7 月，哈维随国王查理在牛津投降，随后一起逃往北方——查理将自己交给了苏格兰人。1647 年 1 月，苏格兰人将国王交给了奥利弗·克伦威尔的军队，哈维被告知不再需要为王室效劳了。他被允许回到伦敦，在那里，他和一两个兄弟住在城郊华丽的房子里。他们都成了富裕而成功的商人［尤其是威廉最喜欢的兄弟埃利亚博（Eliab）］，威廉和埃利亚博都很喜欢（如果称不上有瘾的话）当时新流行的饮料——咖啡。国王查理一世于 1649 年 1 月受审并被处决。哈维因此悲伤崩溃，几乎放弃了行医。不过，他仍在研究生殖学和胚胎学。

妇科研究

哈维的第二本重要著作《关于生物形成的解剖研究》（*Exercitatio anatomica de generatione animalium*）于 1653 年出版。据说，本书关于助产的章节成了英格兰现代妇科研究的开端，因为这是第一部英格兰人就该主题撰写的作品。根据哈维的说法（他仍用拉丁语写作），"更加年轻、轻佻、自以为是的助产士理应受到责备"，因为她们过于主动地干预了分娩过程，"不然好像会显得她们技艺不精"。事实上他认为，那些雇不起专业助产士的穷苦女性，最好干脆别雇助产士。这一观点得到了广泛认可，尤其是帕西瓦尔·威洛比的认可——1642 年夏季，当查理还在诺丁汉时，哈维就与威洛比讨论了这些问题。威洛比写道："哈维医生的治疗说明和方法，就了解到的而言，我希望所有助产士都能观摩、遵循，并且一遍又一遍地阅读。"

事实上，哈维这本书对助产士来说没什么用处，它其实是一部科研专著，只在结尾有一些对人类分娩的评论。它不是一本医学手册，前362 页都在详细介绍母鸡的多个发育阶段——从蛋刚生下到小鸡孵化。当真正开始研究人类分娩时，哈维引用了多年实践中遇到的一系列新奇病例，例如：

> 某位女仆怀了主人的孩子，为了掩饰这一丑行，她于 9 月来到伦敦，并悄悄生下了孩子；恢复过后，她回到了家，但到了 12 月，又一次分娩（因为异期复孕）暴露了她之前精心隐藏的罪愆。

异期复孕（superfoetation）——在怀孕期间，胎儿已在子宫内发育时，发生了第二次受孕——是有可能的，这两个婴儿并非双胞胎，在这个例子中则相隔三个月出生。值得注意的是，在 16 世纪的社会里，一位女仆被主人搞怀孕了，会被看作女仆的罪行而非主人的罪行。

在另一个案例中，一位顺利分娩的母亲将产后制作的"黑色小骨头"给了哈维。他辨认出这些是之前某次堕胎的残留物。哈维的著作备受钦佩并广受好评，在 1653 年出版了英文版后，得到了广泛的阅读。一位评论家写道："它饱含优秀的学识与观察，不过，它未能解释胚胎在缺乏可用的身体器官的基础上，是如何仅凭子宫而非大脑的想象就得以成型的。"

哈维认为，人类和其他哺乳动物是通过卵子受精而繁殖的。随着 16 世纪末显微镜的发明，亚里士多德和盖伦关于男女在受孕上的"贡献"的理论被抛弃。现在很明显，女性产生的"卵子"无论享受性事与否都会存在，高潮是"必要的"这一认识已经一去不复返了。人们意识到，男性的精液中含有精子，它和卵子是受精过程中的重要基本元素。这两个发现促成了两种"先成说"（preformation）理论。卵原论者认为，卵子包含一个微型而完整的婴儿，需要男性精子到来才能触发生长。而精原论者对这种认为男性作用甚微的观念感到不喜，他们认为一个先成的个体——"微动物"（animalcule）存在于精子头部，而子宫中的卵子只需要为它提供营养和生长环境。还要再过 200 年，显微镜才发展到能让科学家观察到受精过程以及卵子中的细胞变化（胎儿由此产生），从而反驳了上述两种"先成说"理论。

作为科学家和思想家，哈维的能力得到了医师学会同僚的认可——1654 年，他被选为医师学会会长。但这一荣誉来得太迟。哈维因年老和疾病拒绝了这一荣誉，他当时患有肾结石和痛风，后者需要他坐着把脚浸在冰冷的水中来治疗。他在给朋友的一封信中描述自己"不仅年岁已高，而且力不从心，是时候体面地退休了"。

他为医师学会捐资修建了一座礼堂和一座图书馆，还捐赠了自己收藏的医学书籍。不幸的是，无论是建筑物还是书籍，他全部的馈赠都将在 1666 年的伦敦大火 ① 中被摧毁。1657 年 6 月 3 日，当哈维醒来时，他发现自己说不出话，舌头"麻痹"。他没有去找医师同侪，而是找了他的药剂师——黑衣修士院 ② 的桑布罗克（Sambroke of Blackfriars），后者（违背学会的守则）给哈维的舌头放血，但没有奏效。哈维中风后不久去世，享年 79 岁；根据他的老友、来自牛津的保王党查尔斯·斯卡伯格医生的说法，他去世过程中用了很多鸦片来缓解痛苦。

他的遗嘱中有一些给个人的遗赠。他将父亲在隆尼沼泽（Romney Marsh）的农场赠与了医师学会，将位于福克斯通的家宅赠予了剑桥的冈维尔和凯乌斯学院。他希望兄弟埃利亚博得到他最好的咖啡壶——两人用这个咖啡壶一起享用了大量昂贵的异国饮品——以及 2 万英镑（这在当时是一笔巨款）；他把手表留给了侄子。顺便说一句，当时人们认为咖啡有很大的药用特性，对于男性来说尤其有益，功效之一便是提高男性的性欲。哈维还赠予福克斯通的穷人 200 英镑，其中一部分用于在镇上建立一所免费学校 ③，即如今的哈维文法学校（Harvey Grammar School）。为威廉·哈维送葬的队伍从伦敦启程，由医师学会会员组成；

①　英国历史上最严重的火灾之一。1666 年 9 月 2 日，伦敦布丁巷一家面包店着火，在风势助长下，火灾很快点燃了伦敦城的木建筑，连续烧了四天，连圣保罗大教堂也未能幸免。尽管这次火灾造成了巨大的破坏，但它意外地切断了 1665 年以来的鼠疫。

②　位于伦敦城西南，毗邻泰晤士河，中世纪时期曾是多明我会的会院（1278—1538），由于多明我会修士多着黑衣，故名"黑衣修士"。除黑衣修士外，伦敦还有"灰衣修士"（方济各会修士）和"白衣修士"（加尔默罗会修士）的会院。多明我会、方济各会和熙笃会都是 13 世纪之后建立的天主教托钵修会，但各自的宗旨和会规不同。方济各会更推崇清贫、节欲的苦行生活，而多明我会修士普遍出身更高，因此更多地致力于高等教育和排斥异端。

③　在英格兰，这类学校的学生免费入学、由政府资助，但由慈善机构、家长群体、宗教团体等组织运营，而非由当地政府运营。

他葬在埃克塞斯（Essex）的亨普斯特德教堂（Hempstead Church）的地下墓室中，这座墓室是埃利亚博修建的。他的第一位传记作者，又老又八卦的约翰·奥布里（John Aubrey）是哈维的铅衬棺材的抬棺人之一，正是他告诉了我们哈维那糟糕透顶的笔迹。以威廉·哈维的名字命名的医院于 1977 年在阿什福德（Ashford）投入使用，他的雕像就矗立在医院的主楼入口处。

哈维的后继者之一是托马斯·西德纳姆（Thomas Sydenham）。1663 年，他获得了医师学会颁发的行医执照。他革命性的医疗手段非常直接：西德纳姆坚持对疾病进行准确的临床观察，如果适用的话，诊断细节还应附有清晰的绘图或示意图。这种记录方式是一种真正的创新，而且西德纳姆很快就有机会亲手描绘瘟疫的致命图景了：1665—1666 年，流行病席卷了伦敦和英格兰东南部。不幸的是，其中一种大胆而新颖的想法让西德纳姆成了许多医师同侪的笑柄——除非是极少数特殊情况，否则他反对将放血作为万能疗法。

使用植物的系统性方式

中世纪以来，伦敦的药用植物贸易仍掌握在杂货商商会的手中，并且持续了好几个世纪。药剂师的业务集中在伦敦的巴克勒斯伯里（Bucklersbury），这片区域以其草药的香气而闻名。1617 年，药剂师脱离杂货商商会，成立药剂师协会，并声称：

> 的确有许多江湖医生、技艺不精和无知的人……在城里谋生……他们不曾熟悉药剂师的记忆和奥秘，却……的确制备合成了

许多不健康的、有害的、欺诈的、腐化的危险药物。

1676 年，药剂师在汉斯·斯隆爵士（Sir Hans Sloane）捐赠的土地上建起了切尔西草药园（Chelsea Physic Garden），它目前是英国第二古老的植物园，仅次于牛津草药园。在这片相当小的地方，就任何能在英格兰气候下存活或是能在温室中生长的植物而言，他们能种多少就种多少。草药园最初是为了给伦敦的药剂师提供优质原料，但它很快就成了一个进行实验和找寻新药的中心，并一直持续到了今天。

如今种植在草药园的植物中，有一种相对较新的药物用于治疗儿童白血病——长春花（学名为 *Catharanthus roseus*，英文名为 "Madagascan periwinkle" 或 "rosy periwinkle"）。[4] 它是加拿大医生罗伯特·L. 诺贝尔（Robert L. Noble）及其同事在 20 世纪 50 年代的工作中发现的。[5] 这种来自马达加斯加的漂亮植物看上去很像粉红色的凤仙花（Busy-Lizzie），它为我们提供了两种非常重要的抗癌药物：长春碱（vinblastine）和长春新碱（vincristine）。

传统的治疗者使用过长春花来治疗糖尿病，这鼓励西方科学家进行更深入的研究。他们发现，它没能如期望的那样显著降低血糖水平，却显著降低了白细胞计数。这让其抗癌的特性被发现。自 1959 年首次试验以来，长春碱药物将儿童白血病和淋巴瘤的存活率从 10% 提升到了95%，而长春新碱则用于治疗霍奇金病（Hodgkin's disease）[6]、晚期睾丸癌和晚期乳腺癌。

随着科学进步，各种活性成分得到分离和合成，药剂师的技艺逐渐被制药者的科学取代。但即使在今天，7/10 的药物仍来自草药。[7]

说回 16 世纪的药剂师，我们很快就能发现，他们从中世纪以来几乎没什么变化。威廉·莎士比亚写于 1600 年左右的戏剧《罗密欧与朱丽叶》中描述了一个药剂师商店。在第 5 幕第 1 场中，罗密欧正在考虑从哪里可以买到假死的药水：

> 我想起来了，有一个药剂师
> 就住在左近；我近来看见他
> 衣衫褴褛，会紧锁着眉头
> 挑拣草药。他的身形消瘦，
> 无情的贫苦将他熬成枯骨；
> 他清冷的铺子里挂着乌龟和
> 填实的鳄鱼，还有几张鱼皮
> 形状各异；他的架子上
> 稀疏地放着几只空匣子、
> 绿瓦罐、猪尿泡和发霉的种子、
> 用剩的麻绳和陈年的玫瑰饼，
> 它们撑起一番凄凉的门面。①

我们可能还抱有期望，认为这个商店（由专业人士经营）的形象已经过时，然而情况似乎并非如此。如果我们还心存侥幸，那么在 85 年后，一个著名的病例可以表明，发霉的种子和奇异的爬行动物标本仍然可以用作治疗——此外，还有更糟糕的事情发生。

---

① 引自《罗密欧与朱丽叶》，方平译，上海译文出版社 2020 年版；《罗密欧与朱丽叶》，朱生豪译，人民文学出版社 2015 年版。译文在此基础上有所润饰。

国王查理二世（1660—1685 年在位）

1685 年的国王查理二世拥有金钱所能买到的最好的医护，当他轻度中风时，一群最杰出的医师组成团队为他治疗。国王的折磨始于 2 月 2 日上午 8 点，当时他身在伦敦的白厅。当他正准备日常剃须时，突然哀号一声，昏了过去——这很可能是中风导致的大脑癫痫发作。他的一位医师埃德蒙·金（Edmund King）被传唤而至，并实施了"紧急治疗"——从国王的左臂血管中抽血。与此同时，信使前去将国王的首席医师查尔斯·斯卡伯格爵士接来。

"我迅速赶去帮助国王，"斯卡伯格后来在日记中写道。在咨询了 6 位同事后，斯卡伯格得出结论，查理没有好转的原因是埃德蒙·金抽的血不够多，因此斯卡伯格又抽了 8 盎司的血（略少于半品脱）：他在国王的肩膀上切开 3 处拔罐，又从右臂拔罐抽血。国王之前毫无知觉地横卧着，现在稍微动了动，这可是个好迹象，说明失去更多体液对他有好处。因此，斯卡伯格给国王服用了"大量催吐剂"，其成分包括有毒的酒石酸锑钾（还被用作染色布料的强腐蚀剂）、岩盐、药蜀葵叶、紫罗兰、甜菜根、甘菊花、茴香籽、亚麻籽、豆蔻籽、肉桂、藏红花、胭脂红和芦荟。它导致了剧烈的干呕和呕吐。随后，国王接受灌肠，以便"排出更多体液"。在大量失血并竭力吐了一小时后，国王开始严重腹泻。两个小时后，查理依然昏迷不醒，鉴于治疗收效甚微，医师们决定再次灌肠，并给他口服了泻药。

随后，医师们剃光了国王的头发，并在头皮上用斑蝥（又称"西班牙乌蝇"）灰诱发了一个水泡。斑蝥灰具有腐蚀性，而且很容易经皮吸收。它能刺激尿路，导致频繁排尿和更多的体液流失，但医师们认为，斑蝥灰能从脑中引出坏体液，而且能通过切开水泡来清除它。国王还服用了有毒的白色嚏根草粉（用来进一步净化大脑），以及让大脑强健的黄花九轮草。除了高频率地服用催吐剂，他还用了一种舒缓剂，是由大麦水、甘草、甜杏仁、淡葡萄酒、苦艾油、茴香、蓟叶、薄荷、玫瑰和当归制成。国王的脚上放有沥青灰和鸽粪灰，用来把剩余的坏体液从头上引走。

可能是痛苦让国王恢复了知觉，但斯卡伯格认为，这证明治疗终于奏效了。这一"成功"意味着治疗继续：放更多的血，再用上另一种化学催吐剂，随后以更高剂量服用泻药，让"肠道在夜间保持开放"。

到这时候，这位倒霉的君王就算还没中毒身亡，也该脱水身亡了；但惊人的是，到了周二上午，他不仅还在呼吸，而且神志颇为机敏。斯卡伯格认为，这证明了"上帝赐福，对目前适当、及时的用药表示赞许"；在国王人满为患的床榻旁，又有 11 名医师加入其中，每个人都用自己的"神药"来治疗这位可怜的国王。在给查理检查之后，医师们认定，继续放血对他有益，因此他们切开了他脖子上的血管，又排出了 10 盎司的坏体液。随后，他们给他服喂了糖浆药水，里面有碎瓜籽、吗哪①、湿榆树皮、黑樱桃水、铃兰提取物、牡丹、薰衣草、珍珠（溶于醋中）、龙胆根、糖、肉豆蔻和丁香。湿榆树皮有助于其肠道黏膜更新，能让他舒服一些；然而，铃兰却是另一种毒药。

周三，国王再度癫痫发作，因此医师们再度给他放血，还给他服用了 40 滴人头骨的提取物——它来源于一位暴力致死的无辜男性。查理

---

① 　吗哪（manna）是《圣经》中的一种天降食物，是以色列人逃离埃及、在旷野生活的 40 年中，由上帝赐下。或译为"天降甘露"。见《圣经·出埃及记》第 16 章。

的睡眠断断续续，但至少他没再癫痫发作了。周四，国王在医师们的不懈治疗下力竭、脱水、痛苦至极，却再一次被放血、灌肠和口服泻药。随后，医师们给国王服用了当时的"灵丹妙药"——奎宁（quinine，也被称作"耶稣会士的树皮"）。奎宁能预防和治疗疟疾，但大剂量服用会有毒性。就这一病例而言，使用奎宁无论如何都不合适，因此，当国王的病情突然恶化时，斯卡伯格及其同事们困惑不已。然而，费尔法克斯勋爵（Lord Fairfax）托马斯称赞王室医师道："每种合适的技艺手段都用在治疗国王的瘟热上了。"查理本人则一直保持着他的冷幽默：他向卧室中等待终局的众人道歉，说他"在如此不恰当的时候死去"。8

周五，斯卡伯格在日记中写道："唉！在一个多舛的夜晚之后，尊贵的陛下似乎耗尽了全力，让所有医师都希望尽失，无比沮丧。"黎明时分，查理让人打开窗帘，以便他能最后看一眼日出和泰晤士河；然而，医师们还是没能让他安详地死去。他们再一次给他放血，并绝望地给他服用了"一种解毒剂，其中含有王国中所有草药和动物的提取物"。他们搜刮了药剂师的库存，也将查理的元气损耗一空。他再也抬不起头，再也吞不下一剂药，尽管如此，医师们还是将最后一服药倒进了他的喉咙。当他喘不过气时，他们又给他放血。不久之后，上午8点30分左右，国王失去了说话能力，陷入昏迷。他于中午去世，终于从医师们的护理中解脱了，因为正如斯卡伯格的记载所言："国王的死加大了后续治疗的难度。"

如今，人们认为查理死于尿毒症（uraemia），这是含氮代谢物在血液当中积累到毒性剂量从而诱发肾衰竭造成的。尿毒症的症状包括神志不清、失去知觉、尿量低、口干、疲劳、虚弱、皮肤或脸色苍白、血管问题、心动过速、水肿和过度口渴。它也会带来疼痛。再结合国王接受的医学治疗——其中许多加剧了疾病本身的症状——他想必拥有惊人的强健体质，才能在如此冲击下活过这么多天。正如当时的人所说，他是死于"医师过量"。当然，这些药物可能是造成肾衰竭的因素之一，甚至可能直接导致了肾衰竭；因此，如果查理是个穷人、负担不起这么多医生，那他可能早就从治疗初期的轻微中风中恢复过来了。

注　释

1. Bishop, W. J., *Knife, Fire and Boiling Oil* (London: Robert Hale, 2010), pp. 65—66.

2. Roberts, G., *The Mirror of Alchemy—Alchemical Ideas and Images in Manuscripts and Books from Antiquity to the Seventeenth Century* (London: British Library, 1994), p. 55.

3. http://special.lib.gla.ac.uk/exhibns/month/june2007.html (De Motu Cordis) [于 2014 年 11 月 16 日访问]。

4. http://chelseaphysicgarden.co.uk/the-garden/plant-collections/the-pharmaceutical-garden/ [于 2014 年 11 月 10 日访问]。

5. http://cdnmedhall.org/dr-robert-laing-noble [于 2014 年 11 月 10 日访问]。

6. http://www.livingrainforest.org/about-rainforests/anti-cancer-rosy-periwinkle/ [于 2014 年 11 月 10 日访问]。

7. The Apothecary at St Thomas, http://www.thegarret.org.uk/apothecaries.htm [于 2014 年 11 月 8 日访问]。

8. http://www.englishmonarchs.co.uk/stuart_3.htm [于 2014 年 11 月 11 日访问]。

结　论

　　显然，从我们的祖先第一次为克服疾病而斗争以来，医学一直都在进步；我们延长的预期寿命证明了这一点，尽管除了医学上的突破，还要部分归功于饮食、卫生、健康和安全的改善。王室医师学会对公共卫生和预防医学的关注，使其自成立之初就引人瞩目：1627 年，学会发表了一份关于工业工作的危害的报告；1726 年，学会发表了另一份关于过度饮用杜松子酒的危害的报告。1698 年，尽管其成员有异议，学会还是在英格兰开设了第一家公共药房，为穷人免费提供药品。

　　抗生素、抗菌药和麻醉剂的革新对人类的存活率产生了巨大影响，不过，我故意用了"革新"（advance）这个词，是因为中世纪的医生即便对作用机制一窍不通，但也已经知道并使用了这些东西，从而让病人有更高的概率康复。由于缺乏这些潜在的基础知识，医师、手术师和药剂师在黑暗中上下求索，时常依赖古代的文本，即使后者对人体运作机制的了解不比他们更多。然而滴水穿石，即使面临难以逾越的抵制，进步依然在发生。有时候，事态在前进两步之后又会退后一步——正如不幸的查理二世的治疗方案。麻醉药水"德瓦勒"的配方似乎已经丢失了，同样被遗忘的还有龙血树和柳树皮的益处，不过在 1763 年，备受尊敬的埃德蒙·斯通神父（Revd Edmund Stone）重新发现了柳树皮，他写信给王室协会，指出柳树皮具有抗炎和退烧的作用。

不过，人们最终接受了通过实验获得第一手知识的学习方式，尽管抛弃盖伦等人的古老教科书的过程缓慢而痛苦。1747 年，在王家海军 ① "索尔兹伯里号"（HMS Salisbury）上，海军外科医生詹姆斯·林德（James Lind）实施了第一例有记录的现代"临床试验"。4 月至 5 月期间，这艘军舰随海峡舰队一起在英吉利海峡巡航。这些军舰虽然从未远离陆地，但它们很少靠岸补充供给，因此船上开始出现坏血病。舰队的 4000 名海员中，有 400 多人出现相关症状，而"索尔兹伯里号"的大部分常规船员都或多或少地受到了影响：350 人中有近 80 人严重衰弱。5 月 20 日，在得到船长许可后，林德隔离了 12 个呈现出坏血病晚期症状的人。他们一起喝了两周的羊肉汤，还吃了加糖的煮饼干。其中，两个人每天喝一夸脱苹果酒；两个人服用 25 滴硫酸（掺了水的硫酸）灵药，每天三次；两个人服用两勺醋，每天三次；两个人每天喝半品脱海水；两个人吞服"糖膏"（用蜂蜜制成的药膏），每天三次；最后两个人

---

① HMS 全称"His/Her Majesty's Ship"，常译作"英国皇家海军"。实际上，英国正式拥有"皇帝"封号始于 1877 年维多利亚女王获得"印度女皇"封号（印度的皇位则由蒙古大汗国、帖木儿帝国、莫卧儿帝国沿袭而来），止于 1948 年乔治六世放弃"印度皇帝"封号（当时印度已独立）；因此，这一封号更多是用于确立对印度的统治。英国最高统治者在本土则始终采用"国王/女王"封号。因此，此处采用"王家海军"的叫法。

每天吃两个橙子和一个柠檬。水果只够最后两个人接受 6 天的治疗，但这不重要，因为在第 7 天，他们已经恢复到能去执勤了。林德还让几名男性组成对照组，他们分别服用了"止痛"药膏、泻药和止咳糖浆，这没让他们的病情得到改善。[1]

不管是医学史还是临床科学史，这都是最早的对照实验之一。这两个被喂食橙子和柠檬的幸运儿——根据林德的说法，他们"状如饕餮"——恢复得很好：仅仅一周之后，其中一人就回到了岗位，尽管他的皮肤上仍有尚未褪色的坏血病斑点，牙龈也没能恢复正常；不久后，他的同伴紧接着也恢复了，被授职照顾其他成员，直到试验完成。喝了苹果酒的两人也有所好转，但到了两周结束，他们仍然太过虚弱，无法重返岗位。林德报告说，醋、海水或糖膏对服用者没有起效，不过，硫酸灵药让服用者的嘴巴"比其他人更干净、情况更好"，而其余症状则没有改善。林德总结道："服用橙子和柠檬，可以最快速、最肉眼可见地起效……橙子和柠檬是治疗这种海洋病的最佳药物。"

如今，我们理解柑橘类水果为什么能治愈坏血病，因为我们知道了这种疾病是由维生素 C 缺乏引起的，但在 18 世纪，根本没有人知道维生素的存在。反复试错的过程是推动医学进步的唯一途径，而进步也的确由此发生。

在本书中，我试图一窥那些人类试着去减轻同伴的痛苦的故事。医学最早起源于石器时代的人类对魔法和宗教的信仰，随后踏上了不断发展的进程，我发现，要对这一进程盖棺定论实际上是不可能的。

当我撰写本书时，越来越多的志愿者前往西非，帮助那些埃博拉病毒的感染者；其他人则在实验室里疯狂工作，期望能找到更有效的疗法、解药乃至预防性疫苗。这场战胜埃博拉和其他疾病的斗争仍在持续，但值得记住的是，它不过是恢宏巨著的最新一章，这本巨著描绘了我们崇高的斗争：它始于不祥，当时迷信与超自然因素如影随形；迄至开明的临床医学这个人类最辉煌的成就之一。毫无疑问，未来还会有更多的挑战。试图揭开医学之谜的故事还没有迎来终局。

注　释

1. Harvie, D. I., *Limeys* (Stroud: Sutton Publishing, 2002), pp. 90—91.

致　谢

我非常享受收集材料成书的过程，但如果没有其他人主动提供的各种帮助和支持，本书不可能完成。

最该感谢的必定是我的丈夫格伦（Glenn）。如果没有他热情的支持、他的 IT 专业知识，还有他花费数周寻找合适的图片，本书可能会在第 6 章左右停滞不前，并被扔进最底层的抽屉里。

我蹩脚的拉丁语本将成为另一个绊脚石。所幸，"理查三世协会研究委员会"（Richard Ⅲ Society's Research Committee）有远比我知识渊博的同事——"捉人"朗博士（Dr. "Tig" Lang）和希瑟·法尔维博士（Dr. Heather Falvey），他们分别在中世纪药物（以及鸰鸟和对药用符咒的翻译）和有关亨利六世的奇迹上提供了专业知识，并都为我在古代语言上提供了帮助。非常感谢两位。我也感谢亚历克斯·贝内特（Alex Bennett）收到本书手稿时的激动——这对我真是一大鼓舞。

我的儿子史蒂文（Steven）告诉我，他所在的药物研究领域正在进行一些新项目，项目研究的物质听上去极具中世纪色彩，其中便有蜥蜴唾液和蛇毒；这说明大自然仍有许多奥秘需要我们了解。

帕特·帕特里克（Pat Patrick）慷慨地允许我们使用其图像库，并帮我们联系上了其他收集中世纪手术图像的人。我对他表示万分感谢。

和以前一样，我非常感谢海伦·柳尔（Helen Lewer）专业的校对能力和对我的语法的纠正，同时，她还随着每章写就而及时提供建议——真不知道，我到底能不能弄清楚"that"和"which"的区别。

非常感谢我在安伯利出版社（Amberley）的编辑克里斯蒂安·达克（Christian Duck），同样感谢前任编辑妮可拉·盖尔（Nicola Gale），她在春季时启动了这本书的项目；祝她在新的职业生涯中一切顺利。克里斯蒂安总是能迅速回复我的电子邮件问询，这对一位焦虑的作家来说简直是福音。

我必须感谢在格雷夫森德（Gravesend）的学生，他们思维成熟，并且充满灵感；感谢他们在这学期的医学史课程中提供的意见。他们总在不经意间为我提供写入书中的新想法，或是一些可以使文本更为活泼的轶事。

对于平装重印本，我想感谢 S. J. 朗博士（Dr. S. J. Lang）和 G. 弗朗西斯博士（Dr. G. Francis）的评论，这些评论让文本更为精良。

最后，非常感谢我的每位家人，他们在道义上对我加以支持，也十分理解母亲沉浸在所有古老医疗史中，他们还恰如其分地送给我这一主题的书籍作为圣诞礼物——随着新年的截稿日步步逼近，这导致最后一周我仍在兵荒马乱地阅读，并对文本、参考资料和引用文献做最后的补充。

参考书目

一手资料

"A Medical and Astrological Compendium", Wellcome Library MS 8004

Almanac or Girdle-book, Wellcome Library MS 40

Boorde, Andrew, *Compendyous Regyment or Dyetary of Health* (1542)

Caius, John, *A Boke or Counseill Against the Disease Commonly Called the Sweate, or Sweatyng Sicknesse Calendar of Pleas and Memoranda Rolls of the City of London, 1413—1437* (Cambridge University Press, 1943)

Chaucer, Georey, *The Romaunt of the Rose*, Fragment B

Crophill, John, *Commonplace Book*, Harley MS 1735

Fayreford, Thomas, *Commonplace Book*, Harley MS 2558

Guild Book of the Barber Surgeons of York, Egerton MS 2572

Harvey, William, *De Moto Cordis*

Henryson, Robert, *The Testament of Cresseid*

John Dagvile's will, National Archives PROB 11/6, Wattys register, 2 November 1477

Liber Niger Domus Regis, Harley MS 642, ff. 13—86

Richard Esty's will, Guildhall Library MS 9171/6, "Wilde", f. 192v.

Robert Lindsay of Pitscottie, *The Historie and Chronicles of Scotland, 1436—1565 The Breviarium Bartholomei*, Harley MS 3

William Hobbys's will, National Archives PROB 11/8, Milles register, 17 October 1488, translated & transcribed by the author in Mount, T., *The Professionalisation of Medicine in the Fifteenth Century* (Open University BA Honours thesis, 2005)

二手资料

"A Tale for Our Times", Online: http://news.bbc.co.uk/1/hi/magazine/5159022. stm [accessed 31 October 2014]

"Ambroise Paré (1510—90)", Online: http://www.sciencemuseum.org.uk/broughttolife/people/ambroisepare.aspx [accessed 30 October 2014]

"Anti-cancer: Rosy Periwinkle", Online: http://www.livingrainforest.

org/about-rainforests/anti-cancer-rosy-periwinkle/ [accessed 10 November 2014]

"Dr Robert Laing Noble", Online: http://cdnmedhall.org/dr-robert-laing-noble [accessed 10 November 2014]

"Ebola: Is Bushmeat Behind the Outbreak?", Online: http://www.bbc.co.uk/news/health-29604204 [accessed 1 December 2014]

"Elephants Eat Dirt to Supplement Sodium", Online: http://scienceblog.com/983/elephants-eat-dirt-to-supplement-sodium/#2xxeSrsHsH15MZel.97 [accessed 1 December 2014]

"Fourth Lateran Council: 1215", Online: www.papalencyclicals.net/Councils/ecum12-2.htm [accessed 17 July 2014]

"Guy de Chauliac Facts", Online: http://biography.yourdictionary.com/guy-de-chauliac [accessed 2 November 2014]

"History of the RCP", Online: https://www.rcplondon.ac.uk/about/history [accessed 29 October 2014]

"Houses of Cistercian monks: The abbey of Boxley", Online: http://www.british-history.ac.uk/report.aspx?compid=38203 [accessed 10 May 2014]

"John Caius", Online: http://www.nndb.com/people/759/000082513/ [accessed 30 October 2014]

"John of Gaddesden, Smallpox and Edward II", Online: http://www.ladydespensersscribery.com/2010/02/22/john-of-gaddesden-smallpox-and-edward-ii/ [accessed 21 September 2014]

"Knights Hospitallers of the Sovereign Order of St John of Jerusalem

Knights of Malta", Online: http://theknightshospitallers.org/ [accessed 25 July 2014]

"Meadowsweet", Online: http://botanical.com/botanical/mgmh/m/meadow28. html [accessed 17 September 2014]

"Medical Maggots", Online: http://www.monarchlabs.com/mdt [accessed 28 September 2014]

"Medieval Births and Birthing", Online: http://rosaliegilbert.com/births.html [accessed 18 September 2014]

"Medieval Sourcebook: Salimbene: On Frederick II, 13th Century", Online: http:// www.fordham.edu/halsall/source/salimbene1.html [accessed 18 August 2014]

"Mississippi Man Who Woke up in a Body Bag Dies", Online: http://www. denverpost.com/breakingnews/ci_25340662/mississippi-man-who-woke-up-body-bag-dies [accessed 19 October 2014]

"Organic Healing: Using Spiders' Webs to Heal", Online: http://pippap.hubpages. com/hub/Organic-Healing-Treating-Bleeding-Wounds-With-Cobwebs [accessed 28 September 2014]

"Pulse Diagnosis", Online: http://www.greekmedicine.net/diagnosis/Pulse_Diagnosis.html [accessed 8 September 2014]

"Richard the Lionheart's Heart to be Examined ... 812 Years after Mystery Infection Killed Him", Daily Mail, Online: http://www. dailymail.co.uk/news/article-2149710/Richard-Lionhearts-death-investigated-French-forensic-scientist-812-years-infection-killedhim. html#ixzz3GgQqUrJe [accessed 20 October 2014]

"Snake Venom Is Being Used to Cure, Rather than Kill", Online: http://www. economist.com/news/science-and-technology/21569015-snake-venom-being-used-cure-rather-kill-toxic-medicine [accessed 29 September 2014]

"St Luke", Online: http://www.stlukerchamilton.com/Other/StLuke.html [accessed 21 September 2014]

"Sts Cosmas & Damian", Online: http://www.newadvent.org/cathen/04403e.htm [accessed 25 July 2014]

"The battle of Towton: nasty, brutish and not that short", Online: http://www. economist.com/node/17722650 [accessed 21 October 2014]

"The House of Stuart: Charles II", Online: http://www.englishmonarchs.co.uk/stuart_3.htm [accessed 11 November 2014]

"The Neuroanatomical Plates of Guido da Vigevano", Online: http://www.ncbi. nlm.nih.gov/pubmed/17961048 [accessed 3 November 2014]

"The Pharmaceutical Garden", Online: http://chelseaphysicgarden.co.uk/the-garden/plant-collections/the-pharmaceutical-garden/ [accessed 10 November 2014]

"The Rood of Boxley; or, How a lie grows", Online: http://klaravonassisi. wordpress.com/2009/01/04/the-rood-of-boxley-or-how-a-lie-grows [accessed 18 July 2014]

"Tooth Abscess: Causes, Symptoms and Treatment of Abscesses", Online: http:// www.yourdentistryguide.com/tooth-abscess/ [accessed 31 October 2014]

"Vervain", Online: http://botanical.com/botanical/mgmh/v/vervai08. html [accessed 17 September 2014]

"Why Do Cats Eat Grass? ", Online: http://www.catbehaviorassociates. com/why-do-cats-eat-grass/ [accessed 1 December 2014]

"Wormwoods", Online: http://botanical.com/botanical/mgmh/w/ wormwo37.html [accessed 20 September 2014]

Appleby, J. *et al.*, "Perimortem trauma in King Richard III: a skeletal analysis" in *The Lancet*, Online: http://dx.doi.org/10.1016/ S0140-6736(14)60804-7 [accessed 18 September 2014]

Barber, R., *Bestiary* (Woodbridge: Boydell Press, 1999)

Beck, R. T., *The Cutting Edge—The Early History of the Surgeons of London* (London: Lund Humphries, 1974)

Bishop, W. J., *Knife, Fire and Burning Oil—The Early History of Surgery* (London: Robert Hale, 2010)

Boatwright, L., Habberjam, M. & Hammond, P. (eds), *The Logge Register of PCC Wills, 1479—1486* (Richard III Society, 2008)

Bolton, J. L., "Looking for *Yersinia pestis*" in Clark, L & Rawcliffe, C. (eds), *The Fifteenth Century XII* (Woodbridge: Boydell and Brewer, 2013)

Bovey, A., *Tacuinum Sanitatis—An Early Renaissance Guide to Health* (London: Sam Fogg, 2005)

Brewer, C., *The Death of Kings—A Medical History of the Kings and Queens of England* (London: Abson Books, 2000)

Briggs, D., *A Pinch of Spices* (Colchester: Blond & Briggs Ltd, 1978)

Campbell, A. M., *The Black Death and Men of Learning* (New York:

1931)

Coghill, N. (ed.), *Geoffrey Chaucer—The Canterbury Tales* (Penguin Books, 1977)

Considine, A., "Richard the Lionheart Wasn't Poisoned, Analysis of the Long-Dead King's Heart Shows", Online: http://motherboard.vice.com/en_uk/blog/scientists-analyze-the-long-dead-heart-of-richard-the-lionheart [accessed 20 October 2014]

Cosman, M. P., "Medieval Medical Malpractice", *The Bulletin of the New York Academy of Medicine* 49(1) (January 1973), pp. 22—47

Dawson, I., *The History of Medicine: Renaissance Medicine* (London: Hodder Wayland, 2005)

Dawson, W. R., *A Leechbook or Collection of Medical Recipes of the Fifteenth Century* (London: Macmillan and Co. Ltd, 1934)

Dobson, M., *Disease—The Extraordinary Stories Behind History's Deadliest Killers* (Oxford: Quercus, BCS Publishing Ltd, 2007)

Drewry, R. D., "What Man Devised That He Might See", Online: http://www. teagleoptometry.com/history.htm [accessed 7 September 2014]

Elmer, P & Grell, O. P. (eds), *Health, Disease and Society in Europe, 1500—1800—a source book* (Manchester University Press, in association with the Open University, 2004)

Evans, D., *Placebo* (Oxford: University Press, 2004)

Falvey, H., Boatwright, L. & Hammond, P. (eds), *English Wills proved in the Perogative Court of York 1477—99* (Richard III Society, 2013)

Finsen, N. R. (trans. J. H. Sequira), *Phototherapy* (London: Arnold, 1901)

Fiorato, V. *et al.*, *Blood Red Roses—The Archaeology of a Mass Grave from the Battle of 'Towton AD 1461* (Oxford: Oxbow Books, 2000)

French, R., *Medicine Before Science* (Cambridge: University Press, 2003)

Furdell, E. L., "Andrew Boorde", *ODNB*

Furuse, Y., Suzuki, A. & H.Oshitani, "Origin of the measles virus: divergence from rinderpest virus between the 11th and 12th centuries", *Virology Journal* 7 (52) (2010), Online: www.virologyj.com/content/7/1/52 [accessed 25 June 2014]

Gant, V. & Thwaites, G., "The Sweating Sickness Returns", *Discover Magazine* (June 1997)

Gerald, M. C., *The Drug Book* (New York: Sterling, 2013)

Getz, F. M., "Gilbertus Anglicus Anglicized", *Medical History* 26 (1982)

Getz, F. M., *Healing and Society in Medieval England: a Middle English Translation of the Pharmaceutical Writings of Gilbertus Anglicus* (Wisconsin & London, 1991)

Getz, F. M., *Medicine in the English Middle Ages* (Princeton University Press, 1998)

Glynn, I. & J., *The Life and Death of Smallpox* (Su olk: Profi le Books Ltd, 2004)

Goldberg, P. J. P. (ed. and trans.)*Women in England c. 1275—1525*

(Manchester: University Press, 1995)

Goodman, K., *Ouch! A History of Arrow Wound Treatment* (Dudley: Bows, Blades and Battles Press, 2012)

Green, M. H., *The Trotula—An English Translation of the Medieval Compendium of Women's Medicine* (University of Pennsylvania Press, 2002)

Griffiths, R. A. & Thomas, R. S., *The Making of the Tudor Dynasty* (Gloucester: Alan Sutton Publishing Ltd, 1985 [pbk edition, 1987])

Hartshorne, P., "Mooke, fylthe and other vyle things", *BBC History* (August 2014)

Harvie, D. I., *Limeys* (Stroud: Sutton Publishing, 2002)

Haskins, C. H., "The Latin Literature of Sport", *Speculum* 2(3) (July 1927), p. 244

Heydenreich, L. H., "Leonardo da Vinci: Anatomical Studies and Drawings", Online: http://www.britannica.com/EBchecked/topic/336408/ Leonardo-da-Vinci/59785/Anatomical-studies-and-drawings [accessed 4 November 2014]

Hong, J. S., Jung, J. Y., Yoon, J. Y. & D. H. Suh, "Acne treatment by methyl aminolevulinate photodynamic therapy with red light vs. intense pulsed light", Online: http://www.ncbi.nlm.nih.gov/pubmed/23046014 [accessed 21 September 2014]

Horrox, R. (ed.), *Fifteenth Century Attitudes* (Cambridge: University Press, 1994)

Horrox, R., "William Hatteclyffe", *ODNB*

Jacobi, J. (ed.) & Guterman, N. (trans.), *Paracelsus, Selected Writings* (New York: Pantheon, 1951)

Jones, P. M., "Thomas Fayreford: An English Fifteenth-Century Medical Practitioner", in French, R. *et al.* (eds), *Medicine from the Black Death to the French Disease* (Aldershot: Ashgate, 1998), pp. 156—181

Jones, P. M., "Thomas Fayreford", *ODNB*

Kelly, J., "A Curse on all Our Houses", *BBC History* (October 2004)

Kiple, K. F., *Plague, Pox & Pestilence: Disease in History* (London: George Weidenfeld & Nicolson, 1997 [pbk edition Orion Publishing, 1999])

Knox, R. & Leslie, S., *The Miracles of King Henry VI: being an account and translation of twenty-three miracles taken from the manuscript in the British Library, Royal 13c.viii...* (Cambridge, 1923)

Lamont-Brown, R., *Royal Poxes & Potions—The Lives of Court Physicians, Surgeons & Apothecaries* (Gloucester: Sutton Publishing, 2001)

Lang, S. J., "John Bradmore and his Book Philomena", *Social History of Medicine* 5 (1992)

Lang, S. J., "The wonderful caladrius bird", *The Ricardian Bulletin* (September 2014)

Laws, B., *Fifty Plants that Changed the Course of History* (Hove: Quid Publishing, 2012)

Lindberg, D. C., *Science in the Middle Ages* (University of Chicago Press, 1978)

Macdougall, S., "Health, Diet, Medicine and the Plague" in C. Given-Wilson (ed.), *An Illustrated History of Late-Medieval England* (Manchester: University Press, 1996)

Matthews, L. G., *The Royal Apothecaries* (London: The Wellcome Historical Medical Library, 1967)

McFarnon, E., "5 Things You (Probably) Didn't Know about Henry VIII", Online: http://www.historyextra.com/feature/tudors/5-things-you-probably-didn%E2%80%99t-know-about-henry-viii [accessed 30 October 2014]

McSherrey, S., *Marriage, Sex and Civic Culture in Late Medieval London* (University of Pennsylvania Press, 2006)

Miller, H., *Secrets of the Dead* (London & Oxford: Macmillan Publishers Ltd, Channel 4 Books, 2000)

Mitchell, L., "Thomas Fayreford and the transmission of secrets and recipes in Harley MS 2558" (Canada: University of Saskatchewan), Online: http://www. ichstm2013.com/programme/guide/p/1622.html [accessed 3 November 2014]

Mitchell, P. D., Hui-Yuan, Y., Appleby, J. & R. Buckley, "The Intestinal Parasites of King Richard III", Online: http://www.thelancet.com/journals/lancet/article/PIIS0140-6736(13)61757-2/fulltext [accessed 20 September 2014]

Mooney, L. R., "A Middle English Verse Compendium of Astrological Medicine", *Medical History* 28 (1984)

Morris, J., *Historical Papers* (1893; reprinted London: Forgotten

Books, 2013), pp. 70—71

Moses, B., *A Tudor Medicine Chest* (Hodder Wayland, 1997)

Mount, T. P., "A Manuscript for All Seasons—MS.8004 in the Context of Medieval Medicine and the Dissemination of Knowledge" (unpublished MA thesis concerning a "Medical and Astrological Compendium" MS 8004, both now at the Wellcome Library of the History and Understanding of Medicine, London, 2009)

Mustain, J. K., "A Rural Medical Practitioner in Fifteenth-Century England", *Bulletin of the History of Medicine* 46 (1972), p. 473

Nozedar, A., *The Hedgerow Handbook—Recipes, Remedies and Rituals* (London: Random House, Square Peg, 2012)

Page, S., *Astrology in Medieval Manuscripts* (London: The British Library, 2002)

Pappas, S., "Human Body Part that Stumped Leonardo da Vinci Revealed", Online: http://www.livescience.com/20157-anatomy-drawings-leonardo-da-vinci.html [accessed 4 November 2014]

Parker, S., *Kill or Cure: an Illustrated History of Medicine* (London, New York: Dorling Kindersley Ltd, 2013)

Pickover, C. A., *The Medical Book—from Witch Doctors to Robot Surgeons, 250 Milestones in the History of Medicine* (New York: Sterling Publishing, 2012)

Pollington, S., *Leechcraft: Early English Charms, Plantlore and Healing* (Ely: Anglo-Saxon Books, 2000 [2011 edition])

Porter, R. (ed.), *Cambridge Illustrated History of Medicine*

(Cambridge: University Press, 1996 [pbk, 2001])

Rawcliffe, C., *Leprosy in Medieval England* (London: Boydell Press, 2009)

Rawcliffe, C., *Medicine & Society in Later Medieval England* (Stroud: Alan Sutton Publishing Ltd, 1995)

Reilly, K., *Automata and Mimesis on the Stage of Theatre History* (Palgrave Macmillan, 2011)

Reynoldson, F., *Medicine Through Time* (Oxford: Heinemann, 2001)

Robbins, R. (ed.), *Secular Lyrics of the Fourteenth and Fifteenth Centuries* (Oxford, 1952)

Roberts, G., *The Mirror of Alchemy—Alchemical Ideas and Images in Manuscripts and Books from Antiquity to the Seventeenth Century* (London: British Library, 1994)

Rosenman, L. D. (ed. and trans.), *The Chirurgia of Roger Frugard* (Xlibris Corporation, 2002)

Siraisi, N., *Medieval & Early Renaissance Medicine* (University of Chicago Press, 1990)

Skeat, W. W. (ed.), *The Complete Works of Geoffrey Chaucer* (Oxford: University Press, 1912 [1946 edition])

Talbot, C. H. & Hammond, E. A., *The Medical Practitioners in Medieval England—A Biographical Register* (London: Wellcome Historical Medical Library, 1965)

Talbot, C. H., *Medicine in Medieval England* (London: Oldbourne, 1967)

Thomas, A. H. (ed.), *Calendar of Early Mayor's Court Rolls* (Cambridge: University Press, 1924)

Thomas, S., "Medicinal use of terrestrial molluscs (slugs and snails) with particular reference to their role in the treatment of wounds and other skin lesions", Online: http://www.worldwidewounds.com/2013/July/Thomas/slug-steve-thomas.html [accessed 10 October 2014]

Urry, W., *Thomas Becket: His Last Days* (Stroud: Sutton Publishing, 1999)

Ussery, H. E., *Chaucer's Physician—Medicine and Literature in Fourteenth Century England* (Louisiana: Tulane University, 1971)

Voigts, L. E., "Nicholas Colnet" *ODNB*

Wallis F., *Medieval Medicine: a Reader* (Toronto: University Press, 2010)

Williams, B., "The healing powers of sphagnum moss", *New Scientist* (9 September 1982), pp. 713—714

Woodward, M. (ed.), *Gerard's Herbal—The History of Plants* (London: Studio Editions, 1994)

Wyman, A. L., "The surgeoness: the female practitioner of surgery 1400—1800", *Medical History* 28 (1984), pp. 22—41

Ziegler, P., *The Black Death* (Cambridge shire and St Ives: Penguin Books, 1969 [reprinted 1982])

图书在版编目(CIP)数据

中世纪医学 : 奥秘与科学 / (英)托妮·芒特著 ;
吴彤译. -- 上海 : 上海社会科学院出版社,2025.
ISBN 978-7-5520-4571-0

Ⅰ. R-091

中国国家版本馆 CIP 数据核字第 2024QA8981 号

上海市版权局著作权合同登记号:09-2023-0171

中世纪医学:奥秘与科学

著　　者:[英]托妮·芒特
译　　者:吴　彤
责任编辑:张　晶
封面设计:扬州市最设手创艺设计有限公司
出版发行:上海社会科学院出版社
　　　　　上海顺昌路 622 号　邮编 200025
　　　　　电话总机 021-63315947　销售热线 021-53063735
　　　　　https://cbs.sass.org.cn　E-mail:sassp@sassp.cn
照　　排:南京理工出版信息技术有限公司
印　　刷:上海盛通时代印刷有限公司
开　　本:1240 毫米×890 毫米　1/32
印　　张:9.25
插　　页:14
字　　数:245 千
版　　次:2025 年 1 月第 1 版　2025 年 1 月第 1 次印刷

ISBN 978-7-5520-4571-0/R·076　　　　　　　定价:68.00 元